Dämonen

Spirituelle Medizin

Erste deutsche Auflage 2018
Übersetzung Nicole Rotzek

Eine Abhandlung über Dämonologie, Christologie und Medizin.

Die Realität der Behandlung von Dämonen und "dem Doppelgänger".
Verstanden durch die Anthroposophie.

Eine Zusammenfassung und Erweiterung meiner Bücher:

"Holistische Veterinärmedizin", "7 facher-weg zur Therapie" & "Die vergessenen Geheimnisse von Atlantis".

Von

Are Simeon Thoresen DVM

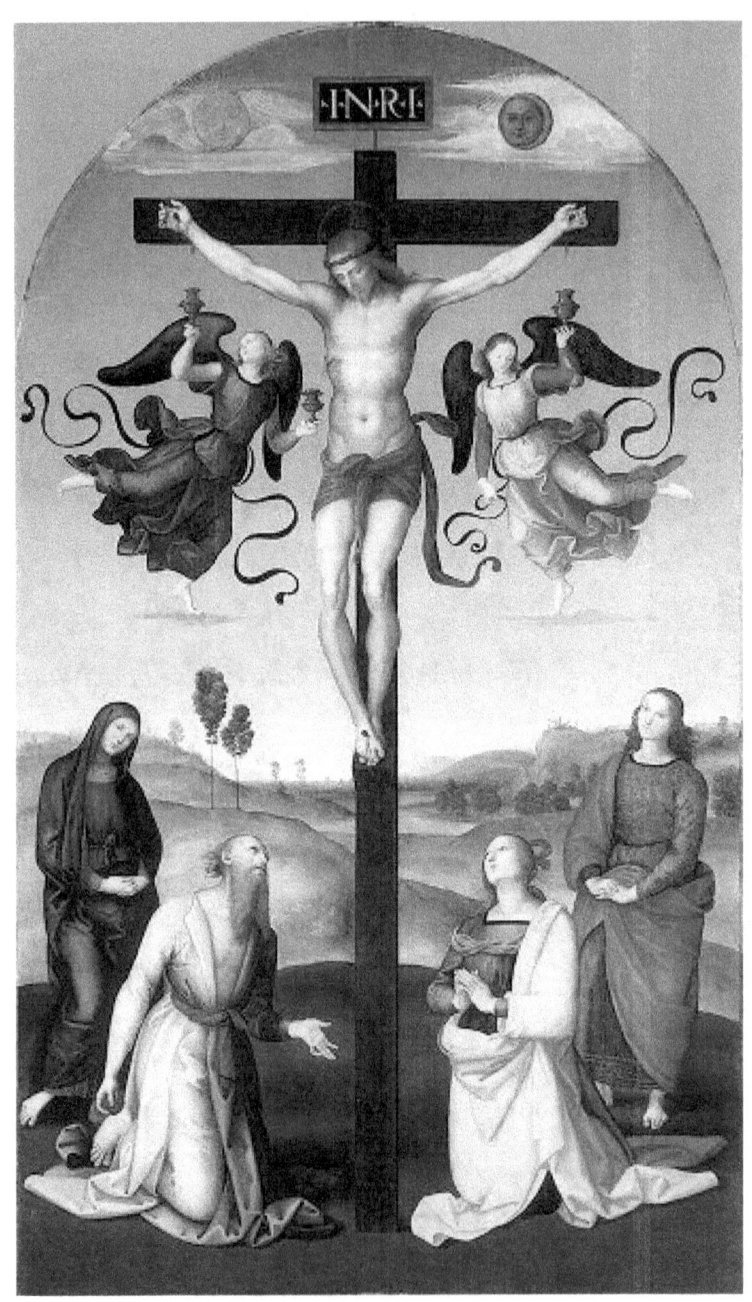

Dämonen

Spirituelle Medizin

Erste deutsche Auflage 2018
Übersetzung Nicole Rotzek

Von

Are Simeon Thoresen, DVM

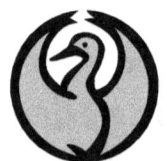

Für rechtliche Fragen zu diesem Buch, kontaktieren sie bitte:

Are Thoresen
Leikvollgata 31
N -3213 Sandefjord
E-Mail: arethore@online.no

Bemerkung: Der Autor übernimmt keine Verantwortung für den praktischen Gebrauch der in diesem Buch beschriebenen Methoden.

Dieses Buch hat zum Ziel, Lesern, Ärzten und Heilpraktikern sowie Laien ein Verständnis der geistigen Grundlagen von Alternativmedizin, Philosophie, Prinzipien und Übung zu geben.

Gedruckte Version; ISBN 978-1984161161 (CreateSpace-Assigned)

Allen gewidmet

Die versuchen, zu heilen und zu verstehen.

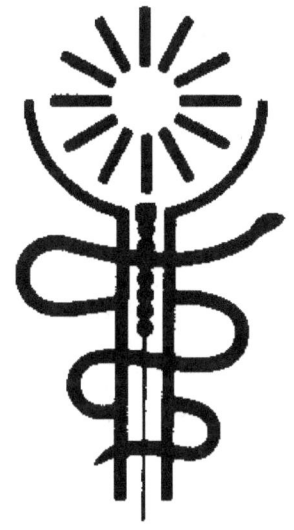

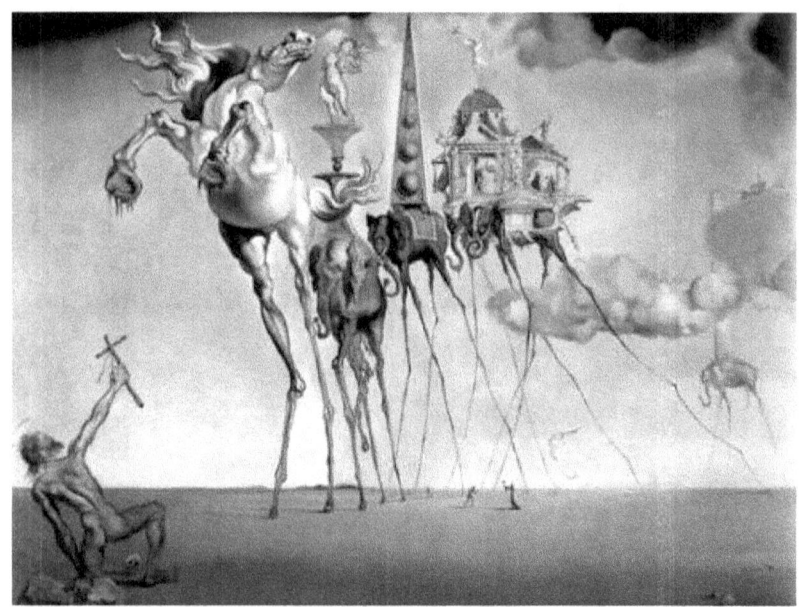

Versuchung des heiligen Antonius. Gemälde von Salvador Dali.

(Wichtig ist die Insekten-ähnliche Form der Dämonen, die ihn in Versuchung führen. So sehen die dämonischen Kreaturen aus, die die 8. Sphäre bewohnen.)

Inhalt

Etwas zur Quantenphysik, Atomkraft, Radioaktivität und Elementarteilchen.
Rudolf Steiner und "der Doppelgänger".
Ahriman und Luzifer.

Kapitel 4.
Verschiedene Klassen von Dämonen. Luziferisch-Ahrimanisch- Azurisch.

Kapitel 5.
Wie man sich von Dämonen befreien oder gegen sie verteidigen kann.
Christus.
Bewusstsein, Pflanzen, Homöopathie, mittlere Punkt-Akupunktur, mittlere Punkt Osteopathie, der mittlere Punkt des Christus Bewusstseins.
Engel und der Erzengel Michael.

Kapitel 6.
Dämonen die Dinge bewegen, Poltergeister.
Kornkreisdämonen.
Freiheit gegen Ketten.
Postskriptum.

Nachtrag.
Wie Drogen, Halluzinogene und schamanische Pflanzen für dämonische Einflüsse öffnen können.
Dämonen die über Sexualität übertragen werden können.

Vorwort

Manche Leser werden vielleicht von den folgenden drei Wörtern durcheinander gebracht - Dämonen, spirituell und Christologie – wie im Titel dieses Buches. Diese Bezeichnung könnte die geistige Gesundheit des Autors in Zweifel ziehen, Are Simeon Thoresen.

Psychische Fähigkeiten – oder der sechste Sinn - ist ein primitiver Sinn der in allen Lebewesen vorhanden ist. Sein Grundzweck in Mensch und Tier ist, das Überleben zu sichern, um Gefahr, Grundwasser, Nahrung und sichere Unterkünfte wahrzunehmen und um verlorene gegangene Familienmitglieder wieder zu finden. Da urbanisierte Menschen den Kontakt mit der Natur in einem hohen Maße verloren haben, ist ihr Sinn, natürliche Arzneien die die Natur bietet, kaum noch genutzt. Aber er ist immer noch da und kann durch richtige Ausbildung wieder kultiviert und entfacht werden.

Genius ist ein selten gewordenes Gut, welches nur noch wenige von uns erreichen. Ich sehe die von Van Gogh gemalte Magie mit Farben, höre die Musikzauberei von Beethoven, stelle mir vor, die exquisite Bronze von Rodin`s „Denker" zu berühren. Ich verehre ihre Arbeit, wissend, dass ich nie solche Schönheit schaffen kann. So ist es mit Are`s Fertigkeiten.

Are ist seit über 20 Jahren ein Freund. Meine Eindrücke zu Beginn waren eher, dass er ein Bauernfänger und ein Täuscher war, in einer Welt voller Illusionen lebend. Nachdem ich jedoch einige Zeit mit ihm verbringen durfte, seine Arbeiten mit einigen seiner menschlichen Patienten und seiner Tierhalter gesehen habe und mich dem Lesen seiner Arbeiten und Bücher über Heilung widmete, sehe ich ihn jetzt als einen Mann mit vielen Talenten, als Veterinärkollegen, Akupunkteur, Homöopath, Heilpraktiker, Seher, begnadeten Heiler und als Wahrheitssuchenden.

Stress ist heute auf einem Rekordniveau, genau wie Ehescheidungen, unsoziales Verhalten, Geistesstörungen, psychische Störungen, Drogensucht, Alkoholismus, Kriminalität, Autoaggressivität und Selbstmord nehmen immer mehr zu.

Könnte dies etwas damit zu tun haben, dass die Menschen nicht mehr an einen Gott glauben? An den großen Heiler und Schöpfer von allem das existiert? Könnte dies etwas mit dem Leugnen der Möglichkeit von unverschämten und übergriffigen Geistern, die in unseren Körper und Geist eindringen zu tun haben? Ungläubige leugnen die Realität eines Lebens nach dem Tod und das die menschliche Seele unsterblich ist. Sie können akzeptieren, dass Jesus Christ ein großer Lehrer war, aber leugnen, dass er die Essenz Gottes in Menschengestalt war. Sie glauben nicht an Engel oder Dämonen. Es ist unwahrscheinlich das solche Menschen dieses Buch lesen werden. Das ist sehr Schade, denn gerade auf den folgenden Seiten, hätten auch sie die Möglichkeit viel über sich und ihre physische, geistige und geistliche Gesundheit zu lernen.

Wir alle haben unsere individuellen Stärken und Schwächen. Auch beherbergen wir alle, in gewissem Maß, dunkle Passagiere. Wenige beherrschen die Fähigkeit, die Geisterwelt zu sehen und zu spüren, wie Are es tut. Aber, wenn Sie ein Denker und Suchender der Wahrheit sind, dränge ich Sie dazu, dieses Buch zu lesen und seine Methoden auszuprobieren. Einige von ihnen können für Sie arbeiten. Wenn Sie ernste Gesundheitsfragen haben, besonders geistiger und spiritueller Natur, vertrauen sie auf die unendliche Liebe des Schöpfers/des großen Heilers/der Christus Essenz. Glauben Sie, dass jene allmächtigen Kräfte Ihre Dämonen befreien können.

So sei es!

Phil Rogers, Dublin, Irland
August 22, 2016

Eine Zusammenfassung

Dämonen, spirituelle Medizin, ist eine Untersuchung der anthroposophischen Medizin durch den norwegischen Akupunkteur und Tierarzt Are Thoresen. Das Buch ist als persönliches Zeugnis geschrieben und stellt die Ergebnisse von fast 40 Jahren Praxis, sowie die verschiedenen Stadien der Erfahrung des Autors in diesem Bereich aus.

Die zentrale Idee des Buches lässt sich wie folgt zusammenfassen:

1) Anthroposophische Medizin muss als Teil eines kosmischen Prozesses betrachtet werden. Der Praktizierende beschäftigt sich mit Menschen und Tieren nicht einfach als solches, sondern ordnet diese größere kosmischen Gesetzen unter.

2) Das Universum ist zunächst spiritueller Natur, von der der Heiler ein Teil ist.

3) Der Heiler muss einsehen, dass die Kräfte der spirituellen Welt nicht nur gute Gewalten sind. Böse Geister oder Dämonen existieren auch, und sie sind zahlreicher und haben eine größere Bedeutung als weithin anerkannt wird.

4) In der Behandlung von Krankheiten ist die Christuskraft das wichtigste Werkzeug.

5) Zuletzt, weil der Heiler Teil eines größeren geistlichen Ganzen ist, ist er ein Weltheiler.

Dieses Buch kommt zu einem höchst kritischen Zeitpunkt in der Menschheitsgeschichte an. Bis zum heutigen Tag erleben wir den Zusammenbruch eines alten Weltbilds, das seit der Renaissance die moderne Philosophie und Wissenschaft dominiert hat. Dieses

Weltbild ist von einem materialistischen und mechanistischen Verständnis des Menschen und des Universums charakterisiert, das nicht nur auf allen Ebenen in der Gesellschaft, sondern auch auf unsere Art zu Denken starken Einfluss hat. Die materialistische und mechanistische Denkweise hatte sicher einige Vorteile gegenüber früherer Weltanschauungen, nicht zuletzt für die technische Weiterentwicklung. Doch, genau wie sie ihren Platz hat, hat sie auch ihre Grenzen. Heute sind diese Grenzen an den äußersten Rand gedrückt worden. Unsere Zivilisation stellt sich Herausforderungen, die die alte Denkweise übertreffen, Probleme, die von eben diesem Denken erst erschaffen wurden. Um diese zu lösen, benötigen wir eine ganz neue Art zu denken.

Diese Probleme betreffen nicht nur die Medizin, sie beeinflussen alle Aspekte des menschlichen Daseins und schließen die Wissenschaft, die Wirtschaft, soziale und politische Strukturen, unsere Werte, Konfessionen und unsere Verbindung mit der Natur, ja sogar die Kunst und vieles mehr mit ein. In all diesen Bereichen erfahren wir die Mängel einer alten aus der Zeit gekommenen, materialistischen und mechanischen Weltordnung. In Kürze kommen wir mit der alten Denkweise zum Ende einer 500 Jahre alten materialistischen Tradition. Um die Zukunft zu antizipieren oder gar als Zivilisation zu überleben müssen wir mit diesen Schwierigkeiten zurechtkommen; und das kann nur durch ein Ersetzen alter Denkweisen und durch eine neue Art zu denken erreicht werden.

Wie würde dieses neue Denken aussehen?

Die alte Denkweise basiert darauf von unten nach oben zu denken. Wir beginnen mit der Wahrnehmung von der materiellen Welt, da wir meinen, dass die sensorische Information die Basis für alles Erkennungsvermögen ist. Daher verwandeln wir eine physische Wahrnehmungsart, die sich auf die Außenwelt bezieht, in eine angenommene, parallele psychische Art, um dieselbe Welt zu verstehen, die dadurch unser menschliches Bewusstsein darauf reduziert, mit der physischen Realität ähnlich oder mit ihr sogar identisch zu sein. Das Ergebnis ist, dass wir den Menschen trotz all seiner spirituellen Pracht, als mehr oder minder „physisches Ding" sehen.

Diese aufsteigende Art zu denken tendiert dazu, Probleme zu schaffen, anstatt sie zu lösen.

Warum fahren wir nicht mit dem entgegengesetzten Weg fort, d.h. in der Richtung von oben nach unten, wo wir mit den spirituellen Erfahrungen beginnen und dann fortfahren, den menschlichen Verstand und die physische Welt als Ergebnis spiritueller Prozesse zu erklären?
Wir legen somit ein neues Fundament für unser Weltbild und die Lösungen für die Herausforderungen, mit denen sich die moderne Gesellschaft konfrontiert sieht.

Zuallererst betrachten wir den Menschen, als eingebettet in eine größere Einheit von kosmischen Gewalten, anstelle Teil einer zerfallenden Welt zu sein, wie die moderne Wissenschaft behauptet. Dies gibt uns ein besseres Verständnis über die Verfassung und Bedeutung der Menschheit, als es die wissenschaftlichen Entdeckungen in den letzten 500 Jahren im Stande waren. Das erweckt in uns Hoffnung und Vertrauen in die Zukunft der Menschheit auf diesem Planeten anstelle uns mit einem Gefühl von Schrecken und Entfremdung zurück zu lassen.
In der Öffnung zu einer spirituellen und einer optimistischen Weltanschauung liegt die Aufgabe und die Bedeutung einer spirituellen Philosophie. Die zukünftige Philosophie sollte die Voraussetzungen und eventuelle Grenzen dieses Wissens erforschen. Dann würde der Mensch im Universum reincorporiert werden, da diese zukünftige Philosophie feststellen wird, dass die Voraussetzungen für das menschliche Denken die gleichen sind wie die Prozesse, die die geistige Welt und damit das ganze Universum bestimmen.
Sie betrachtet nicht, wie die alten Philosophie und Wissenschaft, den Mensch als etwas Unabhängiges und Selbständiges vom Rest des

Universums, sondern sieht den Mensch eng mit ihm verbunden; er ist innerhalb des ganzen Universums ein integraler Bestandteil der Prozesse und Kräfte, die das Universum ausmachen, sowohl in seinem physischen als auch in seinem spirituellen Aspekt.

Solch eine spirituelle Reform von Philosophie und Wissenschaft ist für viele Jahre meine Hauptaufgabe gewesen. Bei jedem Schritt, den ich in diese Richtung unternommen habe, habe ich neue Möglichkeiten für den menschlichen Geist entdeckt. Hindernisse die überwunden werden können, Probleme, die gelöst werden können, ohne in einer dunklen und vergessenen Abstellkammer auf wissenschaftlichem und philosophischem Abstellgleis zurück gelassen zu werden.

Weil es uns Antworten auf die tiefsten existentiellen Fragen präsentiert, anstatt sie einfach zu entziehen, indem man sie als Artefakte des menschlichen Geistes betrachtet, die durch eine oberflächliche Logik als Phantasien oder unverständliche Fata Morganas entsorgt werden können, ist diese neue Philosophie nicht nur rational, sondern noch rationaler als die traditionelle Philosophie und die Wissenschaft jemals gewesen sind.

Das vorliegende Buch ist ein wichtiger Schritt in diese Richtung. Es erforscht die Bedeutung der spirituellen Welt für die menschliche körperliche und geistige Gesundheit, insbesondere in Bezug auf die Behandlung von Krankheiten und insbesondere von lebensbedrohlichen Krankheiten.

Das Grundprinzip in der Studie über geistig verursachte Krankheit ist das der Dämonen.

Doch heute ist das Konzept von Dämonen, das uns Are Thoresen in diesem Buch präsentiert, den meisten Menschen so fremd, dass es eine sorgfältige Einführung braucht.

Um zu verstehen, was Dämonen sind, ist der erste Schritt, Wissen über ihre geistige Natur zu erlangen. Um diesen zu tun, müssen wir zwischen wohlwollenden und bösen Geistern unterscheiden.

Allgemein können Geister in zwei Klassen eingeteilt werden: Geister, die nur das menschliche Reich beeinflussen können, d.h. in die sichtbare Welt eindringen, mit der bewussten Kenntnis der Beobachter. Ihnen ist daher nicht „erlaubt", den Menschen zu beeinflussen ohne dessen bewussten Willen oder dessen Einverständnis zu beachten. Und es gibt Geister denen „erlaubt" ist den Menschen zu beeinflussen ohne dessen Einverständnis und ohne Beachtung seines freien.

Die ersten werden von Thoresen einfach Geister genannt. Sie sind dem Menschen immer wohlwollend. Die anderen können wohlwollend und sogar in vielen Fällen für das Wohlergehen und die Entwicklung der Menschen notwendig sein. Allerdings können sie sich auch in Geister verwandeln, die uns schaden und selbst aus ihrer eigenen Natur schädlich für uns sind, was zu Krankheiten, unverständlichen Ereignissen oder Katastrophen führt. Der Autor nennt diese Geister Dämonen.
Nach Thoresen wäre das richtige Wort für Dämonen "pathologische Strukturen spirituellen Ursprungs mit einem eigenen Leben". Mit anderen Worten, sie sind spirituelle Prozesse, die eine nicht-wohltätige Wirkung auf den Menschen haben und die leben und sich wie ein unabhängiges geistiges Wesen verhalten können, d.h. als eine individuelle und bewusste Entität.

Geister bilden eine Hierarchie, die von gewöhnlichen Naturgeistern, die dem Menschen wohlwollend sind, den Geistern verstorbener Völker und weiter zu den Hierarchien der höheren Geister (Engel, Erzengel usw.).
In gleicher Weise sind die bösen Geister oder Geister, die uns schädlich sein können, verschiedene Arten der elementaren Naturgeister („untergeordnete Naturgeister"), gewöhnliche Naturgeister, Geister verstorbener Menschen und die Hierarchie der höheren Geister als die ahrimanischen und luziferischen Geister.

Elementare Naturgeister und gewöhnliche Naturgeister können durch ihre eigene Kraft existieren, ohne dass sie das menschliche Leben stören müssen. Aber in vielen Fällen tun sie dies trotzdem.

Viele dieser Dämonen werden jedoch von den Gedanken und Taten der Menschen geschaffen, in der Gegenwart oder in der Vergangenheit. Sie werden von einer mysteriösen Kraft aufrechterhalten, die aus den Tiefen der Erde (geopathischer Strahlung, d.h. einem ahrimanischen Element) oder dem Magnetfeld der Erde ausgehen, und sind dadurch mit Luzifer verbunden. Sie sind immer an der Entstehung von Krankheiten beteiligt. Eines der Geheimnisse dieser dunklen Kräfte ist, dass sie keine eigene Macht haben. Sie können sich nur von dem Schrecken und dem Widerstand ernähren, den sie initiieren: Je mehr wir sie bekämpfen, desto mehr riskieren wir, dass die Dämonen Lebenskräfte von uns saugen, wenn wir ihnen nicht in der richtigen Weise begegnen.Thoresen stützt seine Darstellung von den ahrimanischen und luziferischen Geistern auf die von **Rudolf Steiner**[1] in einem Vortrag in St. Gallen, Schweiz am 16. November 1917. In dieser Vorlesung stellte Steiner fest:

---

[1] **Rudolf Joseph Lorenz Steiner** (25. Februar 1861 - 30. März 1925) war ein österreichischer Philosoph, Autor, Sozialreformer, Architekt und Esoteriker. Steiner gewann die erste Anerkennung am Ende des 19. Jahrhunderts als Literaturkritiker und veröffentlichte philosophische Werke einschließlich "Die Philosophie der Freiheit". Zu Beginn des zwanzigsten Jahrhunderts gründete er eine esoterische spirituelle Bewegung, die Anthroposophie, mit Wurzeln in der deutschen idealistischen Philosophie und Theosophie. Weitere Einflüsse kamen durch Goethe, die Wissenschaft und die Rosenkreuzer. In der ersten, philosophisch orientierteren Phase dieser Bewegung versuchte Steiner, eine Synthese zwischen Wissenschaft und Spiritualität zu finden. Sein philosophisches Werk aus diesen Jahren, das er als Geisteswissenschaft bezeichnet, suchte die Klarheit des Denkens, die für die westliche Philosophie charakteristisch war, auf spirituelle Fragen anzuwenden, die diesen Ansatz von dem, was er für vage an der Mystik hielt, zu unterscheiden. In der zweiten Phase, beginnend um 1907, begann er gemeinsam in einer Vielzahl von künstlerischen Medien, darunter Drama, die Bewegungskunst (Entwicklung einer neuen künstlerischen Form, Eurythmie) und Architektur, die ihren Höhepunkt in den Bau des Goetheanum, ein kulturelles Zentrum, alle Aktivitäten der Anthroposophie. In der dritten Phase seines Werkes, beginnend nach dem Weltkrieg, arbeitete Steiner, um verschiedene praktische Anstrengungen zu unternehmen, an der Waldorf- Erziehung und der biodynamischen Landwirtschaft sowie der anthroposophischen Medizin. Steiner befürwortete eine Form des ethischen Individualismus, zu der er später einen explizit spirituellen Ansatz brachte. Er gründete seine Erkenntnistheorie auf Johann Wolfgang von Goethes Weltanschauung, in dem "Denken ... nicht mehr

"Krankheiten, die spontan aus dem menschlichen Wesen kommen, kommen nicht durch äußere Verletzungen, nicht aus der menschlichen Seele, sie kommen aus diesem [d.h. das ahrimanische] Sein. Er ist der Schöpfer aller Krankheiten, die spontan von innen her entstehen, er ist der Schöpfer aller organischen Krankheiten.

Ein Bruder von ihm, der nicht ahrimanisch aber luziferisch ist, ist der Schöpfer aller neurasthenischen und neurotischen Krankheiten, alle Krankheiten, die nicht wirklich Krankheiten sind, sondern nur nervöse Krankheiten, hysterische Krankheiten, wie sie beschrieben werden. So muss die Medizin in zwei Richtungen geistig gesehen werden. "

Diese Medizin nennt Steiner "Bio-Medizin".
Neben den beiden von Steiner erwähnten Gruppen von pathologischen Strukturen beschreibt Thoresen eine dritte Gruppe, die in der Antike als Azurische Dämonen bekannt sind. "In alten Zeiten waren die Luziferischen Dämonen am gefährlichsten. In unserer Gegenwart sind die Ahrimanischen die gefährlichsten, und in Zukunft werden die Azurischen Dämonen die gefährlichsten sein ", schreibt er.

---

und nicht weniger ein Orgel der Wahrnehmung ist als das Auge oder das Ohr, so wie das Auge Farben und das Ohr die Ohrgeräusche wahrnimmt und so das Denken Ideen wahrnimmt." Ein konsequenter Faden, der von seiner frühesten philosophischen Phase durch seine spätere spirituelle Orientierung läuft, ist das Ziel der Demonstration, dass es keine wesentlichen Grenzen für das menschliche Wissen gibt. Im Jahre 1899 erlebte Steiner das, was er als lebensverwandelnde innere Begegnung mit dem Sein Christi bezeichnete. Zuvor hatte er wenig oder keine Beziehung zum Christentum in irgendeiner Form. Dann und danach blieb sein Verhältnis zum Christentum ganz auf persönliche Erfahrung beruhend und war also sowohl nicht konfessionell als auch auffallend anders als konventionelle religiöse Formen. Steiner war damals 38 Jahre alt, und die Erfahrung der Begegnung mit dem Christus trat nach einem ungeheuren inneren Kampf auf. Um Steiners eigene Worte zu gebrauchen, gipfelte die "Erfahrung" in meiner spirituellen Gegenwart des Geheimnisses von Golgatha in einem tiefsten und feierlichen Erkenntnisfest.

Das Buch beschäftigt sich vor allem mit dem Schaden, der durch die ahrimanischen, luziferischen und azurischen Kräfte und ihrer Helfer auf uns einwirken wird, wie sie in uns eintreten, zu welchem Teil in uns sie haften und welche Krankheiten sie bringen und wie wir uns von ihnen befreien können oder diese Krankheiten behandeln können.

Die drei Gruppen von pathologischen Strukturen treten durch die drei verschiedenen spirituellen Energiefelder (die drei Auras), die den Menschen umgeben, in den Menschen ein:

- Die Ahrimanischen Dämonen beziehen sich auf die Wachstumskräfte des Körpers, die Ätherkräfte (die Äther-Aura).
- Die luziferischen Dämonen beziehen sich auf die Gefühle, die astralen Kräfte des Körpers (die Astralaura).
- Die Azurischen Dämonen beziehen sich auf den Geist, das Bewusstsein, die "Ich" Organisation des Körpers (die spirituelle Aura).

Wenn diese Dämonen in den Körper eindringen, sind die Ergebnisse immer negativ. Sowohl die ahrimanischen als auch die luziferischen Dämonen können körperliche und geistige Erkrankungen verursachen.

Wenn zum Beispiel Ahrimanische Dämonen "in den physischen Körper eindringen", schreibt Thoresen, können sie "degenerative Erkrankungen (verkalkte Arterien, Arteriosklerose, steife Gelenke und Depressionen)"

Wenn sie in die Seele eintreten, werden wir mit negativen Emotionen wie Gier, Eifersucht oder Wut verbunden. Wenn sie in den Geist eintreten, werden wir verwirrt, depressiv und irregeführt auf unserem spirituellen Weg. "Wenn die luziferischen Geister uns betreten, zeigt sich die Wirkung, dass wir egozentriert sind, uninteressiert an unseren Mitmenschen und der Erde.

Außerdem verursachen sie schmerzhafte Leiden wie Rheumatismus, chronische Schmerz, Kopfschmerzen und Infektionen. Hysterie und

Süchte sind Diagnosen, die ebenso unter Luziferischen Einflüssen auftreten können". Bei der Krankheit sind jedoch die Ahrimanischen Dämonen gewöhnlich an die Organprozesse des Körpers gebunden, während die luziferischen Dämonen eher an die psychischen Anteile der Seele gebunden sind und daher mit psychiatrischen Erscheinungen verbunden sind.

Was die Azurischen Dämonen betrifft, so veranlassen sie uns, unser höheres Selbst zu verlieren, unser höheres "Ich", damit wir nur mit unserem unteren "Ich" verbunden sind, und als solches werden wir zu ego-zentriert und erhalten Zugang zu fremdem Wissen, welches schädlich sein kann für unsere menschliche Evolution ".
Die Dämonischen Wesen können auf vielen verschiedenen Ebenen in den Menschen eintreten. Grundsätzlich, je weiter in den Menschen sie eintreten, desto mehr Schaden richten sie an.
Der nächste Schritt zum Verständnis der Dämonischen Kräfte ist, wie die Dämonen Wesen Krankheiten verursachen.
Das erklärt Thoresen im Detail.
Normalerweise passieren Krankheiten durch eine falsche Lebensweise (falsches Denken, Handeln, Essen, Trinken, Fühlen, Kleidung oder andere Fehler, die wir in unserem Leben begehen). Dies schafft einen Mangel an dem ätherischen Teil des Organprozesses ("entweder des Herzens, des Perikards, der Nieren, der Lunge, der Milz oder der Leber", schreibt Thoresen), welches dabei unterstützt Kräfte einer sub-menschlichen Natur (Ahrimanische Kräfte) zu betreten und zu entwickeln.
Dennoch wird der geschwächte Organprozess und die inkarnierte ahrimanische Entität nicht in der Lage sein, kontrollierende Aktionen durchzuführen, so wie dies ein normaler Körperprozess kann. Daher wird ein anderer Organprozess ins Übermaß kommen, oder wir könnten sagen, dass ein Überschuss entsteht, während der Ahrimanische Dämon einen luziferischen Dämon einlädt. Dieser luziferische Dämon verkörpert sich gewöhnlich in dem astralen Teil des Organs, der durch den anfänglichen mangelhaften Prozess gesteuert wird.

Die Krankheit wird über einige Zeit andere Organprozesse schwächen, so dass ein "neuer" Ahrimanischer Dämon eintreten wird. Nach einiger Zeit wird dieser "neue" Ahrimanische Dämon einen "neuen" Luziferischen Dämon einladen, der dann in die astralen Teile des Prozesses ergreift. Das schwächt den ätherischen Teil, und nach einiger Zeit wird sich diese Schwäche einer Invasion aus einem dritten Ahrimanischen Dämon öffnen und so weiter.

"Wenn ich kranke Individuen beobachte, sehe ich immer eine Kombination dieser beiden Arten von Geistern, der Luziferischen und der Ahrimanischen Dämonischen Geister", schreibt Thoresen. "Je weiter die Distanz im Körper dieser beiden Geister voneinander ist, desto weniger wichtig ist die Krankheit. Je näher sie sind, desto schwerer ist die Krankheit. Wenn sie sich berühren, haben wir die zerstörende Energie von Krebs. "

Oder, um es anders zu sagen, wenn die ahrimanischen und die luziferischen Dämonen in demselben Organ inkarnieren, führt dies oft zu besonders zerstörenden Krankheiten.

Der dritte Schritt zum Verständnis der Dämonischen Kräfte und wie sie auf den Menschen einwirken, ist, Kenntnisse über die Behandlung der pathologischen Strukturen zu gewinnen, die sie verursachen. Die Behandlung dieser Strukturen kann auf unterschiedliche Weise erfolgen. Ein Weg ist, einen der beiden Dämonen anzugehen, entweder durch Schwächung des Luziferischen Dämons (Behandlung der Fülle, des Überschusses - symptomatische Behandlung) oder durch Schwächung des Ahrimanischen Dämons (Behandlung des Mangels). Wie zum Beispiel Krebs durch die Zusammenarbeit zwischen den ahrimanischen und luziferischen Dämonen verursacht wird, können Medikamente, die entweder die Ahrimanischen oder die Luziferischen Dämonen stärken, bei der Bekämpfung dieser Krankheit helfen.

("Heute sind die Ahrimanischen Dämonen normalerweise die Stärksten und fruchtbarsten die Krankheit schaffen, so dass es sein kann, dass Substanzen, die die Luziferischen Dämonen auf eine allgemeine Weise stärken, positiv bei Krebs sind, „ gibt der Autor an.)
Das Problem bei dieser Behandlung ist, dass der Dämon einfach in eine andere Pathologie, zu anderen Körperteilen oder zu einem

anderen Opfer (Menschen oder Tieren) verschoben wird oder vielleicht sogar später zum ursprünglichen Opfer zurückkehrt, in der Zwischenzeit stärker geworden ist. Er könnte auch einen anderen Dämon mitbringen.

Eine andere Methode ist, die Dämonen zu verwandeln. Dies besteht darin, den Mittelpunkt zwischen Ahriman und Luzifer zu aktivieren, indem er erwacht, was Thoresen das „Christusprinzip" nennt. Nur in diesem Fall können wir sicher sein, dass die pathologischen Strukturen (die Dämonen) nicht verschoben werden, sondern verschwinden, ohne zurückzukehren oder einem anderen Teil des Körpers oder einem anderen Opfer übergeben werden.

Bei der Behandlung von Krankheiten handelt es sich also um drei Methoden:

-Behandeln des Überschusses, die Symptome behandeln, der Luzifer ist.
-Den Mangel behandeln, der die Ursache für den Überschuss ist, der Ahriman ist.
-Behandeln des Mittelpunktes (der mittlere Prozess), die Kraft der Auflösung von Luzifer und Ahriman, der Christus ist.

Diese drei Arten der Behandlung von Krankheiten beinhalten drei verschiedene Seelenkräfte, die der Verfasser sorgfältig trennt. Diese Kräfte sind Denken, Fühlen und Wollen. Sie können einzeln oder in Kombination verwendet werden.

Denken ist die grundsätzlichste Form der Seelenkraft, die in der Behandlung verwendet wird, wie sie im Anfangsstadium der Diagnose eines jeden Patienten, sowohl des Tieres als auch des Menschen, verwendet wird. Wir müssen uns mit der Krankheit Gedanklich auseinandersetzen, unsere Beobachtungen machen und darüber nachdenken, wie wir die ganze Operation durchführen werden. (Ist Chirurgie nötig, brauchen wir Medikamente und so weiter.)

Nach diesem Anfangsstadium müssen wir die drei Seelenkräfte trennen. Steiner zitierend, erklärt Thoresen, dass die Verknüpfung von Denken, Fühlen und Wollen, die drei kosmischen und göttlichen Kräfte sind, die aus der spirituellen Welt und nicht aus uns selbst stammen. Sie sind der Hauptgrund, durch die wir in der physischen Welt verankert sind. Wenn der Mensch, der aus Körper, Seele und Geist besteht, in der physischen Welt inkarniert ist, sind unser Gefühl, Denken und Wollen miteinander verflochten und verbunden.

"Der wirkliche Inhalt, die Funktion, die Macht und der Ursprung der drei Seelenkräfte sind uns verborgen, da sie sich gegenseitig überschatten. Wir sind verleitet zu glauben, dass Denken, Fühlen und Wollen nur Fakultäten sind, die von uns selbst entwickelt und produziert werden, und für immer voneinander abhängig sind", schreibt Thoresen.[...] Es ist, als ob wir glauben würden, dass sich die Farben im Auge befinden, von uns selbst geschaffen, und dass die Töne im Ohr sind, die durch das Gehirn geschaffen werden. Es ist dasselbe mit Denken, Fühlen und Wollen. "Aber die wirkliche Kraft des Denkens, des Gefühls und des Willens ist nicht in gleichem Maße verborgen vor uns:

-Die am wenigsten verborgene Kraft ist das Denken.
-Die halb bewusste und halb verborgene Kraft ist das Gefühl.
-Die stärkste, aber verborgenste Kraft ist der Wille.

Um sich ihrer kosmischen Herkunft und den immensen Kräften bewusst zu sein, die im Denken, Fühlen und Wollen verborgen sind, müssen wir sie voneinander trennen. Wenn Denken, Fühlen und / oder Wollen befreit sind, d.h. von einander befreit, können sie Wunder vollbringen. Der Grund dafür ist, dass wir im Denken, Fühlen und Wollen "Teil des Kosmos werden, [...] Teil der Götter, Teil der geistigen Welt".

Die Trennung von Denken, Fühlen und Wollen kann durch das Erkennen ihrer Geheimnisse, aber auch durch Meditation und Konzentration erfolgen.

Nach dem Autor ist die Trennung von Denken, Fühlen und Wollen von entscheidender Bedeutung für den Behandlungsprozess, da sie drei verschiedene Arten der Erkrankung darstellen. Um die Exzesse (Luzifer) zu behandeln, verwenden wir das Denken ("unser Kopf, das weiße Licht und die Rhythmen des Kopfes"). Um den Mangel zu behandeln, aktivieren wir unser Wollen ("unser Verdauungssystem und unsere Erde, die dunkle rhythmische Energie").

Um sie durch Auflösen zu behandeln, sollten wir nur unser Gefühl aktivieren oder nutzen, dies kann aber auch durch Meditation und Konzentration getan werden.

("Das ist unsere Liebe, unser Herz, unser Sonnenlicht, unser Christus"). "Wir benutzen den Willen, um die Herrschaft von Ahriman zu erobern. Aus dem Denken benutzen wir die Denkkraft, um die Herrschaft Luzifers zu erobern. Aus dem Herzen fühlen wir Ehrfurcht für die Ausgleichs- und Auflösungskraft des Christus, für seine Liebe. Dann kann eine dauerhafte Heilung auftreten, und keine Verlagerung der Krankheit ", schreibt Thoresen.

Das zentrale Konzept bei der Behandlung von Krankheiten ist das Christusprinzip oder der Mittelprozess. Allerdings ist es heute genauso schwierig, über das Christusbewusstsein zu sprechen, wie über die Existenz von Dämonen zu sprechen. Sowohl in alternativen Kreisen als auch in der allgemeinen Bevölkerung wird der Name Christi abgewertet und verachtet. Die Verachtung für das Licht Christi ist auch ein Ergebnis dessen, wie die Kirche im Laufe der Jahrhunderte handelte. In der Tat hat sich die Kirche oft sehr entgegengesetzt verhalten, indem, was Jesus tatsächlich lehrte. Das Christusprinzip ist, wie der Verfasser selbst anerkennt, durch die Schriften der deutschen Mystikerin Judith von Halle (1972) inspiriert, die erklärt hat, dass man, um die Translokationen zu vermeiden, mit dem "Christusbewusstsein" zu behandeln habe. Das Christus-Prinzip besteht darin, in der Mitte zwischen dem Überschuss und dem Mangel zwischen Luzifer und Ahriman zu bleiben.

Christus, auch in seinen letzten Minuten im menschlichen Leib Jesu, hing in der Mitte zwischen zwei Räubern; Einer, der den Luzifer repräsentiert (der, der gerettet wurde), der andere die ahrimanischen Sünden (der, der nicht gerettet wurde). Die Herausforderung für den Praktizierenden ist es, den mittleren Prozess im Menschen zu finden ("die luziferischen Strukturen sind fast immer proximal oder kranial", "die ahrimanischen Strukturen sind fast immer distal oder kaudal". "Der Mittelpunkt ist ein wenig näher am Überschuss ", schreibt Thoresen).

Wir müssen dann unser Christusbewusstsein verwenden, das aus Liebe und Verstand besteht, um den mittleren Punkt zwischen den luziferischen und ahrimanischen Strukturen zu behandeln. Innerhalb des Christusbewusstseins werden wir kosmische, göttliche Liebe erleben und wenn wir das tun, werden wir nicht nur die Dämonen verwandeln, sondern wir werden sie auch befreien, damit sie "geheilt" werden. Es ist wichtig, sich daran zu erinnern, dass göttliche Liebe eine Liebe ist, die streng genommen alle Liebe ist. Es ist nicht wie mit der Anziehungskraft eines Gegenstandes. Es zielt nicht auf ein bestimmtes Wesen. Es schießt über jedes Wesen hinaus und erreicht nur das Universum, indem es durch das ganze Universum geht.

"Nur Christus und das Christusbewusstsein haben die Macht, Dämonen zu befreien", schreibt Thoresen. Für den Verfasser dieses Vorwortes drückt diese Aussage eine tiefe Anerkennung der fundamentalen kosmischen Macht aus, die die Welt trägt, obwohl sie, wie bereits erwähnt, heute fast völlig vergessen ist.

Deshalb, um wirklich zu verstehen, was Dämonen sind, ist ein vierter und letzter Schritt notwendig. Dieser Schritt besteht in dem Bewusstsein der größeren kosmischen spirituellen Prozesse, zu denen diese pathologischen Prozesse gehören. Tatsächlich sind sie Teil eines größeren Kampfes zwischen guten und bösen Kräften im Universum.

Ursprünglich gehören Dämonen zu den Engelwelten, wo sie durch frühere Handlungen höherer Wesen selbst erschaffen worden sind, möglicherweise, als die Engel noch auf der "menschlichen" Bühne weilten.

Diese Dämonen (zum Beispiel Luzifer) sind von der kosmischen Entwicklung zurückgelassene Engel.

Im Gegenteil, Äonen zuvor war Ahriman bereits von dem Engelreich weggebrochen. Es stieg auf die Erde, wo er ein Haus in den tiefen Schichten des Planeten fand. Daher haben die Einflüsse von Ahriman mit Mächten von einer viel niedrigeren Natur zu tun als die Einflüsse von Luzifer. Luzifers Einflüsse können niemals so böse werden wie die Einflüsse von Ahriman und jener Wesen, die mit den Ahrimanischen Geistern verbunden sind.

Wie kamen die luziferischen und ahrimanischen Kräfte in den Menschen? Als der Mensch zu einem verkörperten Wesen wurde, ist das, als das höhere "Ich" von der geistigen Welt herabgestiegen ist, durch Lust und Begierde unter dem Einfluss Luzifers verstrickt und somit von Ahrimans Einfluss gefangen genommen wurde. Somit war der Mensch in der irdischen, physischen Welt verloren, voller Irrtümer und Illusionen. Was verloren war, war die direkte Verbindung der Menschen zur geistigen Welt. Die Menschen verloren das Verständnis der spirituellen Welt und wie sie funktioniert. Um es anders zu sagen, hat der Mensch die Verbindung zu seinem spirituellen "Ich" verloren.

Dank der Leere, die im menschlichen Körper geschaffen wurde, als der Mensch in der physischen Welt verkörpert wurde, erhielten die luziferischen und ahrimanischen Kräfte die Möglichkeit, einzutreten. Sie müssen dies sogar tun, weil diese Kräfte keine eigenen Körper haben. Indem sie sich in die Menschen einnisten, versuchen sie nicht nur, die Erde zu erobern und die Menschen in Besitz zu nehmen, sondern das Herrscherschiff sowohl der materiellen als auch der geistigen Welt zu übernehmen. Der erste Schritt ist, die Kontrolle über die Menschen zu übernehmen. Dies wird sie in der höheren, spirituellen Schlacht stärken.

Die Schlacht wird durch unser Denken, unser Gefühl und unser Wollen gekämpft. "Wenn diese drei Fähigkeiten der menschlichen Seele von den Gegnern übernommen werden, sind wir für die

Ewigkeit als menschliche Rasse verloren", schreibt Thoresen.
"Deshalb ist die Zeit für das Sprechen über Dämonen reif, in der Tat ist die Zeit überreif."
Das Wissen über die Widersacher, der Seelenkräfte und des Christus ist heute von entscheidender Bedeutung. Diese Erkenntnis wird als heilender Impuls in der Menschheit wirken und den Weg für Christus öffnen, die einzige Kraft, die der Macht der Gegner entgegenwirken kann. Ahriman, Luzifer und ihre helfenden Legionen von Dämonen, die in der Erde arbeiten, in unserem Körper, in unserer Seele und in unserem Geist, Krankheit, Materialismus, Atheismus und Unmoral verursachen, werden dann besiegt und endlich befreit sein.
Aber gleichzeitig ist es auch wichtig zu verstehen, dass es wichtig ist, Dämonen zu respektieren. Sie haben auch ihr eigenes Leben und Schicksal, betont Thoresen:

- Dämonen wollen in das Licht verwandelt werden.
- Dämonen sind im Griff der Gegner gefangen und wollen frei werden.
- Wenn wir Dämonen sehen, hören oder spüren, müssen wir verstehen, dass das bloße Erkennen der Dämonen uns eine gewisse Macht über sie gibt.
- Christus und das Christusbewusstsein haben die Macht, Dämonen zu befreien.

In dieser Einsicht liegt die tiefe Bedeutung des Golgatha-Mysteriums und Christus.
"Meines Erachtens muss betont werden, dass die Christus-Individualität, die kosmische Kraft, die in Jesus von Nazareth verkörpert ist, die einzige Kraft ist, die der zerstörerischen Kraft entgegenwirken kann, die von den ahrimanischen und luziferischen Dämonen ausgeht", schreibt der Autor. "In meiner Kenntnis über den Tantrismus, des Hinduismus, des Buddhismus oder irgendeiner anderen spirituellen Bewegung habe ich das tiefere Verständnis dieser einzigartigen Kraft nicht gefunden."

Thoresen´s 'Buch ist eine Einführung in die spirituelle Welt. Als solches präsentiert sie eine umfassende Studie über die Bedeutung der geistigen Welt für die Medizin. Obwohl die Spirituelle Medizin ein altes Konzept ist, ist das Buch, soweit ich weiß, das erste, das eine spirituelle Medizin im Kontext der damit verbundenen modernen Zivilisation und Krankheiten präsentiert. Das gibt dem Buch eine Wirklichkeit über die Fehler und Fehltritte, die die moderne Gesellschaft begangen hat und immer noch begangen wird. Von größter Wichtigkeit ist das Drängen auf die Kraft Christi und seinen Auftrag. In dem Buch wird Christus nicht nur als der inkarnierte historische Mensch Jesus behandelt, sondern als das Grundprinzip der Kräfte, die an der Wurzel der Evolution des Universums liegen. Heute haben wir alles über Dämonen und sogar über Christus vergessen. Beide Konzepte sind aus alten Zeiten Anachronismen geworden. Dass sie keine Anachronismen sind, wird in den Diskussionen und Beispielen in diesem Buch illustriert.
Das Buch wird jedem empfohlen, der ein umfassendes Verständnis der höheren Prozesse wünscht, dass der Mensch Teil ist und warum es so wichtig ist, dass wir uns dieser Prozesse bewusst sind. Dank dieses Wissens können wir heute die menschliche Bedingung besser verstehen.

Hans Kolstad, Dr. Philos, Dethsgård, Læsø (Denmark), August 2016

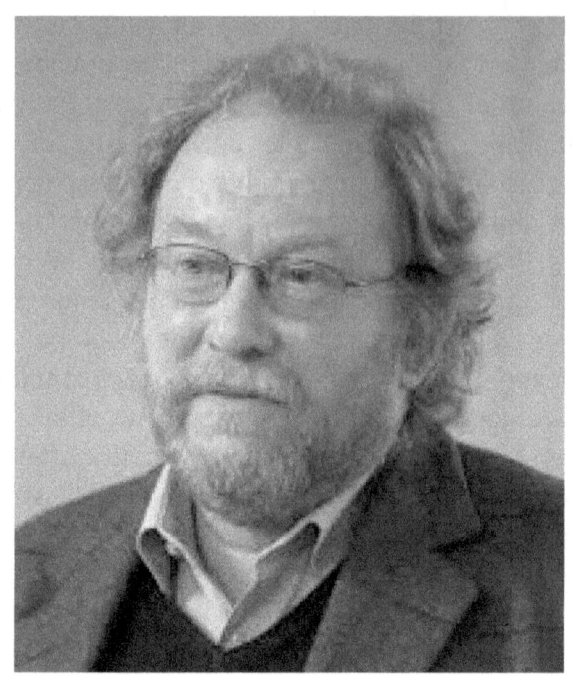

Hans Kolstad, Dr. Philos

Eine Einführung

Wie Newton sich fragte, WARUM der Apfel zu Boden fiel und damit eine ganz neue Welt des Verstehens begann, müssen wir auch die wahren Ursachen der folgenden Beobachtungen hinterfragen.

Sowohl im Bereich der Akupunktur als auch in der Homöopathie beschreibt das Hering-Gesetz, wie die Krankheit den Körper verlässt. Wenn wir von einer Migräne oder Kopfschmerzen sprechen, kann es sein, dass der Kopfschmerz, der durch eine pulsierende Arterie auf einen lokalen Nerv verursacht werden kann, vom Kopf ausgeht, den ganzen Weg durch den Körper und schließlich durch die Füße aus dem Körper hinaus geht. Es kann sein, dass eine Krankheit, die sich im Körperinneren befindet, sich immer mehr nach außen bewegt und durch die Haut hinausgeht. Alle Therapeuten haben solche Phänomene beobachtet. Wir haben auch gesehen, wie die Krankheit oder die Ursache der Krankheit beim Menschen zu einem Tier, ja zu einer ganzen Herde Schafe "verschoben" werden kann. Eine Krankheit der Eltern kann auf die Kinder oder Tiere "übergehen". Ich habe die Erfahrung gemacht, dass eine schwere Krankheit von einem Patienten auf mich übergesprungen ist, und ich plötzlich eine starke Migräne bekommen habe. Auch haben wir alle beobachtet, wie sich eine Krankheit mit der Zeit entwickelt, und wenn wir die Krankheit richtig behandeln, kann diese Entwicklung umgekehrt werden, sie geht in der Zeit zurück, könnte man sagen.

Was ist die Wahrheit hinter diesen Beobachtungen? Wie kann man das erklären?

Was geht da auf die Reise? Was springt von einer Person zur anderen?

Das sind Fragen, die wir verstehen müssen und um in der Lage zu sein, eine Krankheit zu behandeln.

Die Antwort ist meiner bescheidenen Meinung nach, dass alle Krankheiten als schädliche oder pathologische Strukturen beschrieben werden können, eine Struktur, die reisen, springen, sich verlagern, sich entwickeln, sowie sich in einen früheren Entwicklungsstand verwandeln kann. Diese pathologische Struktur verhält sich wie eine Entität.

Es gibt zwei Arten von solchen pathologischen Wesen, die sogenannten Yin- und Yang-Entitäten.

Hier, in diesem Stadium der Enthüllung der verborgenen Wahrheiten, wird dieser Aspekt in der Regel vom Leser übersehen oder missverstanden. Man muss betonen, dass die Gegenwart dieser fremden Wesen notwendig ist, damit wir uns als Menschen entwickeln können. Die Existenz der elementaren Wesen, die in diesem Buch beschrieben werden, ist eine Notwendigkeit für unsere materielle Existenz. Die Schöpfung wäre ohne die Existenz und das Opfer der elementaren Wesen nicht möglich gewesen, wie es mir in meinem Treffen mit den Elfen erklärt wurde, dass in Kapitel 3 beschrieben wird. Wir alle haben diese elementaren Wesen in uns, aber wenn uns unsere eigenen oder die Taten anderer, unsere Gedanken und unsere Gefühle krank machen, dann werden sie die Ursache von Krankheiten, von Geisteskrankheiten, von Besessenheit und all den negativen Aspekten sein. Dann können wir sie Dämonen nennen.

Wenn wir entweder mit Homöopathie, Akupunktur oder Kräutern behandeln, gibt es zwei mögliche Folgen einer scheinbar erfolgreichen Behandlung: die pathologische Struktur wird aufgelöst, transformiert oder umgesetzt. Wenn wir die Symptome behandeln (was ich die Fülle nenne), kann die pathologische Struktur auch verschoben werden, selbst wenn wir die Ursache behandeln (die ich als Mangel bezeichne). Wir denken dann, dass die Krankheit geheilt ist, aber sie wird einfach verborgen, verschoben oder zu einem anderen Wesen transloziert.

Für eine lange Zeit habe ich dies beobachtet, sowohl ich und als auch meine Kollegen. Ich würde sagen, dass es in 100% aller allopathischen (Schulmedizin) Behandlungen und in 90% aller alternativen Behandlungen passiert. Die wichtigste Frage für mich in den letzten Jahren war, wie man die Krankheit auflöst.

Diese beschriebene Translokation bildet die Grundlage für die beobachtete pathologische Verbindung zwischen allen Lebewesen.

Es gibt eine starke energetische Verbindung zwischen allen Ebenen der Schöpfung, und wir sind alle energetisch durch die Existenz der Elementare verbunden, sowohl mit den gutartigen, als auch mit den bösartigen Wesen, den sogenannten Dämonen.
Es gibt eine starke Verbindung:

o Zwischen Kosmos und Erde.
  – Deshalb ändert sich die Erkrankung durch sich wandelnde äußere Situationen und sorgt somit für die steigende Zahl aller darauf basierenden diagnostischen Systeme.
o Zwischen der Erde und allen Lebewesen.
  – Genau wie oben erklärt, zusammen mit der Geopathie.

o Zwischen allen Lebewesen.
  – Sie ist die Basis dafür, meine Art die Pulsdiagnose durchzuführen.
  – Sie ist die Basis dafür, meine Art anthroposophische Medizin zu praktizieren.
  – Sie ist die Basis dafür, meine Art von Osteopathie auszuüben

o Zwischen allen Teilen (Organen) innerhalb eines Lebewesens.
  – Dies ist eine Erklärung dafür, warum ECIWO-Systeme[2] funktionieren, in der Tat eine Basis für den ganzheitlichen Ansatz in der Medizin.

---

[2] ECIWO ist ein Akronym, das Embryo mit Informationen des ganzen Organismus bedeutet. Es bedeutet, dass alle Zellen und Teile des Körpers Informationen des

Die alten Schamanen heilten im Bewusstsein der Natur, sie fühlten sich mit den Kräften und den Göttern der Natur verbunden und spürten die Verbindung zwischen allen Geschöpfen.

Wie wir in diesem Buch sehen werden, lässt die tiefe Verbindung zur Schöpfung uns auch anfällig werden für die Invasion bösartiger Elementare, die durch unsere oder die unbewussten Taten anderer, sogenannte Dämonen erschaffen wurden.

Der einzige Weg, um sicher und gesund zu bleiben, ist die Stärkung des Geistes, unser eigenes Selbstbewusstsein. Deshalb ist die wichtigste Aufgabe der zukünftigen Spiritualität die Stärkung der Ich-Funktion des Menschen; die kosmische und göttliche "Ich" -Funktion, nicht das egoistische "Ich".

Moses war die erste Person, die Gott "Ich bin" nannte.

Jesus sagte den Leuten, dass er ein Bote von "Ich bin" ist, er nannte sich sogar "Ich bin". Die Wahrheit ist in sich selbst zu finden.

Søren Kierkegaard war der erste Philosoph, der 1851 verkündete, dass das subjektive Selbst die Wahrheit sei und dass der allgemeine

---

ganzen Körpers enthalten. Zhang sagte weiter, dass alle diese Systeme miteinander und mit dem ganzen Organismus kommunizieren. Aus diesem Grund können alle Mikrosysteme (ECIWO-Systeme) in der Therapie und in der Diagnose benutzt werden. Es gibt verschiedene Ebenen von ECIWO-Systemen. Die niedrigste oder primäre Ebene ist das DNA-Molekül als solches. Dieses Molekül enthält Informationen über den ganzen Organismus und ist mit allen Zellen im Organismus verwoben. Die nächste Stufe ist die Zelle, dann das Organ, das Organ-System und dann der ganze Organismus selbst. Wir sehen das am deutlichsten in der Botanik. Wir können einen Teil einer Pflanze ins Wasser stellen, und daraus kann eine ganze neue Pflanze entstehen. Das gleiche wird passieren, wenn wir das ganze Blatt oder einen Zweig ins Wasser stellen. Ein weiterer wichtiger Punkt, das ein ECIWO-System kennzeichnet, das für Therapeuten von großer Bedeutung ist, ist, dass alle ECIWO-Systeme miteinander verbunden sind und so sich **selbst bewahren** und **selbst reparieren**.

Konsens die Unwahrheit sei. Søren Kierkegaard wurde von dem norwegischen Autor und Philosophen, **J.S. Welhaven** und der dänische Philosoph **F.C. Sibbern** inspiriert.

Mahatma Ghandi sagte in den Verhandlungen, dass die Engländer ihn zu der Erkenntnis brachten, dass die Wahrheit darin liegt, das moralische innere Ich zu fühlen.

Welhaven äußerte sich wie folgt: "**Hegel** studiert die Philosophie nicht in ihrer existentiellen Bedeutung". Mit anderen Worten: Er hat es nicht als eine lebendige Erfahrung (oder eine Lebenserfahrung) im Subjekt verstanden. In dieser Hinsicht kann die Wahrheit nicht digitalisiert, formalisiert, auf einem Regal gelagert oder über den Ladentisch verkauft werden. Kierkegaard kam in Opposition zu Hegel, der 1831 starb, als Kierkegaard 18 Jahre war.

Mitte 1900 verbreitete sich der Existenzialismus in Europa, und die wichtigsten Befürworter waren **Gabriel Marcel, Karl Jaspers, Martin Heidegger** und **Jean Paul Sartre**. Sie alle verkündeten, dass die Wahrheit im "Ich" liegt.

Rudolf Steiner drückte sich aus wie folgt; "nur wenn du den Willen denkst, kannst du die Wahrheit und die Kräfte für die Heilung finden".

Margit Engel bekundet ebenfalls; "Heilung ist nur möglich, wenn du deinen Mut aktivierst (und Mut bedeutete für sie, Wille-Intention-Bewusstsein)".

Die Quantenphysik, die moderne Physik, verkündet auch, dass das Bewusstsein notwendig ist, um das Verhalten von Quanten zu erklären und es wird nun als Teil der Quantenphysik betrachtet.

In der heutigen Zeit verkünden Philosophen wie **Tomas Nagel**, dass das Bewusstsein notwendig ist, um die Realität zu verstehen, und zwar - ein Teil der Wirklichkeit, die die Wissenschaft bisher nicht in ihre (meist) materialistische Weltanschauung integriert hat.

*(**Susan Blackmore** und **Paul Churchland** erklären auf der anderen Seite das Bewusstsein als eine großartige Illusion. Sie denken, dass Bewusstsein nicht wirklich existiert, außer als "Illusion-of-being-consciousness").*

Das Bewusstsein ist die Verbindung zu und zwischen den in diesem Buch beschriebenen geistigen Wesen, ob wir sie als Elementare oder Dämonen bezeichnen. Durch das Bewusstsein können wir mit ihnen umgehen, und meiner Meinung nach ist dies der einzige Weg, um in einer solchen Begegnung sicher zu sein. Wenn wir unser Bewusstsein schwächen, sind wir wie offene Schalen, in die jeder Geist eintauchen und Besitz ergreifen kann (siehe Addendum über Spirituosen und Drogen).

Dieses Bewusstsein offenbart auch die verborgenen Beziehungen zwischen allen Lebewesen, Menschen und Tieren, und wie Therapeuten, Schaden durch Translokation bei den Patienten verursachen können.

Im Laufe meines Lebens, vor allem in meinem Berufsleben, konnte ich Krankheiten durch Pulsdiagnose beobachten und die verzerrten und pathologischen energetischen Strukturen direkt mit Hilfe einer erhöhten Sensibilität beobachten.
Ich habe ebenso beobachtet, wenn die Krankheit behandelt wurde; durch Akupunktur, Chiropraktik, Osteopathie, Homöopathie oder Kräutermedizin, dass die pathologische Struktur einfach an einen anderen Ort im Körper oder in eine andere Entität verlegt wurde; Tier oder Mensch. Manchmal nimmt die Pathologische Struktur nur einen kleinen Umweg und kehrt dann zu ihrem ursprünglichen Platz zurück, wir sagen, dass die Krankheit wieder auftaucht.

Ich möchte die Tatsache etwas erleuchten, dass Krankheiten, die durch energetische und selbsthaltende Strukturen verursacht werden, andere Wesen beeinflussen oder "angreifen" können, sich verändern oder einfach zurückkommen, wenn sie behandelt werden.

Diese Beschreibung von Krankheiten klingt nach Beschreibungen realer und lebender Entitäten.

Es gibt viele Geschichten und Erkenntnisse aus alten Zeiten und alten Religionen, in denen Krankheit und Beschwerden als separate und individualisierte Entitäten oder energetisch selbstbewusste Strukturen betrachtet werden, die als Elementare, Geister, Dämonen oder Devas bezeichnet werden. Viele von uns haben erlebt, dass, wenn wir im Augenblick der Akupunkturbehandlung zu offen sind, die energetische pathologische Struktur überspringen und uns angreifen oder uns mit der Krankheit selbst belegen kann. Wir haben auch gesehen, dass solche pathologischen Strukturen, die mit dem Patienten verbundenen Lebewesen, Krankheiten zufügen, beeinflussen oder erschaffen können.

Wir sind alle in einem enormen Netz von Energie verwoben, einem Netz, das alle Lebewesen der Welt miteinander verbindet, vielleicht den ganzen Kosmos. Dieses Netz ist auf der anderen Seite der Schwelle der spirituellen Welt zu sehen. Es hat viele Namen wie Akasha Chronik, Karma oder Matrix. Dieses Netz besteht aus Energie, aber nicht nur lebloser und zielloser Energie. Es besteht aus Elementaren, lebenden ätherischen Wesen, die von unseren oder anderen Geistern, unseren Gedanken und unseren oder Handlungen anderer geschaffen wurden.

Dieses Netz ist auch Teil unserer Krankheiten. Dieses Netz wird beeinflusst, wenn wir energetisch behandeln.

In alten Zeiten, und auch heute noch, können wir dieses Phänomen beobachten, dass an den Türen zu Tempeln kleine Gruppen, Bilder oder Skulpturen von hässlich aussehenden Dämonen zu finden sind. Dies sollte die wirklichen Dämonen oder negativen Geister verscheuchen oder die Krankheiten abschrecken.

Es gibt eine bewegende Geschichte über Jesus, erzählt von Rudolf Steiner in seinem Buch "Das fünfte Evangelium"; Als er in seinen Zwanzigern eine der Essener Gemeinschaften besuchte. Er erkannte dort, dass die Skulpturen an der Tür die bösen Geister verängstigten oder vertrieben, aber dann entstand eine sehr wichtige Frage in seinem Kopf; wohin waren die Geister gegangen? Und dann begriff er, dass es keine Lösung war, die schlechten Geister zu anderen Menschen zu treiben, um jemanden zu dem Preis zu retten, dass Krankheit in anderen erschaffen wird. Diese Frage und Erkenntnis öffnete seinen Geist, um der Empfänger des Christus, der Erlöser aller zu sein. "

An einen Ort also kam Jesus von Nazareth, im vierundzwanzigsten Jahre seines Lebens, wo eine heidnische Kultstätte war, an der einer bestimmten Gottheit geopfert wurde. Ringsherum aber war nur trauriges, von allerlei furchtbaren seelischen und bis ins Körperliche gehenden Krankheiten behaftetes Volk. Von den Priestern war die Kultstätte längst verlassen worden. Und Jesus hörte das Volk jam- mern: Die Priester haben uns verlassen, die Segnungen des Opfers kommen nicht auf uns hernieder und wir sind aussätzig und krank, wir sind mühselig und beladen, weil uns die Priester verlassen haben. — Jesus sah mit tiefem Schmerze diese armen Menschen; es jammerte ihn dieses bedrückte Volk und eine unendliche Liebe zu diesen Bedrückten flammte in seiner Seele auf. Es muss von dieser unend- lichen Liebe, die auflebte in seiner Seele, das Volk ringsherum etwas gemerkt haben; das muss einen tiefen Eindruck gemacht haben auf das jammernde Volk, welches von seinen Priestern und, wie es glaubte, auch von seinen Göttern verlassen worden war. Und nun entstand, man möchte sagen wie auf einen Schlag, in den Herzen der meisten dieses Volkes etwas, was darin zum Ausdruck kam, dass die Leute sagten, erkennend den Ausdruck der unendlichen Liebe auf dem Antlitz des Jesus: Du bist der neue uns gesandte Priester. - Sie drängten ihn zum Opferaltar hin, sie stellten ihn auf den heidnischen Altar. Und er stand auf dem heidnischen Altar, und sie erwarteten, ja sie verlangten von ihm, dass er die Opfer verrichte, damit der Segen ihres Gottes wieder über sie komme.

Und während das geschah, während ihn das Volk auf den Opferaltar erhob, da fiel er wie tot hin, seine Seele wurde wie entrückt, und das Volk, das ringsherum glaubte seinen Gott wiedergekommen, sah das Furchtbare, dass derselbe, den es für den neuen, vom Himmel gesandten Priester gehalten hatte, wie tot hingefallen war.

Die entrückte Seele des Jesus von Nazareth aber, sie fühlte sich er- hoben in die geistigen Reiche, sie fühlte sich wie hineinversetzt in den Bereich des Sonnendaseins. Und jetzt hörte sie, wie aus den Sphären des Sonnendaseins herausklingend, Worte, wie diese Seele sie früher durch die Bath-Kol oftmals vernommen hatte. Aber jetzt war die Bath-Kol verwandelt, zu etwas völlig anderem geworden. Die Stimme kam ihm auch von ganz anderer Richtung her, und dasjenige, was Jesus von Nazareth jetzt vernahm, das kann man, wenn man es in unsere Sprache übersetzt, zusammenfassen in die Worte, die ich zum ersten Male mitteilen durfte, als wir vor kurzer Zeit den Grundstein legten für unseren Dornacher Bau.

Es gibt ja okkulte Verpflichtungen! Und einer solchen okkulten Verpflichtung folgend hatte ich damals mitzuteilen, was durch die verwandelte Stimme der Bath-Kol Jesus von Nazareth vernahm dazu- mal, als dies geschah, was ich jetzt eben erzählt habe. Es vernahm Jesus von Nazareth die Worte: *

Amen Es walten die Übel Zeugen sich lösender Ichheit Von andern erschuldete Selbstheitschuld Erlebet im täglichen Brote In dem nicht waltet der Himmel Wille Da der Mensch sich schied von Eurem Reich Und vergaß Euren Namen Ihr Väter in den Himmeln.

Nicht anders als so kann ich in die deutsche Sprache übersetzen dasjenige, was wie die verwandelte Stimme der Bath-Kol dazumal von Jesus von Nazareth vernommen worden ist. Nicht anders als so! Es waren diese Worte, welche die Seele des Jesus von Nazareth zu- rückbrachte, als sie aus der Betäubung wieder erwachte, durch die sie sich entrückt fühlte bei jener eben geschilderten Begebenheit. Und als Jesus von Nazareth wieder zu sich gekommen war, und die Augen rings herum richtete auf die Menge der Mühseligen und Beladenen, die ihn auf den Altar erhoben hatten, da war diese entflohen. Und als er den hellsichtigen Blick in die Ferne schweifen ließ, konnte er ihn nur richten auf eine Schar von dämonischen Gestalten, von dämonischen Wesen, die alle mit diesen Leuten verbunden waren.

Das war das zweite bedeutsame Ereignis, der zweite bedeutsame Abschluß in den verschiedenen Perioden der Seelenentwickelung, die Jesus von Nazareth durchgemacht hat seit seinem zwölften Jahre. Ja, meine lieben Freunde, Ereignisse, die sozusagen durch ihr gemüt- liches Wesen die Seele nur in selige Stimmung versetzen, die waren es nicht, welche auf die Seele des heranwachsenden Jesus von Naza- reth den größten Eindruck machten. Kennenlernen mußte diese Seele die Abgründe der Menschennatur schon in so jungen Jahren, bevor das Ereignis vom Jordan eingetreten war.

Und von dieser Reise kam Jesus von Nazareth nach Hause. Es war um jene Zeit, als der Vater, der zu Hause geblieben war, starb, etwa im vierundzwanzigsten Lebensjahre des Jesus von Nazareth. Als Jesus nach Hause kam, da hatte er in der Seele lebendig den gewaltigen Eindruck der dämonischen Wirkungen, die sich hinein- gesenkt hatten in manches, was in der alten Heidenreligion lebte. Wie es aber immer so ist, dass man gewisse Stufen der höheren Erkenntnis nur dadurch erreicht, indem man die Abgründe des Le- bens kennenlernt, so war es in gewisser Weise auch bei Jesus von Nazareth, dass er - an einer Stelle, die ich nicht weiß - um sein vierundzwanzigstes Lebensjahr herum dadurch, dass er so unendlich tief in die menschlichen Seelen hineingeschaut, in Seelen, in die wie hineinkonzentriert war aller Seelenjammer der Menschheit der damali- gen Zeit, auch besonders vertieft worden war in der Weisheit, die allerdings wie glühendes Eisen die Seele durchzieht, aber auch die

Seele so hellsichtig macht, dass sie durchschauen kann die lichten Geistesweiten. Und dadurch, dass er die umgewandelte Stimme der Bath-Kol vernommen hatte, war er auch wie umgewandelt. So war er in verhältnismäßig jungen Jahren behaftet mit dem ruhigen, ein- dringlichen Geistesleseblick. Jesus von Nazareth war zu einem Menschen geworden, der tief in die Geheimnisse des Lebens hinein- schaute, der so in die Geheimnisse des Lebens schauen konnte, wie bisher niemand auf der Erde, weil niemand vorher so wie er be- trachten konnte, bis zu welchem Grade menschliches Elend sich steigern kann. Zuerst hatte er gesehen, wie man den Boden unter den Füßen verHeren kann durch bloße Gelehrsamkeit; dann hatte er erlebt, wie die alten Inspirationen verlorengingen; dann hatte er gesehen, wie die Kulte und Opferhandlungen, anstatt die Menschen in Verbindung zu bringen mit den Göttern, herbeizauberten allerlei dämonische Wesen, die die Menschen von sich besessen machten

und sie dadurch in seelische und körperliche Krankheiten und Elend aller Art hineinbrachten. Gewiß hatte keiner auf der Erde all diesen menschlichen Jammer so tief geschaut als Jesus von Nazareth, kei- ner jene unendlich tiefe Empfindung in seiner Seele gehabt wie er, als er jenes von Dämonen besessene Volk geschaut hatte. Gewiß war keiner auf der Erde so vorbereitet auf die Frage: Wie, wie kann der Verbreitung dieses Jammers auf der Erde Einhalt getan werden?

Rudolf Steiner beschreibt dasselbe Phänomen in seinem Buch "Geisteswissenshaft und Medizin", 20 Vorträge gehalten in Dornach vom 21. Mai bis 9. April 1920;

ZWEITER VORTRAG Dornach, 22. März 1920;

Nun, Ansteckung ist deshalb doch ein gültiger Begriff auf diesem Gebiete, denn derjenige, der in einem höheren Grade tuberkulosekrank ist, wirkt schon auf seine Mitmenschen. Und wenn man dem ausgesetzt ist, in dem der Tuberkulosekranke drinnen lebt, so tritt eben das ein, dass, was sonst bloß Wirkung ist, wiederum zur Ursache werden kann. Ich versuche immer mit einem Vergleich, mit einer Analogie diese Beziehung zwischen dem primären Entstehen einer Krankheit und der Ansteckung klarzumachen, indem ich etwa sage: Nehmen wir an, ich treffe auf der Straße einen Freund, dessen menschliche Beziehungen mir sonst nicht naheliegen. Er kommt traurig, er hat einen Grund, traurig zu sein, denn es ist ihm ein Freund gestorben. Ich habe keine direkten Beziehungen zu dem Freunde, der ihm gestorben ist. Indem ich ihm aber begegne und er mir seine Traurigkeit meldet, werde ich mit ihm traurig. Er wird traurig durch die direkte Ursache, ich durch eine Ansteckung. Aber dabei bleibt es doch richtig, dass nur die gegenseitige Beziehung zwischen mir und ihm die Voraussetzung zu dieser Ansteckung ist.

VIERTER VORTRAG Dornach, 24. März 1920;

Zu gewiss unserer tiefsten Befriedigung sind gestern hier zahlreiche sehr lehrreiche Fälle angeführt worden von ganz bestimmten Heilungen. Nun kann ich Ihnen ein sehr einfaches Mittel angeben, wodurch diese Heilungen viel seltener und seltener werden würden. Aber nur aus dem Grunde möchte ich dieses Mittel angeben, damit Sie es nicht gerade gebrauchen — und es liegt so nahe, es zu gebrauchen. Ich kann von diesem Mittel natürlich nur in einem Kreise von anthroposophisch vorgebildeten Persönlichkeiten sprechen. Dieses Mittel würde darinnen bestehen, dass Sie alle Hebel in Bewegung setzen würden, um die Rittersche Therapie zu einer allgemeinen Angelegenheit zu machen. Sie berücksichtigen bei den Heilerfolgen nicht, dass Sie als einzelne Ärzte dastehen. Ja, vielleicht mag gewiss der Einzelne sich dessen bewusst sein, dass Sie als einzelne Ärzte dastehen, zu kämpfen haben gegen die große Masse der anderen Ärzteschaft und dass Sie in dem Augenblicke, wo Sie die Rittersche Therapie zu einer Universitätsangelegenheit machen, wo Sie durchsetzen würden, dass Sie nicht mehr in der Opposition ständen, sondern dass von

— ich will gar nicht einmal sagen allen —, sondern von sehr vielen so geheilt werden würde, Sie die Erfahrung machen würden, dass Ihre Heilerfolge sich beträchtlich zurückzögen. So sonderbar sind die Dinge im wirklichen Leben. Die Dinge sind nämlich zuweilen ganz anders, als man sich sie vorstellt. Als einzelner Arzt hat man selbstverständlich das größte Interesse, den einzelnen Menschen zu heilen, und die moderne materialistische Medizin hat sich in dieser Weise sogar, ich möchte sagen, eine Art Rechtsgrund ausgesucht, um nur ja darauf losgehen zu müssen, den einzelnen Menschen zu heilen. Ja, aber dieser Rechtsgrund besteht darin, dass man sagt: Es gibt überhaupt keine Krankheiten, sondern kranke Menschen. Selbstverständlich, wenn die Menschen auch in Bezug auf die Krankheit so isoliert wären, wie das äußerlich aussieht heute, dann würde dieser Rechtsgrund ein wirklicher Grund sein. Aber das, was wirklich stattfindet, ist, dass die Menschen tatsächlich nicht so isoliert sind, dass solche Dinge eine große Bedeutung haben, wie das gestern von Ihnen, Herr Dr. E., Angeführte, dass gewisse Krankheitsspannungen ganze breite Territorien umfassen, und dass Sie niemals konstatieren können, wenn Sie einen Einzelnen geheilt haben, wie vielen anderen Sie vielleicht die Krankheit in einem anderen Falle aufgehalst haben. Sie stellen sich nicht den einzelnen Krankheitsfall in den ganzen Prozess hinein, und daher sind solche Dinge im Einzelnen außerordentlich frappierend. Aber derjenige, der das Ganze des Heiles der Menschheit im Auge hat, der muss, ich möchte sagen, doch aus einer anderen Ecke heraus sprechen.

Diese Kommunikation ist nicht wahllos oder zufällig.

Sowohl bei der körperlichen Ausbreitung oder der Übernahme der Krankheit, als auch im therapeutischen Prozess gibt es bestimmte Ähnlichkeiten oder Gesetze, die beachtet werden müssen.

Der Ausgangspunkt für die Entwicklung einer Krankheit ist eine Art falsches Leben, Denken oder Fühlen oder irgendeine falsche Tat oder karmische Verbindung. Dies wird die ätherischen Kräfte eines oder mehrere Organe des Körpers schwächen. Dies verändert die elementare pathologische Struktur auf eine Art, so dass wir sie jetzt eine dämonische Struktur nennen können. Diese Struktur hat eine spezifische Form, Vibration, Frequenz oder Muster. Diese Struktur vervielfältigt sich möglicherweise, transformiert sich oder bewegt sich, und wird hauptsächlich von zwei Quellen genährt.

- Energie, die von der Erde selbst kommt (die neun dunklen Schichten)

- Energie , die von vergangenen Taten herrührt.

- Taten, die entweder böse oder schlecht sind.
- Taten mit guter Absicht, die aber durch dunkle
  Bruderschaften oder Gruppen ins Gegenteil verkehrt wurden.

Solche Bruderschaften oder Gruppen können vorgeben, dass sie gute Taten tun, aber das Ziel ist, Energie, ätherische Energie, für ihre dunklen und egoistischen Zwecke zu gewinnen. Solche Gruppen könnten "Thule-Gruppe von Deutschland", "Auroville von Indien", "Damanhur von Italien" oder "Scientology of USA" sein. Weitere Beschreibungen dieser Gruppen, werden später in diesem Buch aufgeführt.

Der **Ätherleib**, **Ätherkörper** oder **Lebensleib** ist in den esoterischen Lehren der modernen Theosophie und der Anthroposophie eines von sieben Gliedern, Prinzipien oder Teilen des menschlichen Wesens.

Die in den 1870er Jahren von Helena Petrovna Blavatsky begründete moderne oder anglo-indische Theosophie schreibt dem Menschen neben dem sichtbaren physischen Körper sechs weitere unsichtbare Prinzipien oder Teile zu, welche den physischen Körper durchdringen. In frühen Schriften der modernen Theosophie war die Bezeichnung „ätherischer Körper" zunächst als Synonym für den Sanskrit-Ausdruck „Linga Sharira" oder für „Astralkörper" gebräuchlich. Als eigenständiges Prinzip führte die britische Theosophin Annie Besant den ätherischen Körper in ihrer 1896 erschienenen Schrift *Man and His Bodies* ein, indem sie ihn als einen Teil des physischen Körpers darstellte, welcher demnach aus einem „dichten" und einem ätherischen Anteil bestehe. Daran knüpfte der deutsche Theosoph und spätere Begründer der Anthroposophie, Rudolf Steiner, an, indem er einen physischen Leib, einen Ätherleib (auch „Lebensleib" oder seltener „Bildekräfteleib") und einen Astralleib unterschied.

Annie Besant berief sich bei ihrer Darstellung in *Man and His Bodies* auf eigene Forschungen in einem außerkörperlichen Bewusstseinszustand. Als den eigentlichen Menschen betrachtete sie „*das lebende, bewusste, denkende Selbst, die Individualität*". Dieser sei von mehreren Körpern, Hüllen oder Vehikeln umgeben, deren niederster der physische Körper sei. Der physische Körper besteht aus physischer Materie, welche laut Besant in sieben ineinander überführbaren Zuständen vorliegt: den drei Aggregatzuständen fest, flüssig und gasförmig sowie vier „ätherischen" Zuständen. Feste, flüssige und gasförmige Materie bildet den „dichten" Körper, während der „ätherische" Körper aus den vier Ätherarten besteht. Hier nimmt Besant auf den in der damaligen Physik hypothetisch angenommenen Äther Bezug, beansprucht jedoch, dass der Ätherkörper des Menschen keine Hypothese sei, sondern nach entsprechender Schulung unmittelbar *beobachtet* werden könne und violettgrau gefärbt sei. Weil der Ätherkörper den dichten Körper vollständig durchdringe und ein genaues Duplikat desselben sei, bezeichnet sie ihn auch als „Äther-Doppelkörper". Wenn der Mensch einschläft, verlässt er (das „Ego") mit seinen höheren Körpern den physischen Körper. Wenn er stirbt, trennt sich auch der ätherische Körper vom dichten Körper, weshalb die durch ihn vermittelte „Lebenskraft" (sanskr. Prana) nicht mehr auf letzteren einwirken kann. Der Ätherkörper bleibt noch einige Zeit mit dem Ego verbunden, wird dann aber, wenn dieses sich auf die „astrale Ebene" begibt, zurückgelassen und vergeht zusammen mit dem dichten Körper. Das Ego ist nach dieser Lehre unsterblich und kehrt in neuen Körpern wieder (Reinkarnation).

Rudolf Steiner schloss in seinem Buch *Theosophie* (1904) und in zeitgleich gehaltenen Vorträgen eng an **Besant** an, was sich besonders an dem Gebrauch der später von ihm nicht mehr verwendeten Bezeichnung „(Äther-)*Doppel*körper" zeigt. Im Unterschied zu Besant ist bei ihm der Ätherkörper (später zumeist Ätherleib) allerdings nicht Teil des physischen Körpers, welcher in Steiners Darstellung dem dichten Körper (Sanskrit: Sthula Sharira) bei Besant entspricht. Auch Steiner berief sich auf eine „Beobachtung des Übersinnlichen" und legte Wert darauf, nur „in diesem Sinne Selbsterlebtes" darzustellen. Der Ätherleib oder Lebensleib sei eine „leben erfüllte Geistgestalt", die mittels des „erweckten geistigen Auges" in jedem Organismus wahrgenommen werden könne. Er habe aber trotz der gleichlautenden (von Besant übernommenen) Bezeichnung nichts mit dem hypothetischen Äther der damaligen Physik zu tun und sei auch nicht mit der Lebenskraft zu verwechseln, die in der alten Lehre des Vitalismus angenommen wurde.

Was ist der Ätherleib? (Aus Wikipedia entnommen)

Der Ätherleib, der Ätherkörper, ist ein Name, den die Neo-Theosophie einem vitalen Körper oder feinstofflichen Körper gibt, der in esoterischen Philosophien als die erste oder niedrigste Schicht des "menschlichen Energiefeldes" oder der Aura angenommen wird. Es wird gesagt, dass es in unmittelbarer Verbindung mit dem physischen Körper steht, um es aufrechtzuerhalten und es mit "höheren" Körpern zu verbinden. Der englische Begriff "ätherisch" scheint in diesem Zusammenhang aus den theosophischen Schriften von Madame Blavatsky zu stammen, aber seine Verwendung wurde von CW Leadbeater und Annie Besant aufgrund der Beseitigung der hinduistischen Terminologie aus dem System von sieben Flugzeugen und Körpern wie der Adyar School der Theosophie. Der Begriff gewann nach dem Krieg von 1914-18 allgemeine Popularität. Dr. Walter John Kilner hat es für eine Schicht der "menschlichen Atmosphäre" angenommen, die, wie er in einem populären Buch behauptete, durch bloße Übungen für das bloße Auge sichtbar gemacht werden konnte.

Der klassische Elementäther der platonischen und aristotelischen Physik setzte sich in viktorianischen wissenschaftlichen Vorschlägen eines leuchtenden Äthers sowie der verwandten chemischen Substanz Äther fort. Laut Theosophen, zu denen Alice Bailey gehörte, bewohnt der ätherische Körper eine ätherische Ebene, die den vier höheren Teilebenen der physischen Ebene entspricht. Dies bezieht sich daher auf eine äußerst verdünnte Materie, analog zur Verwendung des Wortes "Geist" (ursprünglich "Atem"). Indem die Theosophen sie als Begriff für ein klar definiertes Konzept in einem von Indien hergeleiteten metaphysischen System wählten, richteten sie es auf Ideen wie die prana-maya-kosha (Hülle aus Prana, subtiler Atmung oder Lebenskraft) des vedischen Denkens. In der populären Verwendung wird es oft mit dem verwandten Konzept des Astralkörpers verwechselt, wie zum Beispiel in dem Begriff Astralprojektion - die frühen Theosophen hatten es als "Astral-Doppel" bezeichnet. Andere nennen es den "Lower and Higher Astral". "Linga Sarira" ist ein Sanskrit-Ausdruck für das Unsichtbare

Doppel des menschlichen Körpers, des ätherischen Körpers oder des ätherischen Doppelten (oder des Astralkörpers in einigen theosophischen Konzepten). [Linga Sarira kann auch das Vehikel des Bewusstseins im späteren Samkhya, Vedanta und Yoga bedeuten. Es wird von vergangenen Tendenzen oder Bhavas angetrieben. Linga bedeutet "charakteristische Marke" oder "Unbeständigkeit". Sarira (Vedanta) bedeutet "Form" oder "Schimmel"]. Es ist eines der sieben Prinzipien des Menschen gemäß der theosophischen Philosophie. Rudolf Steiner, der Begründer der Anthroposophie, bezeichnete oft den ätherischen Körper (Ätherleib) im Zusammenhang mit den ätherischen Gestalten und der Evolution des Menschen und des Kosmos. Ihm zufolge kann es von einer mit Hellsicht begabten Person als "Pfirsichblütenfarbe" wahrgenommen werden. Steiner betrachtete die ätherische Realität oder das Lebensprinzip von der physischen materiellen Realität als zwischen der physischen Welt und der Astral- oder Seelenwelt. Der ätherische Körper kann als die Lebenskraft charakterisiert werden, die auch im Pflanzenreich vorhanden ist. Es behält die Form des physischen Körpers bis zum Tod bei. Zu dieser Zeit trennt es sich von dem physischen Körper und das physische kehrt zu einer natürlichen Zersetzung zurück.

Wenn wir Krankheiten behandeln, versuchen wir, die spirituellen Einheiten, die die Symptome verursachen, zu transformieren, deshalb müssen wir mit dem Bewusstsein arbeiten, mit dem „Ich" oder besser mit dem „Ich bin".

Und was ist das "Ich bin" anderes als die Christuskraft, das Christusbewusstsein, der Christus selbst?

Ich verstand das viele Jahre nicht und arbeitete nur am Ätherleib oder dem sogenannten Vitalkörper, Energiekörper.

Wenn wir direkt, durch Pflanzen, Homöopathie, Massagen oder Akupunktur am ätherischen Körper arbeiten, dürfen wir therapeutisch nur mit ähnlichen ätherischen Kräften arbeiten; solchen mit struktureller Kongruenz oder Empathie, einem ähnlichen Gefühl oder solcher in direkter Kommunikation.

Oft sehen wir, dass ätherische Schwächen im Besitzer sich in dem Tier manifestieren, das ihm oder ihr anhaftet. Dies ist in Bezug auf das Temperament, das der Hundebesitzer und der Hund teilen, leicht zu sehen. Diese Mitteilung gilt jedoch für alle Tiere - Kühe, Pferde, Schafe, Schweine und deren Halter. Ein nervöser, reizbarer Besitzer hat oft nervöse, reizbare Tiere.

Wie wir oben gesehen haben, gibt es eine enge ätherische Verbindung zwischen allen Lebewesen. Dies ist gut in Bezug auf Gesundheit und Behandlung, aber ebenso gefährlich in Bezug auf die Übertragung von Krankheiten zwischen denselben.

Alle Krankheiten können als pathologische Informationen angesehen werden, die im ätherischen Körper, im energetischen Leben eines Lebewesens, ausgedrückt werden. Alle Behandlungen sind darauf gerichtet, die Pathologie in eine vorteilhafte energetische Struktur zu verwandeln und die Gesundheit wiederherzustellen; dies ist nicht immer so einfach durchzuführen, eigentlich ist es ziemlich schwierig.

Nach meinen Beobachtungen sind die meisten Behandlungen nicht in der Lage, die pathologischen Strukturen aufzulösen oder zu transformieren, und mehrere andere Ebenen werden von der Krankheit ausgewählt. Sie kann für eine kurze Zeit verschwinden, als ob sie in die Erde ging und danach wieder auftaucht. Sie kann sich ändern und dann in einer anderen Form mit veränderter Symptomatik erscheinen. Sie kann in einem anderen Gewebe oder Organ auftreten und dort nach einer bestimmten Zeit, die Jahre dauern kann, als ein Problem auftreten.

Die Behandlung eines Hustens kann damit nach 3 Jahren als Brustkrebs wieder auftreten. Sie kann einem anderen Wesen, Mensch oder Tier, wandern. Wie bereits erwähnt, wird eine ätherische, pathologische Struktur immer alle Lebewesen in der Umgebung der Erkrankten beeinflussen. Allerdings werden bei der Behandlung die Kanäle zur Umgebung geöffnet, so dass dieser Einfluss viel schneller und stärker wird.

Verschiedene Symptome im Patienten, das scheinbare Verschwinden der Symptome, das Auftreten verschiedener Krankheiten nach einiger Zeit und einige unerklärliche Krankheiten bei anderen Lebewesen in der Patientenumgebung können das Ergebnis sein. Und das ist sehr schwer zu erkennen.

Wie gehen wir um mit diesen etwas entmutigenden Informationen?

Eine mögliche Lösung für dieses Problem erhielt ich in einer Beratung mit Judith von Halle im Sommer 2013 in Dornach. Sie sagte mir, dass die einzige Möglichkeit, irgendeine pathologische Energiestruktur oder Information auf ihren karmischen Pfaden zu behindern und die karmischen Verbindungen, die erkrankte Entitäten verursachen, besteht darin, im Christusbewusstsein zu leben. Dem "Ich bin".

Dazu ist es auch wichtig, bei der Behandlung der Krankheit die Ursache der Krankheit in ihren karmischen Auswirkungen zu erkennen, die Rudolf Steiner als die drei Tiere des Abgrunds beschreibt. Diese drei Tiere leuchten in ihrem schmutzigen und verdrehten Licht; blau, rot und gelb, das verdrehte Denken, Fühlen und Wollen.

Es liegt dann an dem Therapeuten, seiner Einsicht, seinem Wissen und seiner Liebe.

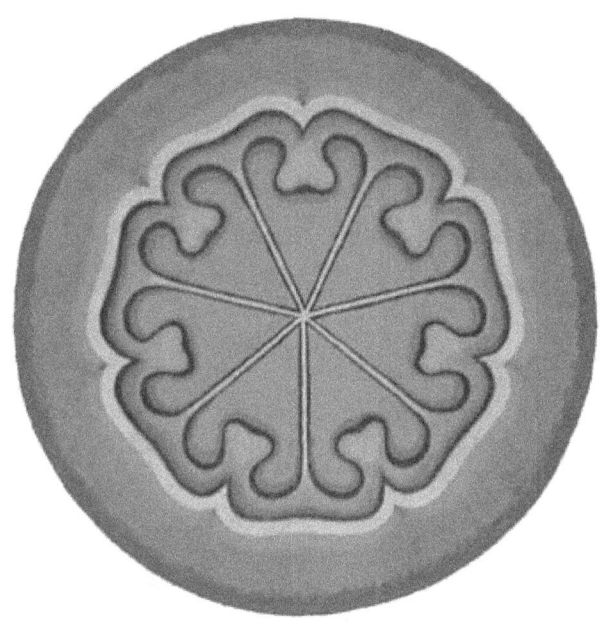

VENUS

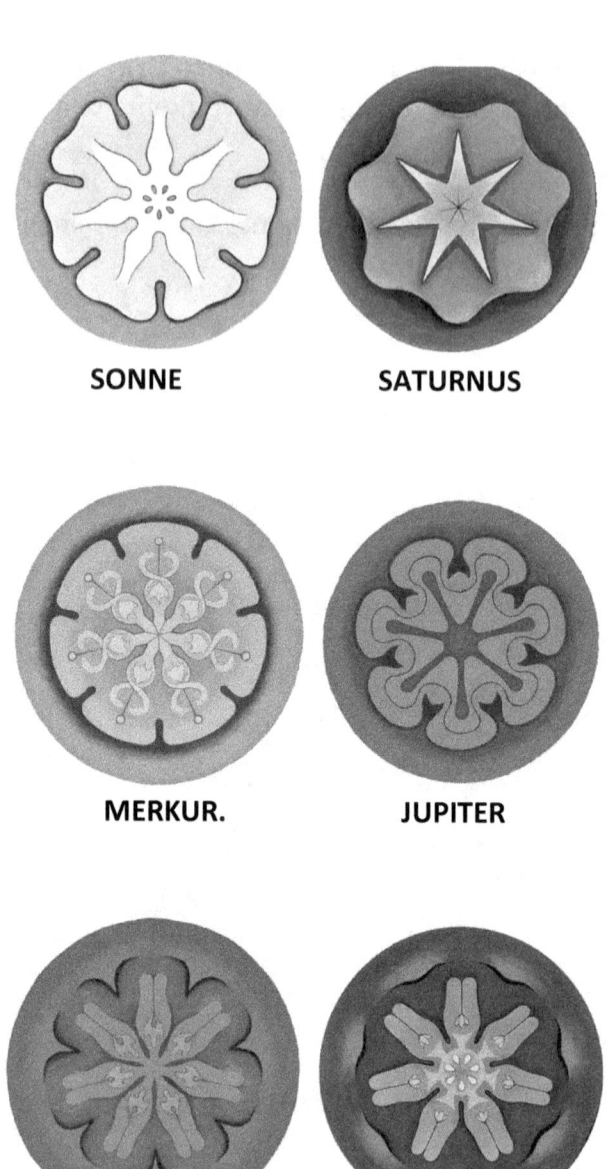

SONNE   SATURNUS

MERKUR.   JUPITER

MARS   MOND

Prolegomena

Einige weitere Wörter von Rudolf Steiner

ACHTER VORTRAG Basel, 24. September 1909 (GA312)

In der Zeit, als der Christus auf der Erde erschien, waren zahlreiche Menschen in seiner Umgebung, bei denen Sünde, namentlich aber Charakterversündigung von aus früherer Zeit herrührenden schlechten Eigenschaften sich in Krankheiten äußerten. Das, was im Grunde genommen im Astralleib als Versündigung liegt und als Krankheit er- scheint, das wird im Lukas-Evangelium Besessenheit genannt, wo der Mensch fremde Geister in seinen Astralleib hereinzieht, wo er nicht durch seine besseren Qualitäten Herr ist über seine ganze Menschlichkeit. Bei jenen Menschen, die noch die alte Trennung des Ätherleibes vom physischen Leibe hatten, äußerte es sich in hervorragendem Maße in jenen Zeiten darin, dass schlechte Eigenschaften, schlechte Qualitäten so wirkten, wie sie uns der Schreiber des Lukas-Evangeliums als Krankheitsformen schildert, die sich als Besessenheit darstellen. - Nun zeigt uns das Lukas-Evangelium, wie solche Menschen durch die Nähe und den Zuspruch jener Individualität, die in dem Christus Jesus war, geheilt wurden, wie das, was als Böses wirkte, aus solchen Individualitäten heraus getrieben wurde. Das wird als ein Vorbild dafür hinge- stellt, wie die guten Eigenschaften am Ende der Erdenzeit auf alle Eigenschaften gesundend wirken werden.

Man merkt das Feinere gewöhnlich nicht, was sich hinter manchem verbirgt, so dass auch da noch die Rede ist von ganz anderen Erkrankungen, wie sie uns in dem Kapitel geschildert werden, das gewöhnlich genannt wird die «Heilung des Gichtbrüchigen» (Lukas 5, 17-26). Eigentlich sollte es heißen die «Heilung eines Gelähmten», denn im griechischen Texte steht an dieser Stelle das Wort «paralelymenos»; das bedeutet einen, der an seinen Gliedern gelähmt ist. Von diesen Krankheitsformen wusste man in jenen Zeiten noch, dass sie von den Eigenschaften des Ätherleibes herrühren. Und indem uns geschildert wird, dass der Christus Jesus auch solche heilt, die gelähmt sind, wird uns gesagt, dass durch die Kräfte seiner Individualität nicht nur Wirkungen bis in die Astralleiber hinein erzielt werden, sondern bis in die Ätherleiber, so dass auch solche Menschen, die in ihrem Ätherleibe schadhaft sind, heilende Wirkungen erleben können. Gerade wo der Christus von dem spricht, was als «tiefere Sünde» bis in den Ätherleib hinein seinen Sitz hat, da gebraucht er einen besonderen Ausdruck. Das weist ersichtlich darauf hin, dass das krankmachende Geistige erst weg-

geschafft werden muss; denn er spricht nicht gleich zu dem Gelähmten: «Stehe auf und wandle», sondern er geht auf die Ursache, die als Krankheit bis in den Ätherleib hinein wirkt, und sagt: «Deine Sünden sind dir vergeben», das heißt: was sich als Sünde in den Ätherleib hineingefressen hat, das muss erst fort. Auf diese feineren Unterscheidungen geht aber die gewöhnliche Bibelforschung nicht ein, sie sieht nicht, dass hier gezeigt ist, wie diese Individualität Einfluss hatte auf die Geheimnisse des Astralleibes und auch auf die des Ätherleibes. Ja, sie hatte sogar auf die Geheimnisse des physischen Leibes Einfluss. Warum wird in diesem Zusammenhange von den Geheimnissen des physischen Leibes als sozusagen von den obersten Geheimnissen gesprochen? Sogar für das äußere Leben ist zunächst die Einwirkung von Astralleib zu Astralleib die offenbarste. Sie können einen Menschen verletzen, wenn Sie zum Beispiel ein hasserfülltes Wort sagen. Das ist ein Vorgang in seinem astralischen Leibe. Er hört das verletzende Wort, er empfindet das als Leid in seinem astralischen Leibe. Da haben Sie den Austausch zwischen Astralleib und Astralleib. Viel verborgener ist schon das, was Austausch ist zwischen Ätherleib und Ätherleib; dazu gehören schon feinere Wirkungen von Mensch zu Mensch, die heute gar nicht mehr beachtet werden. Aber die verborgensten sind die Wirkungen, welche auf den physischen Leib gehen, weil der physische Leib am meisten durch die dichte

Materialität die Wirkungen des Geistigen verhüllt. Nun aber soll uns auch gezeigt werden, dass der Christus Jesus Herrschaft hat über den physischen Leib. Wie wird das gezeigt? Da berühren wir ein Kapitel, das den heutigen materialistisch denkenden Menschen ganz unverständlich sein würde. - Es ist gut, dass nur vor- bereitete Kenner der Geisteswissenschaft bei diesem Zyklus beisammen sind; denn wer nur von der Straße hereinkäme, der würde das, was heute gesprochen wird, für ganzen Wahnsinn halten, auch wenn er das andere nur für halben oder viertel Wahnsinn hielte.

Der Christus Jesus zeigt, dass er durchschauen kann durch die physische Leiblichkeit und bis in dieselbe hineinwirken kann. Das wird dadurch gezeigt, dass er auch durch seine Kraft auf diejenigen Krankheiten heilend wirken kann, die im physischen Leibe wurzeln. Dazu muss man aber die geheimnisvollen Wirkungen kennen, die vom physischen Leibe des einen Menschen auf den physischen Leib des anderen Menschen hin wirken, wenn man im physischen Leibe die Krankheiten beheben will. Wenn man geistig wirken will, so kann man nicht den Menschen als ein in seiner Haut abgeschlossenes Wesen betrachten. Es ist hier schon oft gesagt worden, dass unser Finger gescheiter ist als wir. Unser Finger weiß, dass das Blut in ihm nur dadurch fließen kann, dass es in dem ganzen Leibe ordentlich fließt, und er weiß, dass er verdorren muss, wenn er von dem übrigen Organismus getrennt wird. So müsste der Mensch auch wissen, wenn er die Verhältnisse seines Leibes durchschauen würde, dass er seiner physischen Organisation nach zur ganzen Menschheit gehört, dass fortwährend Wirkungen von dem einen auf den anderen übergehen und dass man gar nicht seine physische Gesundheit als Einzelmensch abtrennen kann von der Gesundheit der ganzen Menschheit. In den gröberen Wirkungen werden das heute die Menschen auch zugeben, in Bezug auf die feineren Wirkungen aber nicht, weil sie die Tatsachen nicht wissen können. Hier im Lukas-Evangelium wird aber auf die feineren Wirkungen hinge- deutet. Lesen Sie im 8. Kapitel, wo es heißt:

«Als aber Jesus zurückkam, empfing ihn die Menge; denn alles wartete auf ihn. Und siehe, es kam ein Mann mit Namen -, der war Oberer der Synagoge, und er fiel Jesus zu Füßen und bat ihn, in sein Haus zu kommen; denn er hatte eine einzige Tochter von ungefähr zwölf Jahren, die lag im Sterben. Als er aber hinging, drängte ihn die Menge. Und eine Frau, die seit zwölf Jahren am Blutfluss litt und all ihr Vermögen an Ärzte gewendet hatte, und niemand vermochte sie zu heilen, trat von hinten herzu und rührte die Quaste seines Kleides an, und alsbald stand ihr Blutfluss stille» (Lukas 8,40-44).

Also der Christus Jesus soll das zwölfjährige Töchterchen des Jairus heilen. Wie kann es nur geheilt werden, denn es ist nahe am Tode? Das kann man nur verstehen, wenn man weiß, wie seine physische Krankheit zusammenhängt mit einer anderen Erscheinung bei einem anderen Menschen, und dass es nicht geheilt werden kann, ohne dass man diese andere Erscheinung ins Auge fasst. Denn als das jetzt zwölf- jährige Mädchen geboren wurde, da gab es eine gewisse Beziehung zu einer anderen Persönlichkeit, die tief im Karma begründet war. Des- halb wird uns jetzt erzählt, dass sich von hinten an den Christus Jesus heran ein Weib drängte, das seit zwölf Jahren an einer gewissen Krankheit litt, und den Saum seines Kleides berührte. Warum wird dieses Weib hier erwähnt? Weil sie in ihrem Karma verknüpft war mit diesem Kinde des Jairus. Dieses zwölfjährige Mädchen und die seit zwölf

Jahren kranke Frau hängen zusammen, und nicht umsonst wird uns wie ein Zahlengeheimnis dies hingestellt. Da tritt diese Frau mit einer zwölf Jahre dauernden Krankheit an Jesus heran, und sie wird geheilt - und jetzt erst konnte er in das Haus des Jairus hineingehen, und nun konnte das zwölfjährige Mädchen geheilt werden, das schon für tot gehalten wurde.

So tief muss man in die Dinge hineingehen, um das Karma, das von Mensch zu Mensch geht, zu erfassen. Dann kann man sehen, wie die dritte der Wirkungsweisen des Christus Jesus - die auf den ganzen menschlichen Organismus - gezeigt wird. Insbesondere mit Rücksicht darauf muss man die höhere Wirksamkeit des Christus betrachten, wie sie uns im Lukas-Evangelium gezeigt wird.

So werden wir in anschaulicher Weise darauf hingewiesen, wie auf alle übrigen Glieder des Menschen die Ich-Wesenheit des Christus wirkte. Das ist das, worauf es ankommt. Und der Schreiber des Lukas- Evangeliums, der insbesondere in diesen Partien auf die Darstellung der Heilwirkungen ausgeht, wollte zeigen, wie die Heilwirkungen des Ich uns darstellen die Entfaltung des Ich auf einem hohen Gipfel der Menschheitsentwickelung, und er zeigt, wie der Christus wirken musste auf den astralischen Leib, auf den Ätherleib und auf den physischen Leib der Menschen. Lukas hat gleichsam das große Ideal der Menschheitsentwickelung hingestellt: Sehet hin auf eure Zukunft; heute ist euer Ich, wie es sich herausentwickelt hat, noch schwach, es hat noch wenig Herrschaft. Aber es wird nach und nach Herr werden über den Astralleib, über den Ätherleib und über den physischen Leib und wird dieselben umgestalten. Vor euch ist das große Ideal des Christus hingestellt, der der Menschheit zeigt, wie die Herrschaft des Ich über den Astralleib, Ätherleib und physischen Leib sein kann.

Das sind solche Wahrheiten, wie sie den Evangelien zugrunde liegen, und die nur diejenigen schreiben konnten, die sich nicht auf äußere Dokumente stützten, sondern auf das Zeugnis derjenigen, die «Selbst- seher» und «Diener des Wortes» waren. Nach und nach wird sich die Menschheit erst eine Überzeugung von dem aneignen, was hinter den Evangelien liegt. Dann aber wird sie sich allmählich das, was den religiösen Urkunden zugrunde liegt, in solcher Intensität und Stärke zu eigen machen, dass es wirklich auf alle übrigen Glieder der menschlichen Organisation wirken kann.

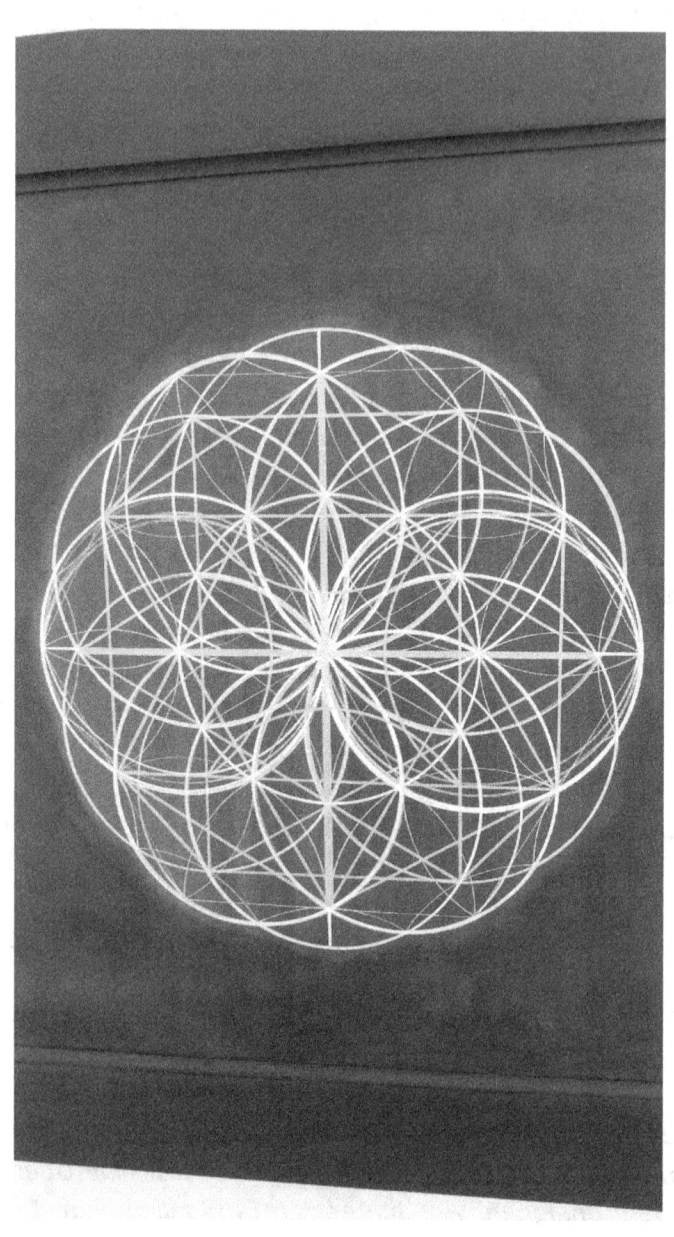

Eine Dämonologie für Anfänger.

Eine persönliche und retrospektive Einführung.

Eine Einführung für diejenigen, die mit dem Begriff der spirituellen Wesen wie Engel und Dämonen nicht vertraut sind.

Beim Aufwachen an einem frühen Wintermorgen im Februar 2016 war mir nur ein einziger Gedanke oder Befehl in meinem Kopf (später habe ich verstanden, dass mir dieser Gedanke tatsächlich von meiner Frau in meinen Kopf gepflanzt wurde). "Ich muss ein Buch über Dämonen schreiben, das ist von größter Bedeutung für unsere jetzige Kultur".

Bei der Erstellung dieses Buches habe ich mehrere Freunde gefragt, was sie von der Idee, über ein solches Thema zu schreiben, halten.

Ihre Antworten waren fast alle gleich. "Das Konzept der Dämonen ist für die meisten Menschen heute so fremd, dass du eine lange Einführung schreiben musst, in der du den Leser auf die Möglichkeit hinweist, dass spirituelle Wesen tatsächlich existieren. Dann solltest du sorgfältig das Konzept sowohl guter Geister als auch böser Geister vorstellen. "

Ich begriff, dass das Buch, das ich schreiben würde, zu direkt mit diesem Thema war und dass es wahrscheinlich nur meine anthroposophischen Freunde interessieren würde, die die Existenz einer spirituellen Welt akzeptieren.

Deshalb schreibe ich jetzt, als letzte Arbeit an diesem Buch eine Dämonologie für Anfänger. Dieses Vorwort wird den Leser in die Konzepte der Dämonologie einführen, wie ich sie im Laufe meines Lebens entwickelt und verstanden habe.

Da diese "Wissenschaft der Dämonologie" überhaupt nicht "wissenschaftlich" ist und nur wenige Quellen verfügbar sind, wird dieses Vorwort sehr persönlich sein.

Ich werde erzählen, warum und wie ich dazu gekommen bin, an die hier beschriebenen spirituellen Wesen zu glauben und sie "sogar zu sehen".

So beginne ich am Anfang.

Mein ganzes Leben lang hatte ich die Fähigkeit mit meiner Seele aus dem Körper zugehen, was später in diesem Buch beschrieben wird, oder anders ausgedrückt, mein Denken, Fühlen und Wollen zu trennen (dies wird später auch ausführlich erläutert). Diese Fähigkeit war vielleicht zu mir gekommen wegen dem, was ich für Epilepsie hielt - oder waren es vielleicht tatsächlich epileptische Symptome - , die erschienen wegen der beschriebenen Trennung der Seelenkräfte, erhalten durch mein Karma und frühere Erdenleben.

Deshalb habe ich von meiner frühen Jugend an regelmäßig "seltsame" Phänomene erlebt, die ich nicht als spirituell anerkannte, da ich mich damals bis zum Alter von 17 Jahren als Atheist definierte.

Ich war 6 Jahre alt, als habe ich das erste Mal etwas Paranormales erlebt, abgesehen von dem regelmäßigen „Hinausgehen" aus dem Körper, das mit den epileptischen Anfällen verbunden war, die ich erlitt. Solche Erfahrungen habe ich mehrmals erlebt und sie war immer richtig.
Am frühen Morgen klingelte das Telefon, und ich war mir sicher, dass jemand gestorben war, jemand, der mir nahe war. Meine ersten Gedanken gingen zu meinem Vater. Meine Mutter nahm das Telefon und fing an zu weinen. Sie sagte mir, mein Großvater sei tot. Ich sagte "Oh das ist gut (was heißt, es war gut, dass mein Vater nicht gestorben war)".

Meine Mutter fragte mich nie, warum ich bestimmte Dinge gesagt habe. Später im Leben wusste ich immer, wann ein Anruf Todesnachrichten brachte.

Heute weiß ich wann jemand gestorben ist, lange bevor das Telefon klingelt.

Schon recht früh im Leben konnte ich durch die Hände sehen, ich konnte sehen, was in einer geschlossenen Hand war. Dieses Sehen erlebte ich als völlig körperlich, aber ich verstehe jetzt, dass es spirituell gewesen sein muss. Ich benutzte es, als mein Vater und ich Schach spielten. Ich wollte nie anfangen, also habe ich die ersten hundert (wörtlich) Male, die wir spielten, immer den schwarzen Bauer in der Hand meines Vaters gewählt. Mein Vater fragte sich, warum ich immer den schwarzen Bauer bekam, aber für mich war es so normal, dass ich es nie erwähnt oder ihm erklärt hatte. Erst als ich 21 Jahre alt war, sagte mir ein anthroposophischer Arzt: "Sie wissen, dass es nicht normal ist, durch die Hände sehen zu können"?

In meinen Teenagerjahren geschah nichts Ungewöhnliches, außer dass ich später erfuhr, dass Mädchen Angst vor mir hatten. Sie fühlten, "dass ich durch sie hindurch sehen konnte" (erfuhr ich Jahre später, als eines der Mädchen als Patientin zu mir kam).

Als ich 21 war, fingen die paranormalen Erfahrungen wieder an. Im Sommer 1973 hatte ich die interessanteste Erfahrung. Ich arbeitete als Schäfer in den Bergen von Norwegen, in Kvam im Gudbrandsdalen. Plötzlich sprang mir eines Abends in der hellen norwegischen Sommernacht ein Stein über den Weg, dem ich folgte, danach konnte ich 3 Tage lang (als Dialog) mit den Bäumen sprechen. Und die Gespräche, die ich mit ihnen hatte, lieferten mir viel Material für mein Buch "Pappel - Eine Erzählung", das später bei Amazon veröffentlicht wurde.

Meine erste Begegnung mit dem „Bösen" war eines Abends, einige Jahre später, 1978, als ich von der Veterinärschule nach Hause ging.

Es war Winter, die Straßen waren wie ausgestorben und es waren nur sehr wenige Leute unterwegs. Ich bog um eine Ecke und erreichte einen neuen Block. Am anderen Ecke des Blocks, nahm ich auf dem gleichen Gehweg einen anderen Menschen wahr - zumindest dachte ich es wäre einer - der direkt auf mich zukam. Als wir beide näher kamen, hörte ich Trommeln in der Luft, die lauter und lauter wurden. Als ich nur einen Meter entfernt war, kurz bevor ich an ihn passierte, wurde das Widerhallen der Trommeln in der Luft sehr stark. Ich schaute in sein "Gesicht", das von einer Kapuze bedeckt war; aber zu meinem Entsetzen hatte er kein Gesicht

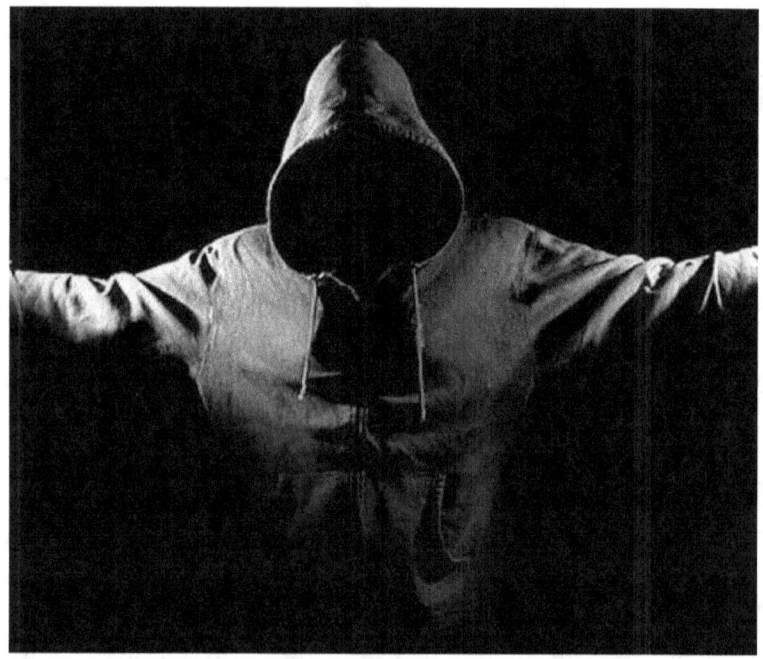

Es ist wie in eine Leere zu schauen.

Ich war verängstigt, ging aber weiter, und als ich mich von dieser Entität entfernte, ebbte der Klang der Trommel mehr und mehr ab, bis er schließlich ganz verschwand.

Nach dem Abschluss als Tierarzt und dem Umzug nach Nordnorwegen wurden die Begegnungen mit dem „Bösen" und dem Tod häufiger.

Als ich 1980 in Bodø, Nordnorwegen, Tierarzt war, hatte meine Frau damals eine Freundin zu Besuch. Als ich in den Raum kam, sah ich eine "Struktur" auf der linken Seite des Kopfes dieser Freundin, halb außerhalb und halb innerhalb ihres Kopfes. Sie war wie eine Spirale, wie eine gekräuselte Schlange. Die Freundin erzählte mir, dass sie eine schmerzhafte Migräne hätte. Ich ging auf diese Frau zu und ergriff die energische "Struktur" mit meiner Hand. Ich zog die "Struktur" halb heraus, und die Frau sagte, dass der Schmerz nachließ. Dann ließ ich die "Struktur" los und sofort rutschte sie in den Kopf der Frau zurück. "Auuuu", sagte sie, "jetzt ist der Schmerz wieder da"!

Wieder griff ich nach der "Struktur" und zog sie ganz hinaus. Die Migräne war total verschwunden. Ich war sehr vorsichtig damit, was ich mit der "Struktur" tat, die ich in meiner Hand hielt. Ich ging zum offenen Fenster und warf die "Struktur" hinaus. Sie kam nicht zurück.

In den folgenden Jahren, bis heute, habe ich mich immer wieder gefragt:

"Was war das für eine Struktur, woher kam sie und wohin ging sie, nachdem ich sie aus dem Fenster geworfen hatte? Ist sie zurückgekehrt?"

Diese Fragen wurden für mich sehr wichtig. Die Antworten auf diese Fragen sind wesentlich für das Verständnis der Existenz von Dämonen und ihrer Rolle an der Krankheit.

Obwohl ich in Nordnorwegen arbeitete, musste ich gelegentlich nach Oslo reisen, wo ich zufällig den großen und berühmten Arzt Georg Bentze getroffen habe. Er wurde später mein Lehrer in der Akupunktur. Eines Tages in seinem Büro erschien plötzlich eine

Corona um seinen Kopf, die ein starkes Licht ausstrahlte und mich fast blendete. In diesem Licht stand ein Datum, und ich wusste intuitiv, dass dies sein Todesdatum war. Es sollte in elf Monate sein.

Er starb genau an diesem Tag.

Diese Erfahrung brachte mir einige neue Fragen in den Sinn.

- Ist unser Todestag bestimmt?
- Ist das Schicksal real?
- Was ist Karma?

Einmal, als ich in einer Scheune eine Milchkuh behandelte (Hypokaliämie), starb die Kuh plötzlich, obwohl sie eine angemessene Behandlung erhalten hatte. Vierzehn Tage später war ich in derselben Scheune, diesmal bei einer neuen Kuh, die ebenfalls an Milchfieber litt, und wieder starb sie unter meinen Händen, während meiner Behandlung. Nachdem die dritte Kuh 14 Tage später gestorben war, fragte ich den Bauern "Warum sterben alle Ihre Kühe"? Er erzählte mir, dass sie von einem Nachbarn, der aus Sami stammte, verflucht worden waren und alle seine Kühe sterben würden. Ob dies tatsächlich so war oder nicht, weiß ich nicht. Jedenfalls führte ich dann ein Ritual durch, das die ganze Scheune vom Bösen isolierte. Danach starben keine Kühe mehr.

Oft, wenn ich Krankheiten mit Homöopathie oder Akupunktur behandelte, die ich immer öfter in meiner Praxis an Tieren und ihren Besitzern anwendete, bewegten sich die Symptome im Körper. Über 3-4 Monate wiederholter Behandlung konnte sich eine Migräne in die Hand bewegen oder als Schmerz in den kleinen Finger wandern. Als medizinisch ausgebildete Person wusste ich, dass Migräne durch eine pulsierende Arterie verursacht wird, die einen Nerv im Kopf irritiert, so erschien mir diese Bewegung ziemlich seltsam und ziemlich unerklärlich.

Ich musste mir deshalb die sehr wichtige Frage stellen:

„Was ist es, was sich aus dem Gehirn in den kleinen Finger bewegt und dort verweilt?"

Dann begann ich mehr und mehr zu sehen und zu verstehen, was wirklich hinter diesen "wandernden Strukturen" der Krankheiten stand.

Es sind Strukturen, die ihr eigenes Leben haben, die sich von oben nach unten im Körper bewegen können. Es ist auch möglich, dass sie zu einer anderen Person oder zu einem Tier springen.

Es sind Strukturen, die lebendig sind. Die gewöhnliche Behandlung mit Physiotherapie, Osteopathie, Akupunktur, Schmerzmitteln und anderen allopathischen Arzneimitteln bringt diese Strukturen nur an andere Stellen im Körper oder zu anderen Personen.

Mir wurde schmerzlich bewusst, dass wir alle, sowohl in meiner Praxis als auch in den Praxen all meiner Kollegen, nur die schädliche Struktur, die Symptome, verlagerten; und dafür erhielten wir Geld!

Ich fühlte mich immer mehr wie ein Betrüger. 2005 wusste ich, dass ich etwas ändern musste, damit meine Behandlungen "wahrhaftig" werden.
Ich wurde mir allmählich bewusst, dass diese Strukturen, diese Symptome, nicht bekämpft werden konnten, sie mussten transformiert werden.

Aber wie verwandeln wir ein Lebewesen von dämonischer Herkunft?

Der erste Hinweis kam von Judith von Halle[3], einer in Berlin lebenden

---

[3] Judith von Halle wurde 1972 in Berlin geboren. Sie ist Architektin und hat als solche gearbeitet. Sie fühlt sich seit ihrer Kindheit besonders an Christus gebunden.

Hellseherin. Sie sagte, um die Translokation zu vermeiden, müssen wir die Krankheit mit dem Christusbewusstsein behandeln, nach dem Prinzip Christi, das Liebe ist.

In meiner Arbeit mit der Akupunktur habe ich dann begonnen, diese schädlichen Strukturen so zu behandeln, als wären sie wirklich Lebewesen. Ich habe sie nicht mehr bekämpft. Ich behandelte einfach den Mittleren Punkt, auch "Christus-Bewusstseins-Punkt" genannt, und erlaubte ihnen, sich zu verwandeln. Ich habe diese Technik mehrmals vor Hochschulen und Studenten demonstriert, und die Ergebnisse waren sehr gut.

Bei einem Seminar in Worpswede (Deutschland) behandelte ich ein bei einem Pferd den Mittleren Punkt mit Christusbewusstsein. Nach der Behandlung kam "Etwas" aus dem Pferd, und dieses "Etwas" wirbelte im Kreis der beobachtenden Schüler herum. Sie hätten nicht in einem Kreis stehen dürfen, da dies das "Etwas" gefangen hat. Dann löste es sich in Luft auf. Einer der Schüler zog einen Teil des "Etwas", das herausgetreten war, an. Sie ging nach dem Seminar nach Hause und wurde krank. Dank ihrer Therapeutin, die diese "partielle pathologische Struktur" schnell diagnostizieren und loslassen konnte, kam sie ohne ernsten Schaden davon. Das "Etwas"

Sie stieß 1997 auf Anthroposophie und arbeitete bis 2005 in Teilzeit für die Deutsche Anthroposophische Gesellschaft. Von 2001 bis 2003 hielt sie Vorträge im Rudolf Steiner Haus über das esoterische Judentum und die Apokalypse des hl. Johannes. Während Ostern 2004 erschien die Stigmata Christi an ihr. Seitdem kann sie nur noch Wasser zu sich nehmen - aber keine feste Nahrung. Sie hält Vorträge und schreibt Bücher. Im ersten Teil ihres Buches "Und wäre er nicht auferstanden ..." (ISBN-10: 3037690011) wird ihre Erfahrung ebenso beschrieben wie die irreversiblen und wesentlichen Veränderungen ihrer körperlichen Verfassung während und seit der Stigmatisierung. Dieses Buch kann als Grundlage für ihre späteren Veröffentlichungen angesehen werden. Ihre Vorträge und ihr Buch beschäftigen sich größtenteils, aber nicht ausschließlich, mit der Christologie, wobei sie Rudolf Steiners Arbeiten zum selben Thema befolgt. Wie bei anderen Stigmata-Fällen kann Judith von Halle die Ereignisse im Leben Jesu "sehen". Sie spricht von "Zeitreise". Bis jetzt hat sie 24 Bücher geschrieben.

steckte in ihrem Herzen, wo es versuchte, ein neues Zuhause zu finden.

Also was ist dieses "Etwas" ?!

Wie wir in diesem Buch sehen werden, lebt und verhält sich dieses "Etwas" als ein individuelles und bewusstes Wesen - nicht weniger als ein Dämon.

Der Name "Dämon" ruft bei vielen Lesern Unglauben hervor. Ich hätte die beschriebenen Entitäten als "pathologische oder schädliche Strukturen von entweder Yin oder Yang-Qualität mit einem eigenen Leben" bezeichnen können, aber das wäre nicht ehrlich gewesen. Ich nenne sie lieber bei ihrem alten Namen «Dämonen».

• Die "pathologische oder schädliche Struktur der Yin-Qualität mit ihrem eigenen Leben" nenne ich einen ahrimanischen Dämon.
• Die "pathologische oder schädliche Struktur der Yang-Qualität mit ihrem eigenen Leben" nenne ich einen luziferischen Dämon.

Menschliche Gedanken, Gefühle und Missetaten, Gegenwart oder Vergangenheit, erschaffen diese Dämonen aus nützlichen Elementarwesen. Das gleiche erhält sie aufrecht, und zusätzlich werden die Dämonen durch geopathische Strahlung, eine geheimnisvolle Kraft, die aus den Tiefen der Erde strömt, unterstützt, die immer dann eine Krankheit auslösen, wenn sie erschaffen worden sind oder sich an einen Menschen oder ein Tier heften.

Dieses Buch erklärt die Rolle von Dämonen bei Krankheiten und wie die bewusste Anrufung Christi und die Hilfe der guten Kräfte des Reiches Christi betroffenen Menschen und Tieren helfen können.

Dieses Buch wird sich mit diesem dieser Art von Verständnis befassen.

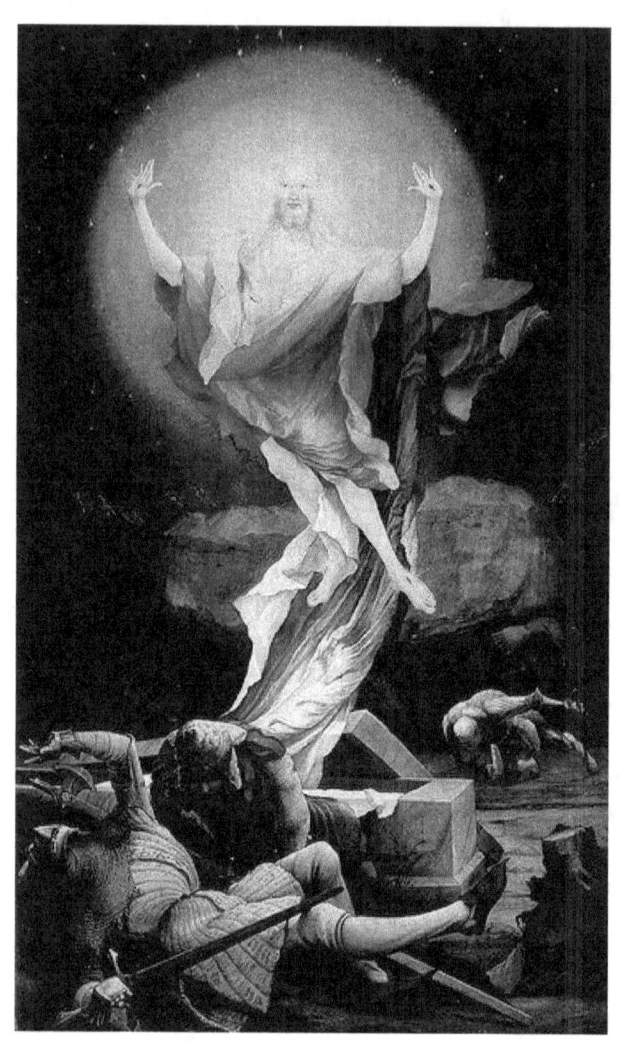

Eine Dämonologie für Fortgeschrittene.

Einführung

Eine Einführung für diejenigen, die mit dem Konzept und der Existenz spiritueller Wesen vertraut sind.

Eine praktische Einführung.

Ich habe kürzlich mit einem protestantischen Priester, der in der norwegischen Kirche arbeitet, über die Realität von Dämonen gesprochen. "Glaubt die Kirche an die Existenz von Dämonen", war meine Frage? Er war irritiert und antwortete, dass er nicht darüber sprechen würde. "Wir vermeiden dieses Thema innerhalb der Kirche", war seine Antwort.

Wenn wir in den Evangelien nachschauen, gibt es zahlreiche Geschichten über Dämonen, aber die Kirche weigert sich, dies zu sehen. Jesus Christus und seine Jünger heilten viele Menschen, indem sie Dämonen vertrieben. Ein Zehntel der Evangelien handelt von diesem Phänomen. Trotzdem ist es ein Tabu in der Kirche.

Das ist traurig, aber leider auch vollkommen verständlich.

Unsere westliche Kultur mit ihrer rationalen und materialistischen Sichtweise findet das Konzept der immateriellen und unsichtbaren Wesen völlig irrational. Die Leute, die die isländische "Elfenschule" (Bryndís Pétursdóttir) oder die norwegische "Winkelschule" (Prinzessin Märtha Louise) gegründet haben, werden von der "aufgeklärten" Bevölkerung verspottet und von den meisten Menschen als "Verrückte" betrachtet.

Wir "normalen Menschen" glauben nicht an eine geistige Welt, die von geistigen Wesen bewohnt wird.

Dieser Unglaube an eine geistige Welt ist sehr negativ für die Entwicklung unserer Kultur und Gesellschaft. Wir haben die Ehrfurcht sowohl für uns selbst als auch für andere Wesen völlig verloren und betrachten Pflanzen, Bäume oder Tiere nicht mehr als geistige Wesen. Nicht einmal Menschen werden von der Wissenschaft als geistige Wesen betrachtet. Wenn wir uns so gut wie den Rest der Schöpfung als "Wesen des Geistes" betrachten könnten, hätten wir einen tieferen Respekt vor allen Lebewesen. Vielleicht würden wir dann auch damit aufhören, die Welt zu schädigen, zu töten und zu zerstören, wie wir es heute tun.
Selbst über Landwirtschaft, Viehzucht, Fischerei und Jagd würden wir ein neues Verständnis erlangen.

Diese Weltsicht ist heute fast unerreichbar. Die Mehrheit der Menschen betrachtet die Welt als ein Mittel, um sich selbst zu befriedigen, und endlose Gier ist alles, was ich sehen kann.

Die einzige mögliche Rettung, die ich sehen kann, ist, dass wir anfangen zu verstehen, dass wir diese Erde mit einer Vielzahl von sowohl sichtbaren als auch unsichtbaren geistigen Wesen teilen.

Wir können mit unseren materiellen Augen die Pflanzen und die Tiere, die Bäume und die Blumen, die Insekten und den Wind, das Wasser und den Rauch, die ganze sichtbare Welt der guten Erde sehen.
Zusätzlich zu all den Wesen, die wir physisch sehen können, sind wir von einer großen Vielfalt geistiger Wesen umgeben, die für das materielle Auge nicht sichtbar sind. Wir können diese geistigen Wesen (gut und böse) nur durch unseren sechsten Sinn - unser drittes Auge / spirituelles Auge oder unser spirituelles Herzauge - sehen / fühlen.

Zum einen gibt es "Naturwesen", die Wasser, Luft, Erde und Feuer bewohnen. Überall gibt es elementare Wesen, die die Gesamtheit der Natur ausmachen. Sie sind die spirituelle Grundlage von allem, was wir um uns herum sehen.

Dann haben wir die Gruppenseelen von den Pflanzen, die Pflanzenseelen. Sie werden oft als "Blumenfeen" beschrieben. Jede einzelne Blume hat ihre Fee. Ebenso jeder einzelne Baum.

Tiere haben auch ihre "Feen", obwohl dieses Wort nicht so leicht in Verbindung mit Tieren verwendet werden kann, da die Elementarwesen, die mit ihnen verbunden sind, oft hässlich und überhaupt nicht "feenhaft" aussehen.

Kristalle in der Natur haben auch mit ihnen verbundene Geister, die über ihnen schweben.

Dann gibt es Myriaden von Geistern, die mit der sogenannten Erdstrahlung, dem energetischen Gitter der Erde, verbunden sind (dazu später viel mehr). Sie entstehen durch menschliche Gedanken, menschliche Gefühle und menschliche Handlungen. Sie sind eng verbunden mit dem, was als menschliches Karma bekannt ist. Diese Geister sind an die Menschen gebunden, die sie geschaffen haben, und an die Orte, an denen sie entstanden sind. Der Teil dieser Erdstrahlung, der durch böse Taten oder Gedanken geschaffen wurde, kann als "Nahrung" oder "Energie" für die elementaren Wesen dienen, die durch die negativen Handlungen der Menschen in bösartige Wesen verwandelt werden.

Die Vielfalt dieser spirituellen Wesen ist riesig - In Schweden konnten Hellseher mehr als 100 Arten von Entitäten kategorisieren. Manche sind mit Gier verbunden, manche mit Hass, manche mit Mord, manche mit Diebstahl und so weiter. Die mit Lügen verbundenen sind die häufigsten.

Direkt an den Menschen selbst gebunden (nicht über die Erd-

Strahlung), finden wir Geister von höherem Rang als die "karmischen Erdstrahlungsgeister". Sie sind meist ahrimanische oder luziferische Elementale. Diese Elementale sind für unser Wohlbefinden und unsere Entwicklung notwendig. Sie können sich abhängig von unserer Lebensweise oder abhängig davon wie krank oder gesund wir sind in mehr oder weniger großem Ausmaß in dämonische Wesen verwandeln. Bei Krankheit können diese Elementale als ahrimanische Dämonen bezeichnet werden (siehe spätere Beschreibungen) und sind an die organisch im Mangel befindlichen (nicht schmerzhaften) Prozesse im Körper gebunden. Luciferische Dämonen sind mehr an die psychischen Teile der Seele gebunden und sind mit psychiatrischen und exzessiven Zuständen verbunden (schmerzhaft).

Wenn ich kranke Individuen beobachte, sehen meine "spirituellen Augen" immer eine Kombination dieser beiden Arten von Geistern, die luziferischen und die ahrimanischen dämonischen Geister. Je weiter im Körper diese beiden Geister voneinander entfernt sind, desto weniger wichtig ist die Krankheit. Je näher sie zusammen sind, desto schwerer ist die Krankheit. Wenn sie sich berühren oder sich überlagern, ist ihre destruktive Energie am schwerwiegendsten. Solange sie nicht getrennt und aufgelöst werden können, verursachen luziferische und ahrimanische Dämonen, die sich im Körper berühren, immer destruktive Krankheiten wie Krebs.

Ein spezieller Geist, der "Todesgeist" genannt wird, verweilt hinter jedem Menschen. Die Entfernung zwischen dem physischen Körper und dem Todesgeist zeigt die Länge des verbleibenden Lebens im physischen Reich an.
Von besonderer Bedeutung ist die Ahrimanische Einheit, genannt "Das Doppel". Oscar Wilde beschrieb diese Entität in seinem Buch "Das Bild von Dorian Gray"[4].

---

[4] Das Bild von Dorian Gray ist ein philosophischer Roman von Oscar Wilde, der erstmals in der Juli-Ausgabe von Lippincott's Monthly Magazine veröffentlicht wurde. Der Herausgeber des Magazins fürchtete, die Geschichte sei unanständig, und ohne Wildes Wissen löschte er vor der Veröffentlichung etwa fünfhundert

Rudolf Steiner beschrieb "das Doppel" als das wichtigste ahrimanische Wesen oder den Geist, der mit unserem Körper verbunden ist. Es ist verantwortlich für unser Wohlbefinden und unsere Krankheiten. Wenn wir ein zerstörerisches Leben führen, wird der ahrimanische Doppelgänger immer dämonischer.
In einem Vortrag in St. Gallen, Schweiz am 16. November 1917 sagte Rudolf Steiner:

"Dieser Doppelgänger, über den ich gesprochen habe, ist nichts mehr oder weniger als der Schöpfer aller körperlichen Krankheiten, die spontan von innen auftauchen, und ihn vollständig zu kennen, ist organische Medizin.

Krankheiten, die spontan aus dem Inneren des Menschen hervortreten, kommen nicht durch äußere Verletzungen, nicht durch die menschliche Seele, sie kommen von diesem Wesen. Er ist der Schöpfer aller Krankheiten, der spontan von innen auftaucht. Er ist der Schöpfer aller organischen Krankheiten. Ein Bruder von ihm, der nicht ahrimanisch, sondern luziferischen Ursprungs ist, ist der Schöpfer aller neurasthenischen und neurotischen Krankheiten, aller Krankheiten, die nicht wirklich Krankheiten sind, sondern nur nervöse Krankheiten, hysterische Krankheiten, wie sie beschrieben werden. So muss die Medizin in zwei Richtungen spirituell werden. Die Forderung danach wird durch das Eindringen von bestimmten Ansichten wie denen der Psychoanalyse und dergleichen gezeigt, wo

---

Wörter heraus. Trotz dieser Zensur beleidigte The Picture of Dorian Gray die moralische Sensibilität britischer Buchkritiker, von denen einige sagten, dass Oscar Wilde Strafverfolgung wegen der Verletzung der Gesetze, die die öffentliche Moral bewahren, verdiente.
Der Doppelgänger (russisch: Двойник, Dvoynik) ist eine Novelle von Fjodor Dostojewski. Es wurde zuerst am 30. Januar 1846 in den Vaterländischen Notizen veröffentlicht. Es wurde später von Dostoevsky im Jahr 1866 überarbeitet und neu veröffentlicht.
Dinge, die sogar in eine bestimmte Richtung schädlich sein können, weil der Mensch dem ausgesetzt sein muss, was schädlich ist, um ihn zu überwinden und dadurch Kraft zu gewinnen.

man sozusagen mit geistigen Wesenheiten haushält, aber mit unzulänglichen Mitteln des Wissens, so dass man mit den Phänomenen nichts tun kann, die mehr und mehr in das menschliche Leben eindringen werden. Denn bestimmte Dinge müssen geschehen, der Abschnitt "Geographische Medizin" wird sowohl Steiner als auch "Den Doppelgänger" vertiefen.

Die wildesten Dämonen, die ich jemals gesehen habe, sind eng mit den Altären in protestantischen Kirchen verbunden. Die Dämonen, die ich gesehen habe, befinden sich immer auf der linken Seite des Altars, von der Versammlung aus gesehen. Der schlimmste Dämon, den ich sah, lauerte hinter dem Altar einer Kirche in Island.

Anders ist die Situation in römisch-katholischen Kirchen. Die Dämonen um den Altar sind kleiner. Sie manifestieren sich als weißes Licht und schweben etwa 20 Meter über dem Boden. Während des katholischen Rituals der Messe, steigt dieses Licht auf die Versammlung herab und strömt umher. Ich habe dieses Phänomen während einer protestantischen Eucharistie oder eines Gottesdienstes nie gesehen.

Der Geist / die Seele von toten Menschen kann auch über lebenden Menschen schweben und darauf warten, dass sie eintreten kann, während ihr alkoholisierter Wirt Alkohol trinkt, Drogenkonsumenten Drogen nehmen oder Sexsüchtige Sex haben. Sie sind wie Parasiten und können markante Persönlichkeitsveränderungen verursachen und starkes Verlangen hervorrufen.

Zum Glück gibt es auch gute Geister. Tatsächlich sind alle Geister amoralisch und dienen ihrer Aufgabe, der materiellen Welt zu helfen und sich in ihr zu manifestieren. Es sind unsere eigenen Handlungen, die sie böse handeln lassen. Viele der Naturgeister sind also wohlwollend und viele der Geister verstorbener Menschen sind gut.

Die Hierarchien der höheren Geister sind auch gut für uns. Die Engel, die Erzengel und so weiter helfen uns.

Es gibt jedoch höhere Geister, die für uns negativ sind, wie die bereits erwähnten ahrimanischen und luziferischen Geister und ihre Helfer. Auch eine Gruppe von Geistern, genannt die azurischen Geister, ist für den menschlichen Geist nicht nützlich.

In diesem Buch bezeichnet der Begriff "Geister" immer wohlwollende Entitäten, wenn er nicht mit einem negativen Begriff, d.h. "Böse" oder "böswillig" usw., versehen ist. Der Begriff "Dämonen" bezeichnet immer böswillige oder schädliche Entitäten.

Die meiste Zeit meines Lebens war ich in der Lage, sowohl Geister als auch Dämonen, Geschöpfe und Entitäten zu sehen, die zu einer nicht-physischen Welt gehören und sowohl den in der physischen Welt lebenden Menschen helfen als ihnen auch Probleme bereiten.

Beispiel:
Eines Tages im Frühjahr 2016 wurde ich in ein Gefängnis gerufen, einer der Häftlinge wollte mit mir sprechen. Ich nahm an, und eine Woche später besuchte er mich. Er hatte in seinem Leben immer Pech gehabt, Probleme mit der Gesundheit, mit der Liebe, mit Autos, mit Arbeit und sogar mit weltlichen Dingen wie Glühbirnen, die in seinem Haus eine beträchtlich kürzere Lebensdauer hatten als in anderen Häusern. Ich sah einen großen Dämon in seiner Gegenwart verweilen, und ich riet ihm, damit Freundschaft zu schließen.

Das ist seine Geschichte.

"Ich bin ein Mann von 37 Jahren, und mein ganzes Leben lang wurde ich von Pech verfolgt und verfolgt, sowohl was materielle Maschinen als auch meine Gesundheit angeht. Ich kenne viele Leute, die es im Leben sehr gut gemacht haben, und ich denke, ich habe dieselben Qualitäten wie sie. Wenn Freunde um Rat gefragt haben, habe ich ihnen diesen freiwillig gegeben, und wenn sie diesen Rat befolgt haben, hat es für sie gut geklappt, aber niemals für mich.
Seit ich klein war, fing mein Unglück an. Die Elektroautos, mit denen ich spielte, funktionierten nicht. Alle meine Spielzeuge

waren ruiniert. Batterien funktionierten nicht. Als ich älter
wurde, begann ich Sport zu treiben, wurde aber durch Unfälle,
Krankheiten und Behinderungen davon abgehalten. Ich war
erschöpft, hatte die Grippe und hatte immer Probleme.
Dann habe ich ein Motorrad bekommen. Es hat nie
funktioniert. Selbst nachdem es in mehreren Werkstätten
repariert wurde, funktionierte es nicht. Und die Fehler, die sie
fanden, waren selten, sehr ungewöhnlich und schwer zu
reparieren.
Das gleiche mit meinen Autos; alle drei waren ständig defekt.
Am bedeutsamsten aber war, dass meine Gesundheit immer
schlechter wurde.
Ich hatte Hilfe von Are Thoresen, aber mein
Gesundheitszustand wurde eher schlechter.
Dann wurde ich für das, was ein Freund von mir getan hatte,
ins Gefängnis gesteckt.
Ich verstand dann, dass ich etwas in meinem Leben ändern
musste.
Ich habe Are um Hilfe gebeten und er sah einen riesigen
Dämon hinter meiner linken Schulter. Er sagte mir, ich solle
nicht versuchen, ihn wegzuschieben, sondern mich mit ihm
anfreunden. Das habe ich getan.
Nach 3 Tagen begann sich mein Leben zu ändern. Glühbirnen,
die schon nach wenigen Tagen nicht mehr funktionierten,
begannen wieder zu leuchten. Mein Auto fing ohne
Schwierigkeiten an. Meine Grippesymptome verschwanden. Ich
fühlte mich besser und besser."

Beispiel:
Im Winter 2017 war ich nach Indien gereist. Ich machte dann in Abu-
Dabi Halt und hatte dort zwei Tage zur Verfügung. Während dieses
Aufenthalts ging ich hinaus in die Wüste und erlebte die
Trostlosigkeit der Wüste. Ich blieb eine Weile stehen und
beobachtete die Weiten der arabischen Wüste. Eine Bewegung in
einiger Entfernung erregte meine Aufmerksamkeit, und ich sah
genauer hin. In einiger Entfernung sah ich eine Gruppe von "Jinns"

oder Dämonen der Wüste.

Sie sahen sehr anders aus als alle anderen Elementarwesen, die ich zuvor gesehen hatte. Die norwegischen elementaren Wesen wie "Nisser" und "Dverger" und sogar "Trolle" sahen verglichen mit diesen "Jinns" wie nette Schüler aus. Die "Dschinns" sahen grimmig aus, sie hatten lange Zähne, scharf wie bei einem Tiger, und sie blickten sehr blutrünstig aus ihren blutunterlaufenen Augen. Ich fühlte eine gewisse Angst, als ich sie beobachtete. Dann entdeckte einer der "Jinns", möglicherweise ihr Anführer, dass ich sie studierte. Die "Jinn" sahen, dass ich sie sah, und die ganze Gruppe drehte sich um und eilte auf mich zu.

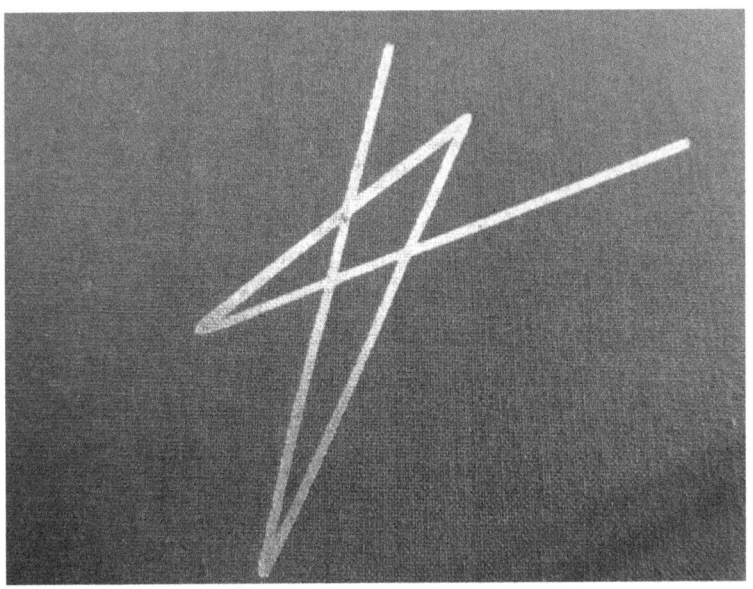

Das Zeichen von Michael

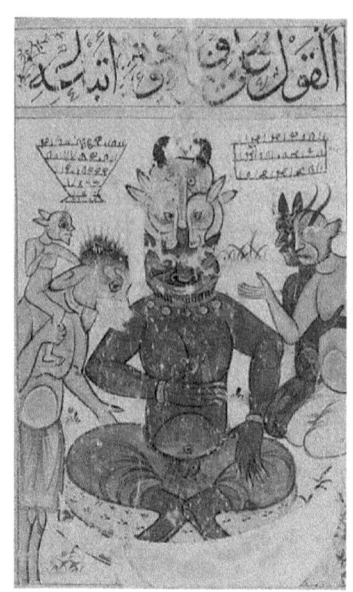 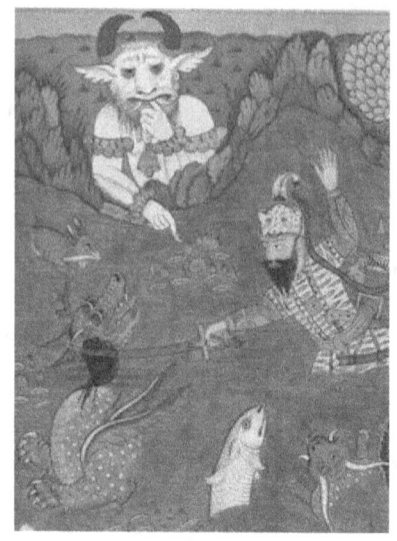

Verschiedene Dschinns

Der Anführer der "Jinns" hielt direkt vor mir an und durchbohrte mich mit seinen grimmigen Augen. Er versuchte, in mich einzudringen, und ich, der an Elementarwesen gewöhnt war und sie auf Distanz halten konnte, hatte Schwierigkeiten, die "Jinn" auf Distanz zu halten. Die Stärke der "Jinn" war bemerkenswert. Er drängte auf mich zu und versuchte, in meine Seele zu kommen. Dann machte ich das "Zeichen von Michael", wie von Rudolf Steiner gelehrt, und in einer Sekunde war der "Jinn" unfähig mich zu bekämpfen. Die ganze Gruppe wandte sich ab und eilte weiter in und durch die Wüste.

Als ich später im Hotel die einheimischen Araber nach den "Dschinns" fragte, hatten viele von ihnen diese Kreaturen gesehen, und sie waren erstaunt, dass ein weißer Fremder, sogar ein Christ, sie sehen konnte.

.

Eine wichtige Frage, warum "sehen" manche Menschen solche spirituellen Wesen und andere nicht?

Das ist eine sehr wichtige Frage. In meinem frühen Leben dachte ich, dass jeder die spirituelle Welt wahrnehmen ("sehen" könnte), da ich selbst gewisse Fähigkeiten besaß, die mich mit ihr in Kontakt brachten.

Aber bevor wir uns zu den Erklärungen und Übungen und das Wie und Wann der Entwicklung von übersinnlichen Wahrnehmungen begeben, muss ich betonen, warum es sehr schwierig ist, sie zu erreichen und sie in den "Wächter der Schwelle" einzuführen. Dieses Wesen, oder vielmehr diese Wesen oder Phänomene, werden in dem sehr wichtigen Buch von Rudolf Steiner beschrieben, "Wie man Wissen von den höheren Welten erhält" (GA10):

DER HÜTER DER SCHWELLE

Wichtige Erlebnisse beim Aufstieg in die höheren Welten sind die Begegnungen mit dem «Hüter der Schwelle». Es gibt nicht nur einen, sondern im Wesentlichen zwei, einen „kleineren" und einen „größeren". Dem ersteren begegnet der Mensch dann, wenn sich die Verbindungsfäden zwischen Willen, Denken und Fühlen innerhalb der feineren Leiber (des Astral- und Ätherleibes) so zu lösen beginnen, wie das im vorigen Kapitel beschrieben worden ist. Dem «größeren Hüter der Schwelle» tritt der Mensch gegenüber, wenn sich die Auflösung der Verbindungen auch auf die physischen Teile des Leibes (namentlich zunächst das Gehirn) erstreckt.
Der «kleinere Hüter der Schwelle» ist ein selbständiges Wesen. Dieses ist für den Menschen nicht sichtbar, bevor er die entsprechende Entwicklungsstufe erreicht hat. Nur einige der wesentlichsten seiner Besonderheiten können hier beschrieben werden.
Es soll zunächst versucht werden, in erzählender Form die Begegnung des Geheimschülers mit dem Hüter der Schwelle darzustellen. Erst durch diese Begegnung wird der Schüler

gewahr, dass Denken, Fühlen und Wollen sich bei ihm aus ihrer ihnen eingepflanzten Verbindung gelöst haben.

Ein allerdings schreckliches, gespenstisches Wesen steht vor dem Schüler. Dieser hat alle Geistesgegenwart und alles Vertrauen in die Sicherheit seines Erkenntnisweges notwendig, die er sich aber während seiner bisherigen Geheimschülerschaft hinlänglich aneignen konnte. Der «Hüter» gibt seine Bedeutung etwa in folgenden Worten kund: «Über dir walteten bisher Mächte, welche dir unsichtbar waren. Sie bewirkten, dass während deiner bisherigen Lebensläufe jede deiner guten Taten ihren Lohn und jede deiner üblen Handlungen ihre schlimmen Folgen hatten. Durch ihren Einfluss baute sich dein Charakter aus deinen Lebenserfahrungen und aus deinen Gedanken auf. Sie verursachten dein Schicksal. Sie bestimmten das Maß von Lust und Schmerz, das dir in einer deiner Verkörperungen zugemessen war, nach deinem Verhalten in früheren Verkörperungen. Sie herrschten über dich in Form des allumfassenden Karma Gesetzes. Diese Mächte werden nun einen Teil ihrer Zügel von dir loslösen. Und etwas von der Arbeit, die sie an dir getan haben, musst du nun selbst tun. - Dich traf bisher mancher schwere Schicksalsschlag. Du wusstest nicht warum? Es war die Folge einer schädlichen Tat in einem deiner vorhergehenden Lebensläufe. Du fandest Glück und Freude und nahmest sie hin. Auch sie waren die Wirkung früherer Taten. Du hast in deinem Charakter manche schöne Seiten, manche hässliche Flecken. Du hast beides selbst verursacht durch vorhergehende Erlebnisse und Gedanken. Du hast bisher die letzteren nicht gekannt; nur die Wirkungen waren dir offenbar. Sie aber, die karmischen Mächte, sahen alle deine vormaligen Lebenstaten, deine verborgensten Gedanken und Gefühle. Und sie haben danach bestimmt, wie du jetzt bist und wie du jetzt lebst.

Nun aber sollen dir selbst offenbar werden alle die guten und alle die schlimmen Seiten deiner vergangenen Lebensläufe. Sie waren bis jetzt in deine eigene Wesenheit hineinverwoben, sie waren in dir, und du konntest sie nicht sehen, wie du physisch dein eigenes Gehirn nicht sehen kannst. Jetzt aber lösen sie sich von dir los, sie

treten aus deiner Persönlichkeit heraus. Sie nehmen eine selbständige Gestalt an, die du sehen kannst, wie du die Steine und Pflanzen der Außenwelt siehst. Und - ich bin es selbst, die Wesenheit, die sich einen Leib gebildet hat aus deinen edlen und deinen üblen Verrichtungen. Meine gespenstige Gestalt ist aus dem Kontobuche deines eigenen Lebens gewoben. Unsichtbar hast du mich bisher in dir selbst getragen. Aber es war wohltätig für dich, dass es so war. Denn die Weisheit deines dir verborgenen Geschickes hat deshalb auch bisher an der Auslöschung der hässlichen Flecken an meiner Gestalt in dir gearbeitet. Jetzt, da ich aus dir herausgetreten bin, ist auch diese verborgene Weisheit von dir gewichen. Sie wird sich fernerhin nicht mehr um dich kümmern. Sie wird die Arbeit dann allein in deine eigenen Hände legen. Ich muss zu einer in sich vollkommenen, herrlichen Wesenheit werden, wenn ich nicht dem Verderben anheimfallen soll. Und geschähe das letztere, so würde ich auch dich selbst mit mir hinabziehen in eine dunkle, verderbte Welt. - Deine eigene Weisheit muss nun, wenn das letztere verhindert werden soll, so groß sein, dass sie die Aufgabe jener von dir gewichenen verborgenen Weisheit übernehmen kann. - Ich werde, wenn du meine Schwelle überschritten hast, keinen Augenblick mehr als dir sichtbare Gestalt von deiner Seite weichen. Und wenn du fortan Unrichtiges tust oder denkst, so wirst du sogleich deine Schuld als eine hässliche, dämonische Verzerrung an dieser meiner Gestalt wahrnehmen. Erst wenn du all dein vergangenes Unrichtiges gutgemacht und dich so geläutert hast, dass dir weiter Übles ganz unmöglich ist, dann wird sich mein Wesen in leuchtende Schönheit verwandelt haben. Und dann werde ich mich zum Heile deines zukünftigen Wirkens wieder mit dir zu einem Wesen vereinigen können.
Meine Schwelle aber ist gezimmert aus einem jeglichen Furchtgefühl, das noch in dir ist, und aus einer jeglichen Scheu vor der Kraft, die volle Verantwortung für all dein Tun und Denken selbst zu übernehmen. Solange du noch irgendeine Furcht vor der selbsteigenen Lenkung deines Geschickes hast, so lange ist in diese Schwelle noch nicht alles verbaut, was sie

enthalten muss. Und solange ihr ein einziger Baustein noch fehlt, so lange müsstest du wie gebannt an dieser Schwelle stehenbleiben oder stolpern. Versuche nicht früher diese Schwelle zu überschreiten, bis du ganz frei von Furcht und bereit bist zu höchster Verantwortung.

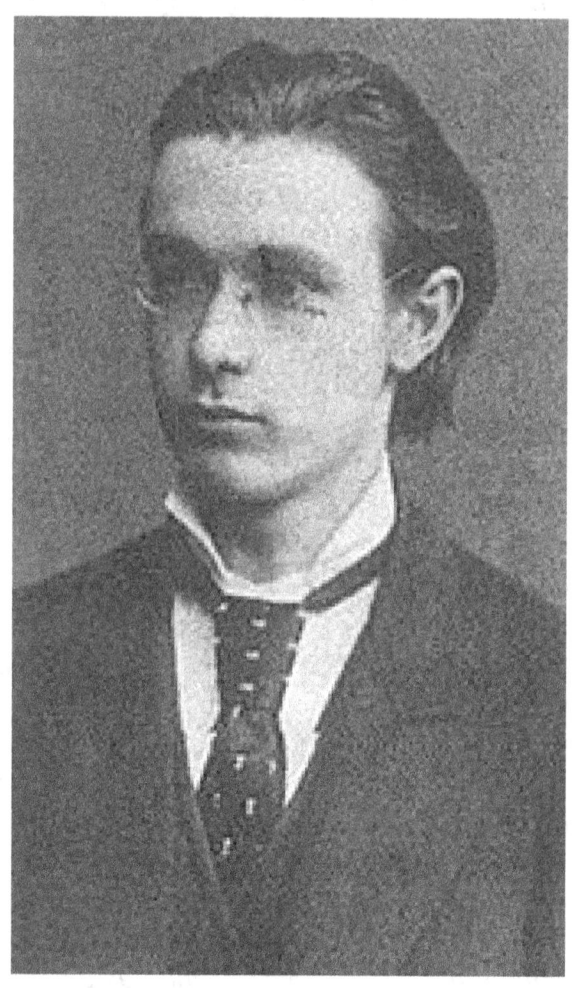

Rudolf Steiner

Bisher trat ich nur aus deiner eigenen Persönlichkeit heraus, wenn der Tod dich von einem irdischen Lebenslauf abberief. Aber auch da dir war meine Gestalt verschleiert. Nur die Schicksalsmächte, welche über dir walteten, sahen mich und konnten, nach meinem Aussehen, in den Zwischenpausen zwischen dem Tode und einer neuen Geburt, in dir Kraft und Fähigkeit ausbilden, damit du in einem neuen Erdenleben an der Verschönerung meiner Gestalt zum Heile deines Fortkommens arbeiten konntest. Ich selbst war es auch, dessen Unvollkommenheit die Schicksalsmächte immer wieder dazu zwang, dich in eine neue Verkörperung auf die Erde zurückzuführen. Starbest du, so war ich da; und meinetwegen bestimmten die Lenker des Karma deine Wiedergeburt. Erst wenn du mich durch immer wieder neue Leben, auf eine Art unbewusst, ganz zur Vollkommenheit umgeschaffen hättest, wärest du nicht den Todesmächten verfallen, sondern du hättest dich ganz mit mir vereint und wärest in Einheit mit mir in die Unsterblichkeit hinübergegangen.

So stehe ich heute sichtbar vor dir, wie ich stets unsichtbar neben dir in der Sterbestunde gestanden habe. Wenn du meine Schwelle überschritten haben wirst, so betrittst du die Reiche, die du sonst erst nach dem physischen Tode betreten hast. Du betrittst sie mit vollem Wissen und wirst fortan, indem du äußerlich sichtbar auf Erden wandelst, zugleich im Reiche des Todes wandeln, das aber das Reich des ewigen Lebens ist. Ich bin wirklich auch der Todes-Engel; aber ich, ich bin zugleich der Bringer eines nie versiegenden höheren Lebens. Beim lebendigen Leibe wirst du durch mich sterben, um die Wiedergeburt zum unzerstörbaren Dasein zu erleben.

Das Reich, das Du nunmehr betrittst, wird dich bekannt machen mit Wesen übersinnlicher Art. Die Seligkeit wird dein Anteil in diesem Reiche sein. Aber die erste Bekanntschaft mit dieser Welt muss ich selbst sein, ich, der ich dein eigenes Geschöpf bin. Früher lebte ich von deinem eigenen Leben; aber jetzt bin ich durch dich zu einem eigenen Dasein erwacht und stehe vor dir als sichtbare Richtschnur deiner künftigen Taten, vielleicht auch als dein immerwährender Vorwurf. Du konntest mich schaffen; aber du hast damit auch zugleich die Pflicht übernommen, mich zu verwandeln.»

Was hier, in eine Erzählung gekleidet, angedeutet ist, hat man sich nicht etwa nur sinnbildlich vorzustellen, sondern als ein im höchsten Grade wirkliches Erlebnis des Geheimschülers.

Es ist aus obigem klar, dass der geschilderte «Hüter der Schwelle» eine (astrale) Gestalt ist, welche sich dem erwachenden höheren Schauen des Geheimschülers offenbart. Zu dieser übersinnlichen Begegnung führt die Geheimwissenschaft. Es ist eine Verrichtung niederer Magie, den „Hüter der Schwelle" auch sinnlich sichtbar zu machen. Dabei handelte es sich um die Herstellung einer Wolke feinen Stoffes, eines Räucherwerkes, das aus einer Reihe von Stoffen in bestimmter Mischung hergestellt wird. Die entwickelte Kraft des Magiers ist dann imstande, gestaltend auf das Räucherwerk zu wirken und dessen Substanz mit dem noch unausgeglichenen Karma des Menschen zu beleben. - Wer genügend vorbereitet für das höhere Schauen ist, braucht dergleichen sinnliche Anschauung nicht mehr; und wem sein noch unausgeglichenes Karma ohne genügende Vorbereitung als sinnlich lebendiges Wesen vor Augen träte, der liefe Gefahr, in schlimme Abwege zu geraten. Er sollte nicht danach streben. Bulwers Novelle „Zanoni" enthält eine Beschreibung des „Hüters der Schwelle". Der Hüter soll ihn warnen, ja nicht weiter zu gehen, wenn er nicht die Kraft in sich fühlt, den Forderungen zu entsprechen, die in der obigen Ansprache enthalten sind. So schrecklich die Gestalt dieses

Hüters auch ist, sie ist doch nur die Wirkung des eigenen vergangenen Lebens des Schülers, ist nur sein eigener Charakter, zu selbständigem Leben aus ihm heraus erweckt. Und diese Erweckung geschieht durch die Auflösung von Wille, Denken und Gefühl. - Schon das ist ein Erlebnis von tief bedeutungsvoller Art, dass man zum ersten Male fühlt, man habe einem geistigen Wesen selbst den Ursprung gegeben. - Es muss nun die Vorbereitung des Geheimschülers dahin zielen, dass er ohne eine jegliche Scheu den schrecklichen Anblick aushält und dass er im Augenblicke der Begegnung seine Kraft wirklich gewachsen fühlt, dass er es übernehmen kann, die Verschönerung des «Hüters» mit vollem Wissen auf sich zu nehmen.

Eine Folge der glücklich überstandenen Begegnung mit dem «Hüter der Schwelle» ist, dass der nächste physische Tod dann für den Geheimschüler ein ganz anderes Ereignis ist, als vorher die Tode waren. Er erlebt bewusst das Sterben, indem er den physischen Körper ablegt, wie man ein Kleid ablegt, das abgenutzt oder vielleicht auch durch einen plötzlichen Riss unbrauchbar geworden ist. Dieser sein physischer Tod ist dann sozusagen nur ein schwieriger Umstand nur für die anderen, die mit ihm leben und die mit ihren Wahrnehmungen noch ganz auf die Sinnenwelt beschränkt sind. Für sie «stirbt» der Geheimschüler. Für ihn ändert sich nichts von Bedeutung in seiner ganzen Umgebung. Die ganze übersinnliche Welt, in die er eingetreten ist, stand vor dem Tode schon in entsprechender Art vor ihm, und dieselbe Welt wird auch nach dem Tode vor ihm stehen. Nun ist der «Hüter der Schwelle» aber noch mit anderem verbunden. Der Mensch gehört einer Familie, einem Volke, einer Rasse an; sein Wirken in dieser Welt hängt von seiner Zugehörigkeit zu einer solchen Gemeinschaft ab. Auch sein besonderer Charakter steht damit im Zusammenhange. Und das bewusste Wirken der einzelnen Menschen ist keineswegs alles, womit man bei einer Familie, einem Stamme, Volke, einer Rasse zu rechnen hat. Es gibt ein Familien-, Volks- (und so weiter) Schicksal, wie es einen Familien-, Rassen- (und so weiter) Charakter gibt. Für den Menschen, der auf seine Sinne beschränkt ist, bleiben diese Dinge allgemeine Begriffe, und der materialistische Denker in seinem Vorurteil wird verächtlich auf den Geheimwissenschaftler herabsehen, wenn er hört, dass für diesen letzteren der Familien- oder der Volkscharakter, das Stammes- oder Rassenschicksal ebenso wirklichen Wesen zukommen, wie der Charakter und das Schicksal des einzelnen Menschen einer wirklichen Persönlichkeit zukommen.

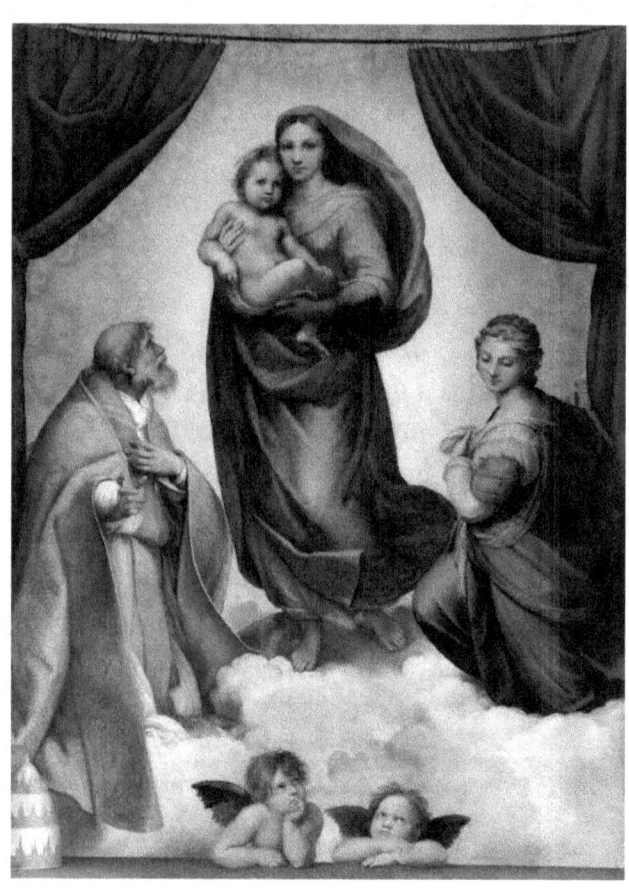

Der Geheimwissenschaftler lernt eben höhere Welten kennen, von denen die einzelnen Persönlichkeiten ebenso Glieder sind, wie Arme, Beine und Kopf Glieder des Menschen sind. Und in dem Leben einer Familie, eines Volkes, einer Rasse wirken außer den einzelnen Menschen auch die ganz wirklichen Familienseelen, Volksseelen, Rassengeister. Ja, in einem gewissen Sinne sind die einzelnen Menschen nur die ausführenden Organe dieser Familienseelen, Rassengeister und so weiter. In voller Wahrheit kann man davon sprechen, dass sich zum Beispiel eine Volksseele des einzelnen zu ihrem Volke gehörigen Menschen bedient, um gewisse Arbeiten auszuführen. Die Volksseele steigt nicht bis zur sinnlichen Wirklichkeit herab. Sie wandelt in höheren Welten. Und um in der physisch-sinnlichen Welt zu wirken, bedient sie sich der physischen Organe des einzelnen Menschen. Es ist in einem höheren Sinne gerade so, wie wenn sich ein Bautechniker zur Ausführung der Einzelheiten des Baues der Arbeiter bedient. - Jeder Mensch erhält im wahrsten Sinne des Wortes seine Arbeit von der Familien-, Volks- oder Rassenseele zugeteilt nun wird der Sinnesmensch jedoch keineswegs in den höheren Plan seiner Arbeit eingeweiht. Er arbeitet unbewusst an den Zielen der Volks-, Rassenseelen und so weiter mit. Von dem Zeitpunkte an, wo der Geheimschüler dem Hüter der Schwelle begegnet, hat er nicht bloß seine eigenen Aufgaben als Persönlichkeit zu kennen, sondern er muss wissentlich mitarbeiten an denen seines Volkes, seiner Rasse. Jede Erweiterung seines Gesichtskreises legt ihm unbedingt auch erweiterte Pflichten auf. Der wirkliche Vorgang dabei ist der, dass der Geheimschüler seinem feineren Seelenkörper einen neuen hinzufügt. Er zieht ein Kleid mehr an. Bisher schritt er durch die Welt mit den Hüllen, welche seine Persönlichkeit einkleiden. Und was er für seine Gemeinsamkeit, für sein Volk, seine Rasse und so weiter zu tun hatte, dafür sorgten die höheren Geister, die sich seiner Persönlichkeit bedienten. - Eine weitere Enthüllung, die ihm nun der «Hüter der Schwelle» macht, ist die, dass fernerhin diese Geister ihre Hand von ihm abziehen werden. Er muss aus der Gemeinsamkeit ganz heraustreten. Und er würde sich als *einzelner vollständig in sich verhärten, er würde dem Verderben entgegengehen, wenn er nun nicht selbst sich die Kräfte erwürbe, welche den Volks- und Rassengeistern eigen sind. - Zwar werden viele Menschen sagen: «Oh, ich habe mich ganz frei gemacht von allen Stammes- und Rassenzusammenhängen; ich will nur «Mensch» und «nichts als Mensch» sein.» Ihnen muss man aber sagen: Wer hat dich zu dieser Freiheit gebracht? Hat dich nicht deine Familie so hineingestellt in die Welt, wie du jetzt darinnen stehst? Hat dich nicht dein Stamm, dein Volk, deine Rasse zu dem gemacht, was du bist? Sie haben dich erzogen; und wenn du über alle Vorurteile erhaben, einer der Lichtbringer und Wohltäter deines Stammes oder selbst deiner Rasse bist, du verdankst das ihrer Erziehung. Ja, auch wenn du von dir sagst, du seiest «nichts als Mensch»: selbst dass du so geworden bist, verdankst du den Geistern deiner Gemeinschaften. - Erst der Geheimschüler lernt erkennen, was es heißt, ganz verlassen sein von Volks-, Stammes-, Rassengeistern. Erst er erfährt an sich selbst die Bedeutungslosigkeit aller solchen Erziehung für das Leben, das ihm nun bevorsteht. Denn alles, was an ihm herangezogen ist, löst sich vollständig auf durch das Zerreißen der Fäden zwischen Wille, Denken und Gefühl. Er blickt auf die Ergebnisse aller bisherigen Erziehung zurück, wie man auf ein Haus blicken müsste, das in seinen einzelnen Ziegelsteinen auseinanderbröckelt und das man nun in neuer Form wieder aufbauen muss. Es ist wieder mehr als ein bloßes Sinnbild, wenn man sagt: Nachdem der «Hüter der Schwelle» über seine ersten Forderungen sich ausgesprochen hat, dann erhebt sich von dem Orte aus, an dem er steht, ein Wirbelwind, der all die geistigen Leuchten zum Verlöschen bringt, die bisher den Lebensweg erhellt haben. Und eine völlige Finsternis breitet sich vor dem Geheimschüler aus. Sie wird nur unterbrochen von dem Schein, den der «Hüter der Schwelle» selbst ausstrahlt. Und aus der Dunkelheit heraus ertönen seine weiteren Ermahnungen: «Überschreite meine Schwelle nicht, bevor du dir klar bist, dass du die Finsternis vor dir selbst durchleuchten wirst; tue auch nicht einen einzigen Schritt vorwärts, wenn es dir nicht zur Gewissheit geworden ist, dass du Brennstoff genug in deiner eigenen Lampe hast. Die Lampen von Führern, welche du bisher hattest, werden dir in der Zukunft fehlen.»* Nach diesen Worten hat der Schüler sich umzuwenden und den Blick nach hinten zu wenden. Der *«Hüter der Schwelle»* zieht nunmehr einen Vorhang hinweg, der bisher tiefe Lebensgeheimnisse verhüllt hat. Die Stammes-, Volks- und Rassengeister werden in ihrer vollen Wirksamkeit offenbar; und der Schüler sieht ebenso genau, wie er bisher geführt worden ist, als ihm anderseits klar wird, dass er nunmehr diese Führerschaft nicht mehr haben wird. Dies ist eine zweite Warnung, welche der Mensch an der Schwelle durch ihren Hüter erlebt.

Unvorbereitet könnte den hier angedeuteten Anblick allerdings niemand ertragen; aber die höhere Schulung, welche dem Menschen überhaupt möglich macht, bis zur Schwelle vorzudringen, setzt ihn zugleich in die Lage, im entsprechenden Augenblicke die notwendige Kraft zu finden. Ja, diese Schulung kann eine so harmonische sein, dass dem Eintritt in das neue Leben jeder erregende oder tumultuarische Charakter genommen wird. Dann wird für den Geheimschüler das Erlebnis an der Schwelle von einem Vorgefühl jener Seligkeit begleitet sein, welche den Grundton seines neu erwachten Lebens bilden wird. Die Empfindung der neuen Freiheit wird alle anderen Gefühle überwiegen; und mit dieser Empfindung werden ihm die neuen Pflichten und die neue Verantwortung wie etwas erscheinen, das der Mensch auf einer Stufe des Lebens übernehmen muss.

Wie im obigen Text von Rudolf Steiner beschrieben, wird das Zusammentreffen oder Sehen der spirituellen Welt ohne die Vorbereitungen und Vorschriften, die vom "Hüter der Schwelle" beschrieben werden, Schmerzen und Leiden verursachen. Jedes Mal wenn ich die Schwelle überschritten hatte, hatte ich immer mehre Tage Depressionen, auch wenn ich mich so gut wie möglich vorbereitet hatte.

Erst kürzlich habe ich dieses Problem verstanden, warum manche "etwas" sehen können, warum manche "mehr" sehen und warum manche "nichts" sehen.

Ich verwende den Ausdruck "Sehen", obwohl dies nicht das richtige Wort für jeden ist. Manche mögen fühlen, manche mögen hören und manche mögen schmecken, manche sogar die geistige Welt und ihre Geister riechen. Aber für die meisten ist sehr ähnlich, wie das Sehen.

Das Wort "sehen" ist nicht einmal richtig für diejenigen, die wirklich im spirituellen Bereich sehen können. Wir "sehen" nicht mit unseren physischen Augen, sondern mit unseren "geistigen Augen". Aber da der Eindruck der Erfahrung, der des Sehens sehr nahe kommt, werde ich es weiterhin "Sehen" nennen.

Warum ist es so, dass ich von klein auf mit meinen "spirituellen Augen" "sehen" konnte? Es liegt daran, dass ich mit der Fähigkeit geboren wurde, mich aus meinem Körper herauszulösen, weil es konnte, die starke Verbindung zwischen Denken, Fühlen und Wollen zu trennen. Das ist nach Rudolf Steiner das Wichtigste, wenn man in die Geistige Welt eintreten will.

Andere "Trennen" innerhalb unseres spirituellen Körpers können auch durchgeführt werden, um Hellsehen zu erlangen, wie die Trennung zwischen dem physischen Körper und dem Ätherkörper und dem Astralkörper und dem bewussten "Ich".

Dies geschieht normalerweise während des Schlafes, kann aber bewusst durchgeführt werden. Das Besondere ist, dass diese innersten Teile des Menschen, der Astralkörper und das Ich, durch die wir das leben, was wir Seelenerfahrung nennen, im Schlaf in eine unbestimmte Dunkelheit versinken. Das heißt aber nur, dass dieser innerste Teil des Menschen den Reiz der Außenwelt braucht, wenn er sich selbst und der Außenwelt bewusst sein will. Daher können wir sagen, dass der Mensch im Moment des Einschlafens, wenn dieser Reiz aufhört, kein Bewusstsein in sich selbst entwickeln kann. Wenn ein Mensch im normalen Verlauf seiner Existenz in der Lage wäre, die inneren Teile seines Wesens zu stimulieren, sie mit Energie und innerem Leben zu erfüllen, dann wäre er sich dessen bewusst. Selbst wenn es keine Sinneseindrücke gäbe und der sinngebundene Intellekt inaktiv und frei von dem Reiz der Außenwelt wäre, wäre er dann in der Lage, andere Dinge wahrzunehmen als jene, die durch den Reiz der Sinne kommen. So seltsam und paradox es auch klingen mag, es ist wahr, wenn ein Mensch einen Zustand reproduzieren könnte, der einerseits dem Schlaf ähnelt und andererseits ganz anders ist als dieser, so könnte er übersinnliche Fähigkeiten erreichen. Sein Zustand würde dem Schlaf ähneln, wenn er nicht auf irgendeinen äußeren Reiz angewiesen wäre; der Unterschied wäre, dass er nicht in die Bewusstlosigkeit versinken würde, sondern ein lebendiges Innenleben entfalten könnte. Wie aus geisteswissenschaftlicher Erfahrung bekannt ist, kann der Mensch in einen solchen Zustand kommen: eine Bedingung der Hellsichtigkeit.

Ich finde es viel einfacher, Denken, Fühlen und Wollen zu trennen.

Rudolf Steiner sagte, dass die Verflechtung von Denken, Fühlen und Wollen drei kosmische und göttliche Kräfte sind, die in der spirituellen Welt und nicht in uns selbst entstehen. Dies ist der Hauptgrund, warum wir in dieser physischen Welt verankert sind.

Ich werde dies näher erläutern, da dies für mich und die Leser dieses Buches von entscheidender Bedeutung ist, insbesondere was die Beschreibung und das Sehen von Dämonen betrifft.

Wenn der Mensch, bestehend aus Körper, Seele und Geist, in der physischen Welt inkarniert, sind unser Gefühl, Denken und Wollen miteinander verwoben, miteinander verflochten, verbunden und ineinander greifend. Der wirkliche Inhalt, die Funktion, die Kraft und der Ursprung der 3 Seelenfähigkeiten (Denken, Fühlen und Wollen) sind uns verborgen, weil sie sich überlappen. Die moderne

Wissenschaft will uns glauben machen, dass Denken, Fühlen und Willenskraft nur Fähigkeiten sind, die von uns selbst entwickelt und produziert werden und für immer voneinander abhängig sind. Das ist ein schwerer Fehler, der uns in Maya in Unwissenheit hält. Das nennen Morpheus und Neo im Film "Matrix" "die Matrix" Es ist das, was wir die "größere Illusion"[5] nennen können.

Es ist so, als würden wir glauben, dass die Farben im Auge sind, von uns selbst geschaffen, und dass die Töne im Ohr sind, die vom Gehirn erzeugt werden. Es ist das Gleiche mit Denken, Fühlen und Wollen. Das sind drei kosmische Kräfte, die wir als unsere eigenen benutzen können und zu einem Teil des Kosmos, Teil des göttlichen, Teil der geistigen Welt werden.
Wir können Wunder wirken, die manche Menschen als Magie bezeichnen würden, wenn wir unsere 3 Seelenfähigkeiten (Denken, Fühlen und Wollen) voneinander trennen, d.h. befreien oder voneinander befreien können.

• Die Willenskraft ist die stärkste, aber am meisten verborgene Kraft.
• Das Gefühl ist die halb bewusste und halb verborgene Kraft.
• Das Denken ist die am wenigsten verborgene Kraft.

---

[5] Maya (Sanskrit: māyā) buchstäblich "Illusion", "Magie", hat je nach Kontext mehrere Bedeutungen in indischen Philosophien. In der alten vedischen Literatur impliziert māyā buchstäblich außerordentliche Kraft und Weisheit. In späteren vedischen Texten und moderner Literatur, die indischen Traditionen gewidmet ist, bezeichnet māyā eine "magische Show, eine Illusion, in der die Dinge präsent zu sein scheinen, aber nicht das sind, was sie scheinen". Māyā ist auch ein spiritueller Begriff, der "das", was existiert, aber sich ständig verändert und somit spirituell unwirklich ist" bezeichnet, und die "Kraft oder das Prinzip, das den wahren Charakter der spirituellen Realität verbirgt".

Die "kleinere Illusion" ist innerhalb der spirituellen Welt selbst, wenn die Seelen, die dort verweilen, verloren gehen oder in dem Glauben fest stecken, dass es keinen Ausweg gibt, keinen Weg zur Reinkarnation, keine Liebe und keinen Christus.

Um den kosmischen Ursprung der 3 Seelenfähigkeiten (Denken, Fühlen und Wollen) wahrzunehmen und die immensen Kräfte, die in ihnen in der
klinischen Praxis verborgen sind, zu nutzen, müssen wir wissen oder lernen, wie wir sie trennen können. Wir können diese Trennung erreichen, indem wir ihre Geheimnisse kennen, aber auch durch Meditation und Konzentration.

Andere Wege, unsere 3 Seelenfähigkeiten zu trennen, sind durch Sonnenstich oder Ohnmacht, durch andere Krankheiten (besonders Epilepsie oder epileptische Tendenzen) und durch den Tod.

Viele Jahre lang hatte ich zwar nie "Grand-Mal-Krämpfe" erlebt, aber ich dachte, dass ich an Epilepsie leide, da die Symptome der Beschreibung so gut ähnelten. In letzter Zeit beginne ich zu zweifeln, dass ich wirklich Epilepsie hatte (oder habe). Ich glaube jetzt, dass es nur eine spontane Trennung meines Denkens, Fühlens und Willens [6]in bestimmten Situationen war, wahrscheinlich karmischen Ursprungs.

Die spontane Trennung von Denken, Fühlen und Wollen eröffnet oft, wenn nicht immer, eine spirituelle Realität, die Wesentliches ist für unsere spirituelle Entwicklung bereithält. Auf dem Weg nach Damaskus erlebte Paulus (damals Saul genannt) eine völlige Öffnung in die Geistige Welt. In diesem Erwachen erlebte er die Existenz Christi. Der Brief des Paulus an die Galater [Galater 1,11-16] beschreibt seine Bekehrung als eine göttliche Offenbarung, in der ihm Jesus Christus erschienen ist:
"Ich möchte, dass du weißt ... dass das Evangelium, das ich gepredigt habe, nicht menschlichen Ursprungs ist." Ich habe es von keinem Menschen erhalten, noch habe ich es gelehrt; Vielmehr empfing ich es durch Offenbarung von Jesus Christus. Denn du hast von meiner bisherigen Lebensweise im Judentum gehört, wie intensiv ich die

---

[6] Das Wissen um den wahren Ursprung von Denken, Fühlen und Wollen wird von vielen Mystikern und in vielen der Mysterien durch die Zeitalter beschrieben, u.a. von Rudolf Steiner in seiner Anthroposophie

Kirche Gottes verfolgte und versuchte, sie zu zerstören ... Aber als Gott ... seinen Sohn in mir offenbarte, damit ich seine Worte unter den Heiden predigen konnte , war meine unmittelbare Reaktion war, keinen Menschen zu befragen ".

Viele Ärzte führen jedoch Paulus 'ekstatisches Sehen und seine Bekehrung auf einen epileptoiden Anfall zurück. Ein Beispiel: J Neurol. Neurosurg. Psychiatrie, 1987, 50 (6): 659-664 [PMC1032067]:

Der "Heilige Paulus" und Temporallappenepilepsie: Beweise werden angeboten, um einen neurologischen Ursprung für die ekstatischen Visionen von Paul vorzuschlagen. Der physische Zustand von Paulus zum Zeitpunkt seiner Bekehrung wird besprochen und mit diesen ekstatischen Erfahrungen verbunden. Es wird postuliert, dass beides Manifestationen der Temporallappenepilepsie waren. ".

So wie sie die "Elfenschule" und die "Engelsschule" lächerlich machen, machen die Atheisten die Geschichte des spirituellen Erwachens des heiligen Paulus lächerlich.

In meiner frühen Kindheitserinnerung , als die Phänomene, die "Symptome" der "spontanen Trennung" des Denkens, Fühlens und Wollens auftraten, fing es damit an, dass ich keine Entfernungen mehr beurteilen konnte. Ich wusste nicht, wie weit entfernt Objekte waren. Die Fähigkeit, eine Entfernung zu beurteilen, verschwand langsam. Tiefe hat keine Bedeutung mehr. Bei der nächsten Stufe war die Breite auch verloren. Die Höhe verschwand aus meinem Bewusstsein. Ich fühlte mich wie im Raum schwebend ohne irgendwelche Dimensionen. Dann war auch die Zeit verschwunden. Ich hatte keine Ahnung, wie lange diese "Augenblicke" anhielten, obwohl ich auf meiner Uhr sehen konnte, dass sie normalerweise 30-50 Minuten dauerten. Auf diese Weise verlor ich mehr und mehr von der physischen Realität, und zusammen mit den physischen Dimensionen (Tiefe, Breite, Länge und Zeit) trennten sich auch meine 3 Seelenfähigkeiten.

Nach meiner Erfahrung ist das Denken mit der Höhe verbunden, das Gefühl ist mit der Tiefe (Breite) verbunden und das Wollen ist mit der Abwärtsrichtung verbunden. Dann wird "mein" Denken isoliert, das Gefühl ist auch getrennt und ebenso das Wollen.

Am Ende des "Anfalls" hat auch die Zeit keine Bedeutung mehr. Das ist ähnlich wie das, was Dostojewski in seinem Buch "Der Idiot" beschrieben hat, da er selbst an Epilepsie litt.

Für ein Kind von 5 Jahren war das erschreckend. Es war wie die physische Welt zu verlieren. Als ich älter wurde, fand ich diese Erfahrung interessant, wie eine spirituelle Reise.

Nachdem ich dieses Phänomen 35 Jahre lang, zweimal im Monat erlebt hatte, entschied ich, dass ich genug hatte. Ich beschloss, mich mit Akupunktur zu behandeln. Ich hatte mich bereits für den zu verwendenden Punkt entschieden, und als der nächste "Anfall" auftauchte, stach ich die Nadel dort rein. Es erzeugte eine Explosion in meinem Gehirn, als ob ein Düsenflugzeug von links nach rechts durch meinen Kopf flog .... und das war der letzte Anfall. Ich bin jetzt seit 30 Jahren ohne "Anfall".

Aber das Wissen um die Trennung von Entfernung, Höhe, Breite und Zeit blieb erhalten. Infolgedessen behielt ich die Fähigkeit bei, Denken, Fühlen und Wollen zu trennen.

Ich benutze diese Methode jedes Mal erfolgreich, wenn ich Energiemuster bei Patienten, Traumata innerhalb des Körpers und elementare Wesen wie Elfen, Gnomen oder Dämonen beobachten möchte.

Aufgrund dieser Fähigkeit beendete ich meine gewöhnliche tierärztliche Arbeit kurz nach meinem Abschluss an der Norwegischen Veterinär-Oberschule (NVH) in Oslo. Ich fing an, Akupunktur und Puls-Diagnose als meine täglichen Werkzeuge zu verwenden.

Als ich begann, meinen Studenten die Pulsdiagnose[7] zu vermitteln, dachte ich, dass es für sie leicht wäre, die Pulsdiagnostikmuster bei Patienten zu finden. Ich dachte es wäre nur eine einfache Technik.

Groß war dann meine Überraschung, als nur sehr wenige diese Technik beherrschen konnten. Warum war das so?

Sie beherrschten die Pulsdiagnose nicht, weil sie nicht in die spirituelle Welt gingen, bevor sie den Puls überprüften.
Nach vielen Jahren verstand ich, dass die Vorbereitung, nämlich die spirituelle Welt zu betreten, bevor der Puls gemessen wird, der wichtigste Teil war.

Man muss Fühlen, Denken und Wollen trennen, um in der Lage zu sein, die spirituelle Welt zu betreten und eine korrekte Pulsdiagnose zu erstellen.

Dann "vermische" ich das Gefühl, mit dem Bewusstsein des Herzens, mit dem Bewusstsein des Blutes und der Empfindlichkeit der Fingerspitzen, um die richtige Pulsdiagnose durchzuführen.

Da mein Weg durch die Pulsdiagnose für mein Verständnis von Dämonen von größter Bedeutung ist, werde ich etwas Zeit brauchen, um dies zu beschreiben.

In meinem Buch über alternative Veterinärmedizin beschrieb ich meine Entwicklung in der Pulsdiagnose und die daraus folgenden Befunde in etwa so:

---

[7] Die Pulsdiagnose ist eine sehr alte Methode zur Diagnose von Krankheiten, die in China seit Tausenden von Jahren verwendet wird. Diese Methode mag für den westlichen wissenschaftlichen Geist unglaublich, unsinnig oder betrügerisch erscheinen. Es ist nichts davon. In geschickten Händen ist es eine leistungsfähige Diagnosemethode. Richtiges Pulsmessen erfordert einen zugehörigen Geisteszustand. Diese Denkweise ähnelt einer Form von Meditation oder einem Zustand des Tagträumens. Typischerweise produziert ein Praktizierender in diesem Zustand hauptsächlich Alpha-Gehirnwellen.

Nachdem ich 29 Jahre lang die Pulsdiagnostik angewandt hatte, erkannte ich (2009), dass die spirituelle Entwicklung, die ich durch diese Technik jeden Tag erlebte, deutliche Parallelen zu Rudolf Steiners Beschreibung des Weges hatte, den ein spiritueller Schüler gehen muss.

Ein kurzes Resümee meiner Entwicklung in der Pulsdiagnose:

Am Anfang waren die Pulsbeobachtungen sehr fragil. Ich musste frisch gewaschen sein, in ruhiger Umgebung, nicht hungrig oder voll, kurz - in einem ausgeglichenen Geist. Nach einigen Jahren wurde dies immer weniger wichtig, da die Beobachtungen immer stabiler wurden. Nach weiteren Jahren begann ich buchstäblich die ätherische Energie zu sehen, die ich durch den Puls entdeckte, als ob diese Entdeckung zur Entwicklung von spirituellen Sinnesorganen führte. Zuerst sah ich die ätherische Energie in und zwischen Bäumen, dann in Tieren und dann in Menschen. Die ersten Beobachtungen hatten ihr sensorisches Zentrum im hinteren Teil des Gehirns, aber dann begann das sensorische Zentrum zu wandern. Zuerst wanderte es zum Herzen, dann zur Wirbelsäule und breitete sich dann langsam durch den ganzen Körper aus.
Diese Beobachtungen wurden immer mehr, von einer rein intellektuellen Beobachtung bis zu einer unmittelbaren Kenntnis der Vergangenheit, Gegenwart und Zukunft der betreffenden Beobachtung. Auch die Richtung der Beobachtung, die jetzt Wissen war, änderte sich. Am Anfang strömte die Information vom Patienten zu mir, aber dann begann es, in beide Richtungen zu gehen, als ob der Patient auch zur selben Zeit behandelt wurde, als ich diagnostizierte. Die Beobachtungen erweiterten sich auch im Raum, da sie auch den Astralteil des Patienten mit einschlossen. Dieser Teil wurde in einem Areal als ein fließenden Lichts zusammen mit der dunklen ätherischen Energie gesehen. Dann begannen die Beobachtungen, sich in der Zeit zu bewegen. Vergangenheit, Gegenwart und Zukunft wurden eins.
Ich fand Steiners Beschreibung der Entwicklung von Inspiration, zum

Beispiel in seinem Buch "Geisteswissenschaft im Umriss" auf den Seiten 225 bis 227. Dies war eine genaue Beschreibung dessen, was ich seit 1980 erlebt hatte. Obwohl Steiners Beschreibung mit der Entwicklung im Astralleib beginnt, die sich dann auf den Ätherleib ausdehnt, beginnt die Pulsdiagnose im Ätherleib und dehnt sich dann auf den Astralleib aus.

An einem Punkt bin ich mir leider nicht sicher. Ist es möglich, dass die Entwicklung meines Astralkörpers bereits in früheren Leben abgeschlossen war, und, dass der Effekt auf meinen Ätherkörper, von dem ich glaubte, dass er allein von der Pulsdiagnose käme, bereits latent aus einer früheren Inkarnation in mir war, übertragen vom Astralkörper, und jetzt nur aufgeweckt wurde durch die Methode der Pulsdiagnostik

Während meiner jahrelangen Lehrerzeit in der Pulsdiagnostik habe ich die Fähigkeiten meiner Schüler völlig überschätzt, ihr Denken, Fühlen und Wollen zu trennen.

Da ich diese Fähigkeit schon früh in meinem Leben hatte, glaubte ich, dass auch alle anderen auf die gleiche Weise ausgestattet waren. Ich habe mich geirrt!

Als ich meinen Schülern die Technik beibrachte, konnte ich nicht verstehen, dass sie nicht in der Lage waren, dasselbe zu sehen oder zu fühlen wie ich.

Später verstand ich, dass die Pulsdiagnose erst dann funktionierte, wenn der Praktizierende bereits in die spirituelle Welt eingetreten war, d.h. getrenntes Denken, Fühlen und Wollen.

Ich habe viele Jahre lang gesagt, der Puls sei wie ein Tor in die energetische Welt. Jetzt weiß ich, dass es ein Eingang in die spirituelle Welt ist.

Nun weiß ich, dass dies nur ein kleiner Teil der Wahrheit ist. Der Puls ist nur das Werkzeug, durch das wir uns der Beobachtungen bewusst werden, die wir in der geistigen Welt machen.

Die wirkliche Tür ist unser eigener Verstand.

Deshalb sind die Vorbereitungen, die wir vor der Abnahme des Pulses oder der Durchführung der Therapie treffen, von entscheidender Bedeutung.

"Die Pulsdiagnose ist eine sehr alte Diagnosemethode, die seit Tausenden von Jahren in China eingesetzt wird. In geschickten Händen ist es eine leistungsfähige Diagnosemethode. Diese Methode mag für den westlichen wissenschaftlichen Geist unglaublich, unsinnig oder betrügerisch erscheinen. Ich muss zugeben, dass die Diagnose eines Pulses auf der Grundlage einer materialistischen Weltanschauung unsinnig ist. (Die Diagnose findet in der energetischen / spirituellen Welt statt, nicht im physischen).

Richtige Pulsdiagnose erfordert einen angemessenen Geisteszustand. Diese Denkweise ähnelt einer Form von Meditation oder einem Zustand des Tagträumens. Typischerweise produziert ein Praktizierender in diesem Zustand hauptsächlich Alpha-Gehirnwellen. Es gibt mindestens drei Bedingungen, die einem Praktizierenden helfen, diesen meditativen Zustand zu erreichen, in dem die Trennung oder Aufspaltung maßgeblich sind sind:

• **Interesselosigkeit**: der Praktiker darf keine Vorurteile über die Ursachen der Krankheit haben. Wir müssen alle Interessen, Ängste oder Wünsche aufgeben, eine Diagnose zu stellen, am Ende der Behandlung bezahlt zu werden oder andere weltliche Dinge zu erreichen. Viele halten dies für den schwierigsten Aspekt der Anforderungen, aber dieser Geisteszustand ist grundlegend, um einen meditativen Zustand zu erreichen. Einfach gesagt, dieser Moment lebt genau in dem Puls und ist sich des kleinen Bewusstseins bewusst.

- **Nicht umherwandern**: Man muss sich total und ausschließlich auf den Patienten konzentrieren. Der mentale Fokus eines Menschen sollte alles und jedes ausschließen, das versuchen kann, in den Geist oder das Bewusstseinsfeld einzudringen.

- **Nicht handeln**: Dies ist der Zustand, den einige als den Zustand des unscharfen Sehens bezeichnen. Es ist ähnlich wie in den Momenten, in denen die Erschöpfung beginnt und die Augen in die Ferne starren. In diesem Zustand fällt es schwer, sich auf andere Dinge zu konzentrieren. Man handelt also nicht oder muss den Zustand des Nicht-Handelns erreichen.

Heute würde ich das anders sagen, da sich meine Auffassung von der Pulsdiagnose heute von der oben beschriebenen unterscheidet.

Die wesentliche Technik oder das Werkzeug, um in die spirituelle Welt einzutreten, besteht darin, Denken, Fühlen und Wollen zu trennen, die miteinander verbunden sind.

Alternativ müssen wir die Dimensionen der physischen Welt als Höhe, Breite, Tiefe und Zeit trennen.
Die Technik, die ich beschreiben werde, wird, soweit ich weiß, in vielen verschiedenen Kulturen verwendet, wenn auch auf unterschiedliche Weise. Einige Kulturen verwenden Meditationen, Chanten, Körperhaltungen, Sexualität, schamanische Rituale und einige wählen psychotrope Pflanzen, Kröten- oder Froschgift.

Da das Gefühl mit der Tiefe verbunden ist, besteht der einfachste und beste Weg darin, zunächst die Tiefe von der Breite und der Höhe zu trennen. Dies geschieht durch eine Art von Tagträumen, wie wenn du wegdriftest oder dich in den Weiten der Umgebung verlierst. Viele erleben diese Gemütsverfassung bei langweiligen Vorträgen oder

Gesprächen, wenn alles plötzlich verblasst und sie nicht wirklich hören, was gesagt wird. Wir müssen, um in die geistige Welt einzutreten, diese Kunst des Verblassens entwickeln. Dann bleiben Denken und Wollen zurück und wir schweben einfach weg. Dann denken wir nicht mehr so "intelligent" wie vorher, und wir können nichts "wollen". Wir spüren eine leichte Veränderung im Hören, ähnlich wie bei Tinnitus, und die Farben der Landschaft ändern sich ein wenig, eine leichte Tönung in Richtung Violett. Der Kopf neigt auch dazu, sich ein wenig nach rechts zu biegen.

In der Elfenschule von Reykjavik[8], Island, wenden die Lehrer diese Technik an, wenn sie sich darauf vorbereiten, mit den Elfen zu sprechen. Die Schüler müssen dann in die Landschaft hinein verblassen, d. h. Exkarnieren (aus dem Körper herausgehen). Dann wird die Landschaft ein wenig violett und dann erscheinen die Elfen. Dann sind wir in der spirituellen Welt. Das ist wörtlich gemeint:

Wir sind wirklich in der spirituellen Welt!

---

[8] Die Elfenschule in Reykjavik ist ganzjährig geöffnet. 2016 war sie 28 Jahre alt. Was Schüler aus der Elfenschule mitnehmen und lernen, ist alles, was mit den verborgenen Menschen zu tun hat - Elfen, Gnomen, Zwergen, Feen, Trollen, Berggeistern, sowie andere Naturgeistern und mythischen Wesen in Island und in anderen Ländern. Die Schüler der Elfenschule lernen auch Hunderte von Isländer kennen, die persönlichen Kontakt mit den Elfen hatten. Viele von ihnen wurden in die Häuser der Elfen und der versteckten Menschen Islands eingeladen und haben dort oft gegessen und manchmal sogar eine oder mehrere Nächte dort geschlafen. – Die Geschichte, dass die Elfen und die versteckten Menschen Islands durch die Jahrhunderte hindurch, Hunderte von Isländer-Leben gerettet haben, wird erforscht und den Schülern wird erklärt, wie diese seltsame Freundschaft zwischen unserer Welt und den vielen anderen Welten oder Dimensionen existieren kann ..

Während wir uns des Herzens, des Blutes und des Bewusstseins der Fingerspitzen bewusst sind, bringt uns die Kombination aus Wollen und Fühlen, in eine inspirierende Verbindung mit den Patienten, oder mit was auch immer wir in Verbindung stehen wollen.

Wir müssen wissen, dass die Gesetze in der physischen Welt und der spirituellen Welt sich völlig unterscheiden.

• In der physischen Welt sind wir an die Dimensionen von Raum und Zeit gebunden, die miteinander verbunden sind. In der geistigen Welt ist das nicht so. Zeit und die drei Dimensionen (Länge, Breite und Höhe) sind nicht miteinander verknüpft. Wir können in reinem Denken, reinem Gefühl und reinem Willen oder in reiner Zeit präsent sein.
• In der spirituellen Welt können wir im Handumdrehen große Entfernungen zurücklegen. Wir können weit über die Grenze des Lichts hinausgehen.
• In der spirituellen Welt existiert die Zeit nicht und wir können ohne Probleme in der Zeit zurückreisen. Vorwärts in der Zeit zu reisen kann jedoch etwas problematisch sein ....
• In der spirituellen Welt ist Absicht eine aktive und mächtige Kraft. Die Absicht folgt dem Gedanken und beeinflusst als solche die spirituelle oder energetische Bestimmung oder das Karma jedes einzelnen Dinges oder jeder Einheit. Das ist der Grund, warum Elementare, die durch Taten mit einer egoistischen Absicht geschaffen wurden, auf der Ewigkeit verweilen und auch mit dem Schöpfer verbunden bleiben. Der einzige Weg ist, dieses Elementar zu transformieren.
• Sie folgen dem Phänomen der Verschränkung, wie es in der modernen Quantenphysik beschrieben wird. Alle Entitäten oder Taten, die irgendetwas miteinander zu tun hatten, sind für immer aneinander gebunden.

Daraus können wir schließen:

• Wenn wir uns dann auf einen Patienten konzentrieren, befinden wir uns in diesem Patienten, egal wie weit der Patient entfernt ist.
• Wenn wir in der Zeit zurückgehen, wie in Kapitel 7 beschrieben, sind wir in der Vergangenheit. Die Zeit ist nicht absolut.

Die spirituelle Prozedur, wie man in die spirituelle Welt eintreten und die Dämonen, Feen, Elementale oder andere Wesen beobachten kann, die dort leben.

1. Fühle Ehrfurcht und Respekt für die physische Welt.

1) Zuerst müssen wir die physische Welt so detailliert wie möglich beobachten und Respekt für diese Welt empfinden.

2. Spüre die Dunkelheit der physischen Welt.

2) Dann müssen wir verstehen, dass unser Geist nicht durch diese Welt erklärbar ist. Die spirituelle Welt kann nicht in der physischen Welt gefunden werden. Die physische Welt ist Dunkelheit, die sich auf den Geist bezieht.

3. Erkenne dich selbst als ein spirituelles Wesen, bestehend aus miteinander verbundenem Denken, Fühlen und Wollen.

3) Dann müssen wir fühlen oder verstehen, dass unser Denken, Fühlen und Wollen in der physischen Welt miteinander verwoben und voneinander abhängig sind. Wenn wir an etwas denken, wird dies sofort unsere Gefühle beeinflussen und dies wird wiederum beeinflussen, was wir wollen.

4. Akzeptiere, dass du als spirituelles Wesen anders bist als in der physischen Welt.

4) In diesem Stadium müssen wir fühlen, dass wir als spirituelle Wesen von der physischen Welt getrennt sind. Wir sollten uns fühlen, als wäre uns diese physische Welt fremd, so als wären wir verlegt worden, als wären wir von woanders her.

5. Trennen sie das Denken, Fühlen und Willen und lassen sie diese ihren eigenen Weg gehen.

5) Dann müssen wir in die Ferne verblassen, wie es manchmal geschieht, wenn wir müde werden oder müde sind. Nach kurzer Zeit beginnen wir in die Umgebung einzudringen und die Worte hören wir wie aus der Ferne und verschwommen. Das ist der Punkt, an dem wir in die spirituelle Welt eintreten, wenn unser Denken, Fühlen und Wollen sich zu trennen beginnen.

6. Indem wir jeder der 3 Seelenfähgigkeiten folgen, können wir drei verschiedene Bereiche der spirituellen Welt betreten.

6) In dem oben beschriebenen Zustand müssen wir jede der 3 Seelenkräfte einzeln erleben - das Denken, das Fühlen und das Wollen. Hier muss betont werden, dass wir ohne eine angemessene Vorübung nicht in der Lage sind jede der 3 Seelenkräfte zu kontrollieren und ihnen in die spirituelle Welt zu folgen. In dieser Hinsicht irren sich viele "spirituelle Reisende". Wir müssen uns in Bezug auf unser Denken, Fühlen und Wollen kennen, um mit ihnen im "Geisterland" reisen zu können.

7. Beobachte alle Wesen der geistigen Welt.

7) Wenn wir in dem oben beschriebenen Zustand sind, beobachten wir, dass die Landschaft ein wenig violett wird und anfängt, lebendig zu werden. An diesem Punkt ist es möglich, Figuren zu sehen: Wesen, Formen, Dämonen, Elfen, strömende Schlangen oder Elementale. Die Entitäten haben oft drei verschiedene Farben; Blau, Rot und Gelb (bezogen auf die 3 Seelenfakultäten. Blau = Denken, Gelb = Gefühl und Rot = Wollen). Wir können auch eine Vielzahl

anderer Wesen beobachten.

8. Drehe dich um, um die physische Welt zu sehen.

8) An diesem Punkt müssen wir uns umdrehen, um die physische Welt zu beobachten, die wir gerade verlassen haben. Wir müssen dies tun, um zu "überprüfen", dass die Aufspaltung von Denken, Fühlen und Wollen stabil ist, halb-permanent.

9. Kombinieren Sie Denken und Wollen (Unterbauch), Wollen und Denken (Schulterbereich) oder Wollen und Gefühl (Herz und Arme).

9) Wenn wir in der Lage sind, das Denken, Fühlen und Wollen getrennt zu halten, während wir auf die physische Welt zurückblicken, können wir auch unser Denken, Fühlen und Wollen nutzen, um in das spirituelle Land zu reisen. Wir können sie auch in beliebiger Kombination zusammenstellen.
10. Verwenden Sie eine Kombination von Wollen, Gefühl und absichtsvollem Denken, um als Therapeut in diese Welt einzusteigen.

10) Wenn wir unser Gefühl in den Patienten strömen lassen, können wir Krankheiten diagnostizieren oder die Dämonen sehen, die die Krankheiten verursachen. Wenn wir unsere Willenskraft von den Füßen oder der Erde nach oben strömen lassen und es durch unser Herz mit dem Gefühl vermischen, können wir eine sehr wirksame Behandlung bei Patienten durchführen. Da die Kraft des Willens (nicht der egoistische Wille, an den wir normalerweise denken, wenn wir den Willen betrachten) von den Füßen und der Erde aufwärts strömt, tritt sie in die Region des Herzens ein. Dort wird der Wille durch die Kräfte des Herzens zu einer nicht-egoistischen Kraft umgewandelt, und dann kann er bei einem Patienten Wunder wirken, wenn er von einer von oben nach unten fließenden Heilungsabsicht geleitet wird.
Hier werde ich eine Lehre hinzufügen, die ich von dem Elfenkönig erhalten habe, als ich im Sommer 2017 Island und einige Gebiete

besuchte, wo die Elfen leben. Eine der Informationen, die er mir gab, war, dass es für die Menschheit heutzutage von entscheidender Bedeutung ist, dass sie in der Lage sind, das bewusste Wollen oder Denken im Herzen zu vereinen. In unseren Tagen, sagte er, gibt es drei Hauptströmungen, die den Körper entlang fließen. In alten Zeiten gab es nur den aufsteigenden Strom von Kundalini, der die 7 Chakren verband und die Menschen in die Lage versetzte, sich mit dem spirituellen Wirbel darüber zu verbinden.

Dieser Strom lag in der Nähe der Wirbelsäule. Nach der Inkarnation des Christus auf der Erde (zu Ostern 0033) wurde ein neuer Strom und neue Teile des Chakrasystems aktiviert. Dieser Strom war abwärts strömend und lag nahe an der Stirn des Menschen. Dieser Strom ermöglichte es dem Menschen, den Christus auf der Erde durch den Wein und das Brot zu finden. Heute, nach 1933, gibt es einen neuen Strom, der im Menschen entstanden ist, und er liegt zwischen den beiden bereits erwähnten Strömen. Dieser Strom wird vom Menschen selbst entwickelt werden und wird es der Menschheit ermöglichen, sich des Wiedererscheinens Christi in der ätherischen Welt bewusst zu werden. Das erste Chakra dieses neuen Stromes liegt nahe am Herzen, etwas hinter und unter dem Herzen. Es kann am besten erreicht werden, wenn wir von der Vorderseite des Herzens "kommend ", unter das Herz gehen und dann etwas rückwärtsgehen("das Drehen", deshalb ist das Drehen heute so wichtig).

11. Treten Sie wieder in die physische Welt ein und schließen Sie sich dem Denken, dem Gefühl und dem Willen an.

11) Nachdem wir Denken, Fühlen und Wollen voneinander getrennt haben und sie nach unserer Absicht genutzt haben, müssen wir sie wieder verbinden, um in die physische Welt wieder zu betreten.

12. Dann wende dich wieder der spirituellen Welt zu und ehre die dortigen Kräfte.

12) Nachdem wir wieder in die physische Welt eingetreten sind und

uns dem Denken, Fühlen und Wollen wieder angeschlossen haben, müssen wir die spirituelle Welt ehren, damit wir sie dort besuchen können. Wir können auch verstehen, dass Denken, Fühlen und Wollen nicht von uns selbst entwickelt werden, sondern Kräfte der geistigen Welten sind. Sie sind nicht unsere eigenen Fähigkeiten. Sie sind kosmische Kräfte.

Woher wissen wir und was fühlen wir, wenn Denken, Fühlen und Wollen voneinander getrennt sind?

Das ist eine sehr schwierige Frage, und ich kann nur aus meiner eigenen Erfahrung berichten, die vielleicht nicht die Erfahrungen anderer einschließt.

Aber meine eigenen Erfahrungen waren ziemlich genau die gleichen, wie von denen, die den gleichen Weg eingeschlagen haben wie ich.

Der erste Hinweis, dass eine Trennung stattfindet, ist, dass die Umgebung ein wenig dunkler wird, wie wenn die Sonne von Wolken bedeckt ist. Diese Dunkelheit kommt immer von der rechten Seite meines Körpers.
Dann habe ich Schwierigkeiten beim Hören. Die Geräusche werden ein wenig dumpfer, als ob ich von einer dünnen Decke bedeckt wäre. Wenn sich das Denken trennt, muss ich mich auf das richtige Denken konzentrieren, um den Gedanken folgen zu können, und dann sehe ich auch deutlich, dass die Gedanken nicht wirklich meine sind. Die Gedanken werden isoliert. Ich fühle keine Gefühle, auch wenn ich an angenehme Dinge denke.
Dann werden die Gefühle auch isoliert. Die Gefühle dringen nicht wie bisher in den Körper ein und werden zu Gefühlen. Diese Gefühle beinhalten keinerlei Willenskraft.

Der Wille wird auch isoliert und scheint von einem höheren und edleren Charakter zu werden, nicht von meinen persönlichen Begehren oder Wünschen.

Wenn ich in jede dieser drei Seelenfähigkeiten gehe, kann ich jede von ihnen ohne Vermischung mit den anderen erfahren.

Selten habe ich die totale Trennung der drei Seelenkräfte erlebt, aber in solchen Augenblicken werden das Denken, Fühlen und Wollen lumineszierend, fast kosmisch.

Beispiel[9]
Einmal, während ich in einem Auto in Irland sitzend, das Fühlen, Denken und Wollen plötzlich völlig getrennt wahrnehmen konnte. Es war etwas sehr Unerwartetes. Flammen schossen in die Höhe, wechselten die Richtung und kamen direkt auf das Auto zu. Sie traten durch ein offenes Fenster ein und machten eine spiralförmige Bewegung um mich herum, die meinen Kopf und Oberkörper umgaben. Ich war weder verbrannt noch fühlte ich Unbehagen, ich hatte nur ein seltsames Gefühl, von Feuer ergriffen zu sein. Ich wurde sofort in ein anderes Reich der Existenz versetzt. Es ist unmöglich zu beschreiben, aber diese Erfahrung war tief und bedeutend, voller Sinnhaftigkeit, die eine Entwicklung einleitete, die für viele Jahre andauern sollte. Ich wurde auf allen Ebenen in einen Zustand der vollständigen und totalen Kommunikation mit dem gesamten Kosmos versetzt. Die Gedanken waren kristallklar und ich verstand alles. Die Gefühle waren vollkommen transparent und umfassten alles und jedes in einer so tiefen und warmen Liebe, wie ich es nie für möglich gehalten hätte.

---

[9] Dies wird in meinem Buch "Die vergessenen Geheimnisse von Atlantis" beschrieben, das 2015 bei Amazon veröffentlicht wurde.

Der Wille war, als könnte ich den höchsten Berggipfel erreichen und die schwierigste Aufgabe bewältigen. Schließlich kam ich aus dieser Erfahrung heraus und schlüpfte zurück in die gewöhnliche Welt, berauscht und benommen von der Vollkommenheit einer solchen kosmischen Erfahrung.

Ein interessantes Merkmal dieser Erfahrung und tatsächlich all der anderen "übernatürlichen" oder spirituellen Erfahrungen, die in diesem Buch beschrieben werden, ist, dass es unmöglich ist, sich genau daran zu erinnern.

Ich könnte es so sagen:

"Wenn ich an meine spirituellen Erfahrungen zurückdenke, erinnere ich mich nur noch an die Eindrücke, die ich hatte, nachdem die Erfahrung vorbei war. Ich erinnere mich nie an die tatsächliche Erfahrung im Detail. Ich erinnere mich an einige der Bilder, an die Einsichten, aber die Einzelheiten sind verschwunden, als wären sie aus einem Traum. Diese Tatsache macht mich unsicher und gibt mir das Gefühl, dass es nicht wirklich passiert ist, dass es nur eine Erinnerung an etwas anderes war. Wenn ich mich jedoch auf die Situation konzentriere und die Erfahrung wiedererlebe und den riesigen Eindruck spüre, den sie auf meiner Seele hinterlassen hat, habe ich nie daran gezweifelt, dass das, was ich erlebte, real war. Dieses "Vergessen" aller Details dessen, was geschieht, wenn man in der spirituellen Welt ist, kann auch ein Problem für meine Arbeit als Heiler und Tierarzt bedeuten. Ich mache immer eine Pulsdiagnose bei meinen Patienten, und sofort nach dieser Diagnose vergesse ich die Ergebnisse. Oft irritiert diese Vergesslichkeit die Patienten und / oder Tierbesitzer, aber ich kann nichts dagegen tun. "

Ein weiteres interessantes Merkmal dieser Erfahrung und eigentlich all der anderen "übernatürlichen" oder spirituellen Erfahrungen, die in diesem Buch beschrieben werden, ist, dass ihnen immer eine zwei- oder dreitägige tiefe Depression folgt, dann ein Gefühl von Fülle, Erfülltheit und tiefer Weisheit. ..

Ein persönlicher Kommentar zum "Geheimnis" in die Dimension der Tiefe zu gehen.

Wie Sie jetzt verstehen werden, ist die Trennung von Denken, Fühlen und Wollen von größter Bedeutung für die Fähigkeit, in die spirituelle Welt einzutreten.

Das Verblassen in die Ferne ist der wichtigste Aspekt dieses Prozesses. Dies kann auf verschiedene Weise erreicht werden, indem die Augen, der Geist, das Gedächtnis oder die anderen Sinne verwendet werden.

Die Meditation vewenden: Dies ist natürlich eine alte und anerkannte Methode und enthält alle anderen hier beschriebenen Methoden, und wahrscheinlich noch mehr. Durch Meditation können wir in verschiedene Aspekte der Realität verschwinden, während wir unser Denken aufhören. Das bringt uns zu verschiedenen Eingängen in die spirituelle Welt, einige sind besser und einige schlechter. Wir müssen das Denken stoppen und im selben Moment die anderen Sinne beiseite schieben. Oft ist in diesem Stadium eine gewisse Taubheit im Körper zu spüren, besonders im Bereich der Schultern. Die Augen des Geistes werden dann aktiviert und Formen und die Vorstellungskraft werden stärker. Wir sind in die spirituelle Welt eingetreten.

Mit den Augen: Wir müssen uns darauf konzentrieren, was wir sehen, vor allem was wir in der Ferne sehen. Wir konzentrieren unsere Sicht auf einen Punkt oder ein Objekt und versuchen, in diesen Punkt oder dieses Objekt einzudringen. An diesem Punkt schließen sich das Gehör und der Geist mit den Augen zusammen, und Klänge, Bilder und Bewusstsein fühlen sich fern an. In diesem Zustand können wir frei in die Spirituelle Welt eintreten und können sowohl in unseren Gedanken, unseren Gefühlen als auch in unserem Willen im Raum und in der Zeit reisen.

Mit der Erinnerung: Wir müssen alle unsere Sinne zusammen mit dem aktiven Geist "herunterfahren". Wir müssen dann in eine alte und angenehme Erinnerung verblassen, und so werden wir zu diesem entfernten Ort oder Ereignis "transportiert". Wir lassen unser bewußtes Denken, Wollen und Fühlen zurück und verschmelzen völlig mit der Erinnerung. Dies wurde als die Meditation des Tagträumens beschrieben.

Mit dem Gefühl der Berührung: Das ist schwieriger als die anderen Methoden. Sie können einen leichten Eindruck davon bekommen, wenn Sie sich an die Erfahrung erinnern, mit Ihrer Liebe allein zu sein, und sie oder er, sie vorsichtig berührte und Ihre Hand streichelte. Das Gefühl ausgelöst durch die Berührung erhob sie dann in einen Zustand von Glückseligkeit und eines Gefühls von Geborgenheit.

Mit unseren Ohren: Dies ist eine Methode, die in Verbindung mit spiritueller Musik verwendet werden kann und von vielen Menschen bewusst oder unbewusst verwendet wird. Das ist der Grund, warum Sie sich ruhig oder vergeistigt fühlen, wenn Sie bestimmte Arten von Musik hören. Wenn wir auf ruhige und spirituelle Musik hören, können wir in die Ewigkeit hinübergehen. Die Gefühle übernehmen und das Denken wird verringert.

Verwendung der Konzentration: Diese Methode wird in der "Goethischen Meditation" beschrieben, wie sie in der Anthroposophie verwendet wird.
In dieser Meditation verwenden wir tatsächlich einige der anderen hier beschriebenen Methoden. Wenn wir unsere Konzentration als ein Mittel verwenden, um in die Ewigkeit zu verblassen, müssen wir uns auf ein ausgewähltes Objekt konzentrieren und diese Konzentration so lange wie möglich halten.

Beispiel

Ich war 21 Jahre alt und habe in den Bergen Norwegens gemalt. Ich malte einen kleinen Bach und konzentrierte meine Augen und mein ganzes Bewusstsein auf den Bach, um die Eindrücke von fließendem Wasser auf die Leinwand zu bringen. Um dies zu tun, habe ich ungefähr 1 Stunde tiefe Konzentration verwendet. In einem bestimmten Moment war das Gemälde fertig. Ich kam dann "aus der Konzentration heraus oder zurück von..." und ging sofort tief in die Spirituelle Welt hinein. Der ganze Berg samt seinen Pflanzen fing an zu singen, und himmlische Musik erfüllte die Luft. Ich hörte dann Lieder und Melodien, die ich später aufschreiben und auf meiner Gitarre spielen konnte.

Die innere Richtung verwenden:

Es ist von großer Wichtigkeit zu wissen, dass alle oben beschriebenen "Methoden" auch nach innen ausgeführt werden können. Nach außen wirst du die äußere Welt finden, und nach innen wirst du die innere Welt finden.

Sowohl das Sehen mit den Augen, das Hören mit den Ohren und die Konzentration, ja sogar der Geist und das Gedächtnis, die Berührung und die Meditation haben alle zwei Richtungen, in die man gehen kann, nach außen (und zurück in der Zeit), wie beschrieben, oder nach innen (und vorwärts in der Zeit).

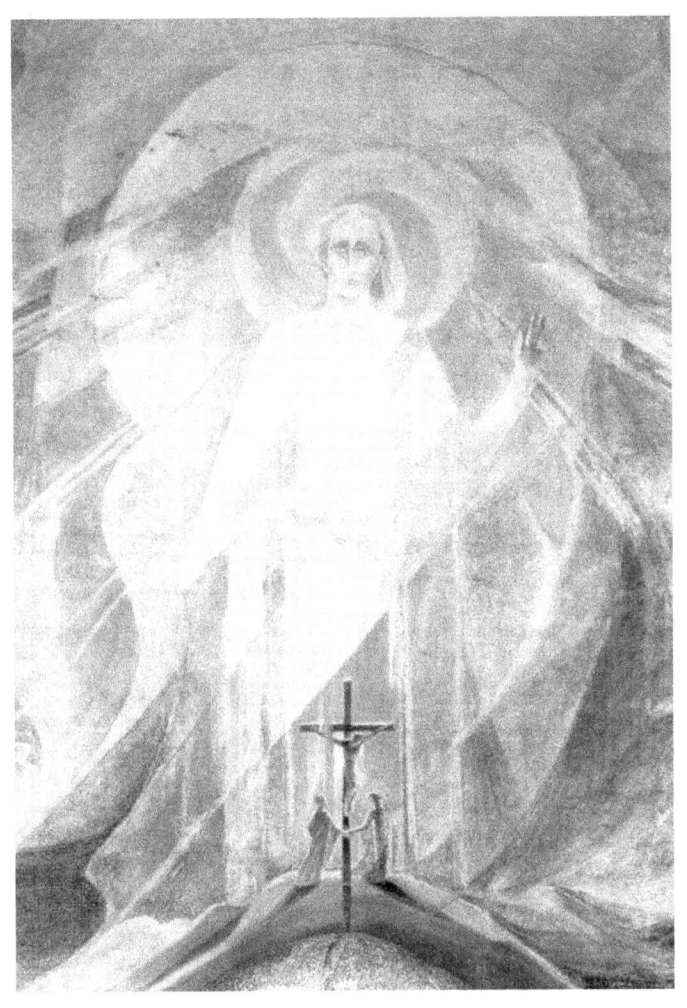

113

Von größter Wichtigkeit

Heute verschwindet das Wissen und das Verständnis über der spirituellen Welt genauso schnell, wie der Materialismus zunimmt. Immer weniger Menschen glauben an Gott. Der Respekt vor anderen Lebensformen, Bäumen und Tieren sowie vor nicht körperlichen Wesen hat nachgelassen, und der egoistische Materialismus schreitet voran.

Die Kultur zittert unter dem Gewicht der Unwissenheit, und von dort, wo ich stehe, sehe ich keine Rettung oder Erlösung.

Unsere Kultur wird verschwinden, wie alle anderen Kulturen verschwunden sind, und die Ursache unserer Zerstörung wird der immer weiter fortschreitende Materialismus und Egoismus sein, der schließlich in einem "Krieg aller gegen alle" gipfeln wird.

Das Wissen, das in diesem Buch zusammen mit allen anderen ähnlichen Erkenntnissen präsentiert wird, wird von einer kleinen Anzahl von Menschen, die das Bedürfnis nach Spiritualität in sich tragen, in die nächste Kultur übertragen und gemeinsam eine neue Kultur der spirituellen und brüderlichen Liebe schaffen.

Erstes Kapitel

Sind Dämonen real?
Persönliche Erfahrungen.

Sind Dämonen real, oder sind sie genau das, was als "schlechte Energien", "unbewusste pathologische Muster", "Neurose", "Psychose", "Halluzinationen" oder irgendeine andere Erfindung des Geistes charakterisiert werden kann?

Ich bin mir schmerzlich bewusst, dass ich viele Diskussionen und Kritik vermeiden würde, wenn ich Dämonen "pathologische, schädliche Strukturen innerhalb des Geistes" nennen würde, Strukturen, die ein Eigenleben haben, sich innerhalb des Körpers bewegen und sogar auf andere Lebewesen überspringen.

Das kann ich aber nicht, ohne mich selbst zu belügen! Wenn wir ernst nehmen, was so viele alternative Therapeuten, Tierärzte oder Ärzte erleben, müssen wir sie Dämonen nennen. Diese pathologischen Strukturen verhalten sich wie bewusste Entitäten. Sie bewegen sich im Körper herum, springen von Körper zu Körper und können ihr Verhalten (Symptome) verändern. Sie können sogar ihren Gastgeber verlassen und nach einigen Monaten wieder zurückkehren. Sie können in der Zeit zurückgehen und sich an alte Symptome "erinnern" und einige andere Fähigkeiten haben, die zu den Geschöpfen der geistigen Welt gehören.

Diese Strukturen haben ein bewusstes Leben. Deshalb werde ich sie Dämonen nennen. Außerdem habe ich diese Entitäten mehr oder weniger mein ganzes Leben gesehen.

Beispiel
Wie im Vorwort beschrieben, sah ich den Kopf meines Lehrers von einem starken Licht umgeben, und in diesem Licht war sein Todesdatum geschrieben.

Diese Fähigkeit, Todesdaten zu sehen, hielt für einige Monate an und verschwand dann wieder.
Es gibt ein Gesetz in der Spirituellen Welt, dass nichts verloren geht, es verwandelt sich einfach.

Verlorene Fähigkeiten tauchen immer wieder auf.

Im Frühjahr 2016 tauchte diese Fähigkeit wieder auf, das "Todesdatum" zu sehen, aber auf eine ganz andere Weise. Es erschien in einer aktualisierten Version, ähnlich einem aktualisierten Computerprogramm.
Ich sehe das Todesdatum jetzt nicht als solches. Das Datum ist materiell und ist eine Illusion. Jetzt sehe ich den Tod selbst in der Form eines Dämons, eines Geistes oder eines elementaren Wesens, und ich kann sehen, wie nahe der Tod dem physischen Körper ist. Je weiter weg es ist, desto länger ist die Zeit bis zum Tod. Je näher es kommt, desto näher rückt er. Diese Entität befindet sich immer auf der rechten Seite des Körpers, auf der Höhe der Schulter, 135 Grad nach hinten (wenn geradeaus 0 Grad ist).

Wie man spirituelle Wesen wahrnimmt
Bevor ich auf eine detailliertere Beschreibung der verschiedenen Dämonen eingehe, möchte ich etwas darüber sagen, wie spirituelle Wesen im Allgemeinen wahrgenommen werden können.

Spirituelle Wesen werden gewöhnlich mit dem "**spirituellen Auge**" gesehen und können nicht mit den physischen Augen gesehen werden.
Sie können nicht gesehen werden, wie wir gewöhnliche Objekte in der physischen Welt sehen. Sie müssen durch eine "**Bereitschaft, sie zu sehen**", gesehen werden. Dies benötigt eine Erklärung.

In der physischen Welt, wenn wir z.B. inmitten eines Waldes stehen, können wir uns ruhig umsehen und all die Bäume und Sträucher, Vögel und Bienen sehen, die um uns herum sind. In der geistigen

Welt das ist nicht. In dieser Welt müssen wir wissen, wonach wir suchen und müssen auch sehen wollen, was wir wissen. Wir müssen die geistigen Wesen in einem "Bereit sie zu sehen" sehen. Wir müssen die bekannten Elfen sehen wollen, bevor sie vor unseren Augen erscheinen (natürlich nachdem wir das Denken, das Gefühl und die Bereitschaft getrennt haben). Das heißt, wenn wir keine Kenntnis von der spirituellen Welt haben und nicht wissen, wonach wir suchen sollen und nicht sehen wollen, was wir wissen, dann werden wir gar nichts sehen. Wenn wir nichts über die Existenz von Elfen wissen, werden wir sie nicht sehen können.

Wenn wir bestimmte geistige Wesen erkannt und "gesehen" haben, können wir auf dieses Wissen bauen, wenn wir sie das nächste Mal wahrnehmen. Es ist ähnlich wie eine Fertigkeit zu lernen, die Übung erfordert. Betrachten wir zum Beispiel das Erlernen eines Instruments. Zuerst lernen wir die Grundlagen kennen, wie zum Beispiel, wie wir die Position der Finger auf dem Klavier platzieren. Der nächste Schritt ist das Spielen der Tonleiter. Nach einer Weile verstehen wir plötzlich die Tonleiter und können zwischen den Tasten wechseln.

Auf dieselbe Weise nehmen wir die geistige Welt wahr.

Wir gehen jedes Mal weiter und weiter, wenn wir die geistige Welt betreten und verstehen.

Eine Ausnahme von oben.
Manchmal ist die spirituelle Vision jedoch so gewaltig und stark, dass es schwer zu sagen ist, ob wir mit unseren spirituellen oder mit unseren physischen Sinnesorganen sehen.
Je wichtiger die von der geistigen Welt vorgebrachte Botschaft ist, desto körperlicher wird das Bild.
Einige Beispiele dafür finden sich in der Bibel, als wichtige Botschaften von großer Bedeutung für das jüdische Volk aus der geistigen Welt verkündet wurden.
Ich beziehe mich insbesondere auf die Propheten, die Geburt von Johannes dem Täufer (Johannes), von Jesus und auf verschiedene

andere Beispiele.

Beispiel

Einmal war ich auf dem Weg aus einem norwegischen Fjord, um mein Boot für den Winter an Land zu bringen. Die Strecke, die ich zurücklegen musste, führte hinaus ins offene Meer, vorbei an einem felsigen Gebiet, und dann in einen stillen Fjord (Sandefjordsfjorden), wo das Boot über den Winter[10] liegen sollte. Als ich mit dem Boot hinaus ins Meer segelte, wurde der Wind stärker und stärker, und das Boot wurde von den Wellen angehoben und stürzte dann von den Wellenspitzen in die Wellentäler. Der Motor arbeitete hart, und das kleine 7 Meter lange Holzboot stampfte in der rauen See. Das Wetter wurde immer unwirtlicher und stürmischer, aber ich fuhr weiter. Nach einer Weile erreichte ich den gefährlichsten Teil der Strecke. Dann passierte etwas völlig Unerwartetes und Unglaubliches. Eine riesige Hand erschien aus dem Meer und kam aus der Tiefe herauf.

Das Wasser rann über die Haut und an den Fingern hing Seegras .... Es war eine völlig reale und physische Hand, abgesehen davon, dass sie etwa 8-10 Meter hoch war. Kein Unterarm war zu sehen, kein Körper, kein Kopf, kein Gesicht, nur diese riesige Hand. Dann fing die Hand langsam an, mich zu locken, als wollte sie dass ich ihr folge und bat mich, in die Tiefen des Ozeans zu kommen. Ich kannte die alten skandinavische Folkloren gut und erkannte sofort, dass es die "Hand von Draugen" war, die mich in den Tod durch Ertrinken rief. (In der nordischen Mythologie ist Draugen der bösartige Geist eines Matrosen, der auf See ertrunken ist. Der Geist versucht andere Matrosen in den Tod zu locken).

---

[10] *Dies wird ausführlich in meinem Buch "Die vergessenen Geheimnisse von Atlantis" beschrieben, das auf Amazon 2015 veröffentlicht wurde.*

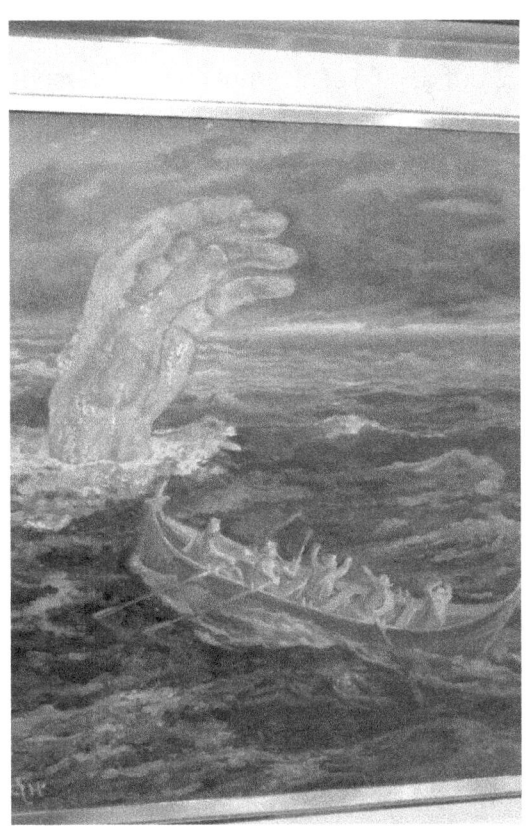

Die Hand von Draugen. Von Karl Erik Harr, 1997

Blitzartig erkannte ich sofort meine missliche Lage und traf schnell und ohne Zögern oder Angst eine Entscheidung. Ich drehte das Boot und fuhr mit dem Wind zurück zum Ankerplatz. Da ich mit den Wellen und dem Wind reiste, dauerte dieser Teil der Reise nur eine kurz, vielleicht 15 Minuten.

Ein paar Tage später, als das Wetter wieder ruhig und still war, unternahm ich einen zweiten Versuch, das Boot an seinen vorgesehenen Winterplatz zu bringen. Nach nur 10 Minuten stoppte der Motor. Der Kraftstoff war aus!! Ich hatte völlig vergessen, den Benzinstand zu überprüfen. Wenn ich an diesem stürmischen Tag weitergefahren wäre, wäre der Treibstoff genau an der gefährlichsten Stelle der Reise aus gewesen. Das Boot wäre bestimmt zerstört worden, auf den Felsen zerborsten und versunken. Ich hätte Glück gehabt, wenn ich überlebt hätte. Meine Kenntnis der "Hand von Draugen" hatte mir das Leben gerettet.

Beispiel

Wenn die Situation für die beteiligten Menschen wichtig oder gefährlich ist, ist es so, dass die Wahrnehmung der spirituellen Welt sehr deutlich, fast körperlich wird. So ist es auch, wenn die Situation für die Elementargeister oder spirituellen Wesen selbst wichtig ist. Einmal, als ich durch den Wald ging, begegnete ich einer Frau, die weinend neben einem Baum saß. Zwei Männer standen an ihrer Seite und versuchten sie zu trösten, aber sie war untröstlich. Sie weinte um die Bäume. Ich verstand nach einiger Zeit, dass sie keine echten Menschen waren, sondern "Hulder" oder "Huldr"[11], und sie wurde von zwei "Huldre-Kalls" getröstet, wie in der nordischen Mythologie beschrieben.

Ich versuchte auch, sie zu trösten, aber dann verschwanden alle drei. Ich sollte sie nicht sehen, da mich diese Angelegenheit nichts anging.

---

[11] Ein Hulder ist ein verführerisches Waldwesen, das in der skandinavischen Folklore zu finden ist. (Ihr Name leitet sich von einer Wurzel ab, die "bedeckt" oder "geheim" bedeutet.) In der norwegischen Folklore ist sie als Huldra bekannt. Sie ist auch bekannt als der Skogsrå (Waldgeist) oder Tallemaja (Kiefer Mary) in der schwedischen Folklore und Ulda in der Sámi Folklore. Ihr Name deutet darauf hin, dass sie ursprünglich das gleiche Wesen wie der Völva Huld und die deutsche Holda ist. Männer, genannt "Huldre-kall", erscheinen auch in der norwegischen Folklore. Diese Wesen sind eng mit anderen unterirdischen Bewohnern verwandt, die gewöhnlich als Tusser bezeichnet werden. Während die weibliche Hulder fast immer als unglaublich verführerisch schön beschrieben wird, werden die Männchen der gleichen Rasse oft als abscheulich bezeichnet, mit grotesk langen Nasen.

In der nächsten Woche kamen riesige Maschinen und fällten den alten Wald.
Ich war den Tränen nahe.

Erfahrungen als Tierarzt.
Die meisten Tierbesitzer und Tierärzte, darunter auch ich selbst, haben beobachtet, dass Heimtiere und Katzen oft die Krankheiten ihrer Besitzer "übernehmen".

Wenn Sie die Pulsdiagnose beherrschen, werden Sie feststellen, dass die meisten Krankheiten bei domestizierten Tieren wie Kühen, Pferden, Schafen und allen Haustieren, vom Menschen ausgehen.

Ich besuchte einen Kurs für anthroposophische Ärzte in der Tschechischen Republik, und der Doktor, der den Kurs organisierte, sagte in der Einführung:

"... wie wir jetzt wissen, dass 80% aller Krankheiten bei Kindern in den Eltern, in den Erwachsenen entstehen" ... ... in meinem Kopf fügte ich hinzu; ".... und 80% aller Krankheiten bei den Tieren .... ".

 Für mich war das eine wichtige Botschaft.

Um die Einführung des leitenden Arztes zu vervollständigen, werde ich erzählen, was er dann sagte;

"...... und außerdem 80% aller Krankheiten bei den" Erwachsenen "stammen von Männern und Frauen, die einander nicht verstehen.

Zusammengefasst: Missverständnisse zwischen Männern und Frauen sind der Ursprung von 80% aller Erkrankungen bei Erwachsenen und Kindern. Ich finde auch, dass die meisten Krankheiten bei Tieren von Menschen gemacht sind oder von ihren Besitzern oder Haltern übertragen werden.

Mars muss die Venus verstehen und umgekehrt.

Wenn wir akzeptiert haben, dass 80% aller Erkrankungen sowohl bei Kindern als auch bei Tieren von Männern und Frauen herrühren, etwas was ich seit Beginn meiner tierärztlichen Praxis im Jahr 1979 gesehen habe, könnten wir nach dem Mechanismus fragen, der dieses "Über-springen "von Krankheit zu Mensch, Tier und Kindern auslöst.

• Ich habe mir dieses "Überspringen" zunächst als eine Art Übertragung eines ansteckenden Agens vorgestellt.
• Ich stellte es mir dann als eine Art "Induktion" vor, wie durch elektromagnetische Strahlung.
• Ich stellte es mir dann als eine Art Einfluss des menschlichen Ätherkörpers vor (siehe Beschreibung auf den nächsten Seiten). Dies ist auch in gewisser Weise wahr, da sich die ätherischen Körper aller Menschen gegenseitig und die der Tiere beeinflussen, wie von Rudolf Steiner in meinem Vorwort beschrieben. Aber der pathologische Einfluß wird hier auch durch Elementarwesen ahrimanischer und dämonischer Art vermittelt.

Ich erkannte, dass es der Dämon der Krankheit war, der sich vermehrte und ausbreitete.

Als ich das verstand und meine geistige Sicht auf die Besitzer und die Tiere richtete, war es leicht, die Dämonen zu sehen.

Betrachten wir eine Krankheit wie die Grippe. Sie breitet sich auf (fast) alle Menschen aus. Jeder, der infiziert wird, bekommt einen "persönlichen" Dämon. Der Hauptdämon der Krankheit vermehrt sich und teilt sich, um alle zu infizieren, die eine Schwäche in einem ihrer energetischen Körper haben (ätherisch, astral, "ich"), durch die der Dämon eintreten kann. Wenn es keine Schwächen gibt, bekommt die Person die Krankheit nicht.

Der Dämon vermehrt sich vor allem dann, wenn er durch allopathische Mittel oder eine symptomatische Behandlung teilweise verdrängt wird. Nach einer Weile kommt er dann wieder zum ursprünglichen Menschen zurück, vervielfacht und beeinflusst andere Mitglieder des Haushalts und die Tiere, an die sie sich hängen.

Dieses Austreiben und Vervielfältigen ist ausführlich in der Bibel beschrieben, z. in Matthäus 12: 43-45, wo es heißt:

"Wenn der unsaubere Geist von dem Menschen ausgefahren ist, so durchwandert er dürre Stätten, sucht Ruhe und findet sie nicht. Da spricht er dann: ich will wieder umkehren in mein Haus, daraus ich gegangen bin. Und wenn er kommt, so findet er`s leer, gekehrt und geschmückt.
So geht er hin und nimmt zu sich sieben andere Geister, die ärger sind denn er selbst; und wenn die hineinkommen, wohnen sie allda; und es wird mit demselben Menschen hernach ärger, denn es zuvor war.
Also wird`s auch diesem Geschlecht gehen.
So beschreibt Matthäus 12: 43-45 ausführlich diese Vertreibung von Dämonen, nur damit sie sich später vermehren:

Eine andere Beschreibung in der Bibel lautet:

"Und sie kamen in das Land der Gadarener, das sich gegenüber Galiläa befindet.
Und als er austrat auf das Land, begegnete ihm ein Mann aus der Stadt, der hatte Teufel von langer Zeit an sich und hatte keine Kleider an und und er lebte in keinem Hause, sondern in den Gräbern.
Da er aber Jesu sah, schrie er und fiel vor ihm nieder und rief laut und sprach: Was habe ich mit dir zu schaffen, Jesu du Sohn Gottes, des Allerhöchsten? Ich bitte dich, quäle mich nicht.
Denn er gebot dem unsaubern Geist, daß er von dem Menschen ausführe. Denn er hatte ihn lange Zeit geplagt, und er ward mit Ketten gebunden und mir Fesseln gefangen, und zerriß die Bande und ward getrieben von dem Teufel in die Wüsten. Und Jesus fragte ihn und sprach: Wie heißest du? Er sprach: Legion; denn es waren viele Teufel in ihn gefahren.

Und sie baten ihn, daß er sie nicht hieße in die Tiefe fahren.

Es war aber daselbst eine große Herde Säue auf der Weide auf dem Berge. Und sie baten ihn, daß er ihnen erlaubte, in sie zu fahren. Und er erlaubte es ihnen.

Da fuhren die Teufel aus den Menschen und fuhren in die Säue; und die Herde stürzte von dem Abhange und ersoff.

Da aber die Hirten sahen was da geschah, flohen und verkündigten`s in der Stadt und in den Dörfern.

Da gingen sie hinaus, zu sehen, was da geschehen war, und kamen zu Jesu und fanden den Menschen, von welchen die Teufel ausgefahren waren, sitzend zu den Füßen Jesu, bekleidet und vernünftig, und sie erschraken.

Und die es gesehen hatten, verkündeten`s ihnen, wie der Besessene gesund geworden war.

Und es bat ihn die ganze Menge des umliegenden Landes der Gadarener, daß er von ihnen ginge; denn es war ein große Furcht in sie gekommen. Und er betrat das Schiff und und fuhr wieder zurück.

Der Mann aber, von dem die Teufel ausgefahren waren, hatte den grossen Wunsch bei ihm zu bleiben. Aber Jesus wies ihn von sich und sprach:

Gehe wieder heim und sage, welch große Dinge Gott dir getan hat. Und er ging hin und verkündete durch die ganze Stadt, welch große Dinge ihm Jesus getan hatte. (Lukas 8: 27-40)

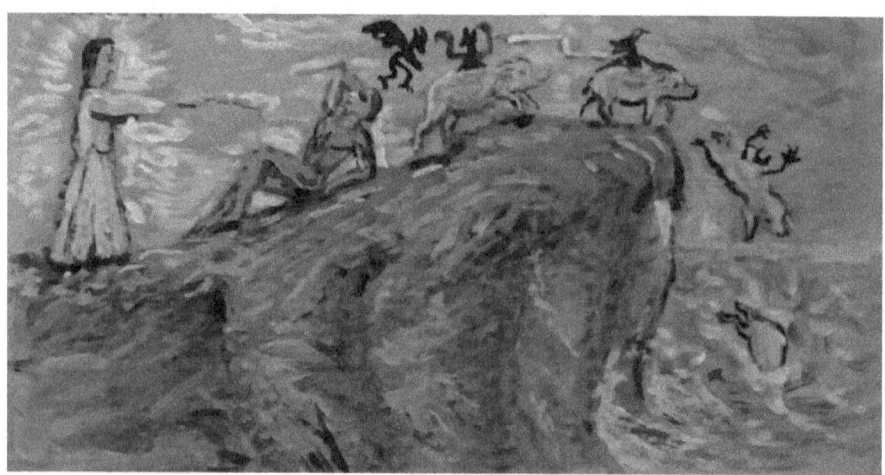

Was passiert, wenn ahrimanische und luziferische Dämonen in den menschlichen Körper "eintreten" (oder wenn "gewöhnliche" Elementale (sowohl ahrimanischer als auch luziferischer Natur), die im Körper leben, in dämonische umgewandelt werden)?

Wenn ahrimanische Dämonen in den Körper eindringen oder dort entstehen, sind die Folgen immer negativ. Wie sie uns betreffen, hängt stark von unseren persönlichen Schwachstellen ab. Wenn sie zum Beispiel in den physischen Körper eindringen, werden wir körperlich krank, unsere Blutzirkulation wird behindert, wir verlieren Leben und Energie, wir werden sklerotisch und altern.
Wenn sie in die Seele eindringen, werden wir mit kalten Gefühlen verbunden, sind sehr interessiert an Geld und entwickeln eine ignorante Sichtweise speziell gegenüber dem Leid anderer Menschen. Wenn sie in den Geist eintreten, werden wir unwissend gegenüber der spirituellen Welt, atheistisch, feindselig und ablehnend gegenüber religiösen Überzeugungen.
Ahrimanische Elementare verwandelten sich in das dämonische Reich hinein, weil wir ohne Empathie waren (man denke an unsere heutigen Regierungen oder die große Pharmaindustrie), und zeigen extreme Intelligenz und ein übermäßiges Interesse an künstlicher Intelligenz. Darüber hinaus verursachen sie degenerative Erkrankungen (verkalkte Gelenke, Arteriosklerose, steife Gelenke und Depressionen). Eine "Unterklasse" von ahrimanischen Dämonen sind die azurischen Dämonen. Die azurischen Elementare, die in die dämonischen Bereiche gewechselt haben, verführen uns, unser höheres Selbst, unser höheres "Ich" zu verlieren, und wollen, dass wir uns nur mit unserem niederen "Ich" verbinden. So werden wir egoistisch und beeinflusst durch das ahrimanische Wissen, das schädlich sein kann für unsere menschlichen Evolution.

Wenn luziferische Dämonen in uns eindringen, hat das zur Folge, dass wir uns nur mit uns selbst beschäftigen, nicht an unseren Mitmenschen interessiert sind und kein Interesse an unserer irdischen Umgebung haben. Wenn sie zum Beispiel in den physischen Körper eindringen, bekommen wir Schmerzen und Infektionen, wir werden fiebrig krank. Wenn sie in die Seele eintreten, werden wir mit negativen Emotionen wie Gier, Eifersucht oder Wut verbunden. Wir erhöhen uns selbst und zeigen zeigen eine starke Tendenz zur Selbstverherrlichung. Wenn sie in den Geist eintreten, werden wir auf unserem spirituellen Weg verwirrt, deprimiert und irregeführt. Wir neigen dazu, an alle Arten von spirituellen Bewegungen zu glauben. Dies kann man sehr deutlich in Indien sehen, wo das ganze Leben der Masse der Verehrung der alten luziferisch orientierten Götter gewidmet ist (dies war vor 2000 Jahren richtig und förderlich, ist es aber nicht mehr heute). Dagegen wird nur wenig Aufmerksamkeit auf die unmittelbare Umgebung gerichtet z.B. bei Müll, Luftverschmutzung, das Leiden von Tieren, Kindern und Frauen. Luziferische Elementare wechseln in das dämonische Reich, und veranlassten uns, besessen und manisch zu werden (denken Sie an verrückte Fußballfans oder "Black-Friday-Käufer"), oder werden überkünstlerisch (produzieren Kunst, die nichts mit der Realität zu tun hat), egoistisch und selbstbezogen. Darüber hinaus verursachen sie schmerzhafte Zustände wie Rheuma, chronische Schmerzen, Kopfschmerzen und Infektionen. Hysterie und Süchte sind Diagnosen, die ebenfalls luziferisch / dämonisch beeinflusst werden.

Wie kann man verhindern, dass Dämonen in uns eindringen oder in uns entstehen?

• Folge dem achtfachen Pfad des Buddha.
• Entwickle ein starkes Bewusstsein des Selbst, des "ICH BIN".

Der achtfache Pfad des Buddha (nach Kim Graae Munch).

1. Rechte Ansicht

Ich sehe die Dinge so, wie sie mir äußerlich erscheinen.
Der Mensch erlangt diese Art von Wissen über die Welt, wenn er eine rechte Sicht der Dinge erhält, eine Sicht, die nichts mit Sympathie oder Antipathie oder Vorliebe irgendwelcher Art zu tun hat. Er muss sich bemühen, so gut er kann, die rechte Sicht auf jedes Objekt zu erlangen, nur das zu sehen, was sich ihm im Außen zeigt. Das ist das erste Prinzip: die rechte Sicht der Dinge.

2. Richtige Absicht

Ich beurteile nach meiner rechten Absicht.
Zweitens muss der Mensch frei von dem werden, was von früheren Inkarnationen hängen geblieben ist, er muss sich auch bemühen, nach seiner rechten Sicht über eine Sache zu urteilen und sich nicht von irgendwelchen anderen Einflüssen leiten zu lassen. Die richtige Unterscheidungskraft ist also das zweite Prinzip.

3. Richtige Rede

Ich bringe meinen rechten Blick und mein richtiges Urteil zum Ausdruck.
Das dritte ist, dass er sich bemühen muss, dem, was er der Welt mitteilen will, wahrhaftigen Ausdruck zu geben, nachdem er zuerst die rechte Ansicht und das rechte Urteil darüber erlangt hat. Nicht

nur seine Worte, sondern jede Manifestation seines Wesens muss seine eigene rechte Sichtweise ausdrücken, das und sonst nichts. Das ist richtige Rede.

4. Rechter Fokus

Ich lasse meine rechte Sicht, mein Urteil und meine Sprache zur Tat werden.

Das vierte Prinzip ist, dass der Mensch sich bemühen muss, nicht nach seinen Sympathien und Antipathien zu handeln, nicht gemäß den Dunklen Kräften von Samskara in ihm, sondern so, dass er seine rechte Ansicht, sein richtiges Urteil und seine rechte Rede zur Tat werden lässt. Das ist rechte Handlung.

5. Richtige Wachsamkeit

Ich handle nach meinem höchsten und besten Können.

Das fünfte Prinzip, das einen Menschen befähigt, sich von dem, was in ihm ist, zu befreien, ist, dass er die rechte Berufung und Stellung in der Welt erlangen sollte. Wir können am besten verstehen, was Buddha damit gemeint hat, wenn wir uns daran erinnern, wie viele Menschen mit den Aufgaben unzufrieden sind, die zu tun sie beauftragt sind, weil sie glauben, dass eine andere Position vorteilhafter wäre. Aber ein Mensch sollte in der Lage sein, aus der Situation, in die er hineingeboren ist oder in die ihn das Schicksal versetzt hat, das Beste zu machen, was möglich ist, d.h. die richtige "Berufung" zu erlangen. Wer in der Lage, in der er sich befindet, keine Befriedigung findet, wird daraus nicht die Kraft schöpfen können, die rechte Tätigkeit in der Welt zu entfalten. Das ist es, was Buddha die rechte Berufung genannt hat.

6. Richtiger Zweck

Ich arbeite stetig, bis rechte Handlung zu einer Gewohnheit in mir wird.

Der sechste Grundsatz besagt, dass ein Mann sich immer mehr

darum bemühen sollte, dass das, was er durch rechte Ansichten, richtiges Urteilen usw. erwirbt, Gewohnheit in ihm wird. Er ist mit bestimmten Gewohnheiten in die Welt hineingeboren. Ein Kind gibt Hinweise auf diese oder jene Neigung oder Gewohnheit. Aber die Bemühungen des Menschen sollten nicht auf die Beibehaltung der Gewohnheiten gerichtet sein, die von Samskara ausgehen, sondern diejenigen anstreben, die allmählich zu seinen eigenen werden, als das Ergebnis von richtigen Ansichten, richtigem Urteil, richtiger Rede und so weiter. Dies sind die Richtigen Gewohnheiten.

7. Richtiges Bemühen

Ich verbinde die Gegenwart mit der Vergangenheit und steuere damit das bei, was ich bereits in früheren Leben gelernt habe. Das siebte Prinzip ist, dass ein Mensch Ordnung in sein Leben bringen sollte, indem er nicht immer das Gestern vergisst, wenn er heute handelt. Er würde nie etwas erreichen, wenn er jedes Mal seine Fähigkeiten neu erlernen müsste. Er muss sich bemühen, Erinnerungen und Achtsamkeit zu entwickeln, die alles in seinem Leben betreffen. Er muss immer hinterfragen, was er bereits gelernt hat, er muss die Gegenwart mit der Vergangenheit verbinden. So muss der Mensch auf dem Achtfachen Pfad rechte Achtsamkeit im Sinne von Buddhas Lehre erwerben.

8. Richtige Motivation

Ich lasse die Dinge der Welt direkt zu mir sprechen, ohne Vorurteile gegenüber anderen Menschen oder meinen früheren Inkarnationen. Die achte Eigenschaft wird erworben, wenn er sich, ohne Vorliebe für die eine oder andere Ansicht und ohne Beeinflussung durch irgendein in ihm verbliebenes Element aus früheren Inkarnationen, mit reiner Hingabe an die Dinge der Welt aufgibt, sich in sie vertieft und sie allein zu ihm sprechen lässt. Das ist rechte Betrachtung.

Dies ist der Achtfache Pfad, von dem Buddha zu seinen Jüngern sagte, wenn sie ihm folgten, würde er allmählich zum Sterben des Existenzdurstes mit seinem begleitenden Leiden führen und der Seele etwas vermitteln, das die Befreiung von Elementen bringt, die den Schüler aus vergangenen Leben versklaven.

Das Bewusstsein des "ICH BIN" ist das Licht, das uns aus Irrtum und Verderbnis herausführt, das Licht, das uns befähigt, sowohl an den ahrimanischen als auch an den luziferischen Dämonen vorbeizugehen.
Wenn wir uns fragen: Was war es für den Menschen, als das "Ich" aus der spirituellen Welt herabstieg und von Sehnsüchten und Verlangen unter dem Einfluss Luzifers umgarnt wurde? Gefangen von Ahrimans Einfluss, in der irdischen, physischen Welt der Lüge, Irrtum und Illusion. Die Antwort ist, dass der Mensch seine direkte Verbindung zur spirituellen Welt verloren hat. Er hat das Verständnis der geistigen Welt verloren und wie sie funktioniert. Ich glaube fest daran, dass diese spirituelle Verbindung irgendwie wiederhergestellt werden muss. Wenn nicht, werden wir zu Sklaven, die unter den Einflüssen von Luzifer und Ahriman gefangen sind.

Gegnerelementare können auf vielen verschiedenen Ebenen in den Menschen eindringen. Grundsätzlich gilt: je weiter in den Körper hinein, desto mehr Schaden wird angerichtet. Der erste "Schritt" ist der in den Astralkörper oder in einigen Fällen in den Ätherkörper. Der nächste Schritt ist in den ätherische Körper, und der letzte Schritt ist in den physischen Körper, obwohl einige vielleicht sagen würden, dass der Schritt in das "Ich" der letzte und gefährlichste ist.

.

Ein schamanischer Ansatz.

Ein (echter) Schamane arbeitet zweifellos bewusst mit Geistern.

Die Frage ist: mit welcher Art von Geistern? Sind sie höhere Geister, mit denen vorchristliche Priester gearbeitet haben, oder sind sie Naturgeister, Pflanzengeister, Baumgeister oder Tiergeister? Sind sie Dämonen oder Engel?

Ich habe mehrere Schamanen kennengelernt und nahm an mehreren schamanischen Sitzungen und Versammlungen teil. Ich habe viele Geister gesehen, die von den Schamanen angezogen und / oder benutzt wurden. Bevor ich die oben gestellten Fragen beantworte, werde ich hier über zwei Fälle berichten.

Beide Fälle ereigneten sich während der Schamanentreffen in Norwegen in den Jahren 2012 und 2013, organisiert von Ailo Gaup, in Harestua nördlich von Oslo.

Beispiel:
Wir, ungefähr 60 Personen, standen in einem großen Kreis, alle mehr oder weniger offen für das, was vor sich ging, mehr oder weniger offen für die Realität des Schamanismus. Wir waren dort, um Rituale durchzuführen. Der erste, der ein Ritual durchführte, war Ailo Gaup, ein männlicher norwegischer Schamane samischen Ursprungs. Er begann mit einem rituellen Trommeln und Singen auf die typisch Samische Art, genannt "Joik"[12]. Während er sein Ritual durchführte, waren einige der norwegischen Elementar-Naturgeister aus dem Wald anwesend, und standen um den Kreis der Teilnehmer.

---

[12] Ein joik (auch anders geschrieben: yoik), luohti, vuolle, leu'dd oder juoiggus ist eine traditionelle samische Liedform. Da joik aus der samischen Kultur stammt, die keine auf Schrift basierende Kultur ist, gibt es keine Hinweise darauf, wie und wo Joik entstanden ist. Nach der mündlichen Überlieferung gaben die Feen und Elfen des arktischen Landes dem Volk der Sámi Yoks. **Just Quigstad**, der die mündliche Überlieferung der Samen aufgezeichnet hat, hat diese Legende in mehreren Werken dokumentiert. Laut Musikforschern ist Joik eine der ältesten

Musiktraditionen in Europa. Der Klang von Joik ist vergleichbar mit dem traditionellen Gesang einiger indianischer Kulturen, aber der nonverbale Gesang als solcher ist keineswegs auf diese Kulturen beschränkt. Mit der Christianisierung der Sami wurde das Joiking als Sünde verurteilt.

Die Elementale sehen sehr nach Goblins, "Forest-Goblins" oder "Skog-Nisser" aus, wie sie in der norwegischen Sprache und Tradition genannt werden. Die "Skog-Nisser" genossen das Ritual und waren bereit, sich an menschlichen Angelegenheiten zu beteiligen - wenn sie gefragt wurden. Dann machte ein Schamane aus Südamerika, der bei der Versammlung zu Gast war, sein Ritual. Sein Ritual war dem samischen ziemlich ähnlich, aber es muss doch anders gewesen sein, weil völlig verschiedene Geister angezogen wurden. Eine riesige Anakonda erschien. Ich war tatsächlich etwas verängstigt, aber nachdem ich mich daran erinnerte, dass dies nur alles im Bereich des Spirituellen war, entspannte ich mich. Die Anakonda schlängelte sich um den ganzen Kreis, begeistert vom Ritual des südamerikanischen Schamanen. - Aber dann geschah etwas Unerwartetes. Als die norwegischen Kobolde, der "Skog-Nisser", die Anakonda sahen, waren sie sehr verängstigt und zogen sich wieder in den Wald zurück. Sie sind einfach verschwunden.

Beispiel

Die zweite Instanz ereignete sich, als Anette Høst, eine dänische Schamanin, Seiðr demonstrierte. Dies ist eine alte Methode, wie man die Hilfe der Elementargeister für sich gewinnen oder sie überreden kann. Bevor das Ritual oder das «Seiðr» durchgeführt wurde, diskutierten wir alle, welche Absichten oder Anweisungen wir den Elementaren geben sollten.[13]

---

[13] Später brachte ich das Thema der Mischrituale und der Erfahrung der verängstigten Kobolde mit dem norwegischen Schamanen in Verbindung und brachte meine Meinung zum Ausdruck, dass es falsch sein könnte, verschiedene schamanische Rituale zu mischen, wie es heute der Trend zu sein scheint. Schamanen aus aller Welt, aus Nord- und Südamerika, Afrika, der Mongolei und Skandinavien treffen sich, um gemeinsame politische Fragen zu den "Ersten Völkern" der Welt zu diskutieren. Dann führen sie oft ihre individuellen kulturellen Rituale durch. Die Auswirkungen davon zu beobachten und zu verfolgen wird

Die Gruppe von Teilnehmern entschied sich ein Gesangs-Ritual zu vollziehen, das den Baustopp eines auf einem im Norden gelegenen heiligen Sami-Berg geplanten Kraftwerks, bewirken sollte.

Der Schamane saß in der Mitte des Kreises der Teilnehmer (ich war einer von ihnen), und sowohl der Schamane als auch die Teilnehmer sangen. Nach kurzer Zeit öffnete sich ein Portal im ätherischen Bereich, direkt links vom Schamanen. Es war fast körperlich für mich. Das Portal sah aus wie eine offene Spirale, ähnlich dem Blick in die Schale einer riesigen Schnecke. In diesem Portal habe ich deutlich zwei Entitäten gesehen (wenn ich Portale gesehen habe, habe ich immer zwei Entitäten darin gesehen). Sie sahen aus wie typische Elementare, eher hässlich wie kleine "Trolle". Sie waren definitiv Elementare mit einer dämonischen Tendenz. Dann befahl ihnen der Schamane, den Bau des fraglichen Kraftwerks irgendwie aufzuhalten. Sie wurden durch den Willen, die Energie und die Absicht des Schamanen zusammen mit der Lied-Energie des ihn umgebenden Kreises aufgeladen. Die Elementare erhielten die Anweisungen, die er ihnen gab, und sie wurden noch dämonischer.

Das erinnerte mich an schwarze Magie, und ich fühlte mich ein wenig unwohl, ein Teil davon zu sein.

---

interessant sein.

Seiðr (manchmal anglisiert als seidhr, seidh, seidr, seithr, seith oder seid) ist ein altnordischer Begriff für eine Art von Hexerei, die in der nordischen Gesellschaft während der späten skandinavischen Eisenzeit praktiziert wurde. Verbunden mit der nordischen Religion sind ihre Ursprünge weitgehend unbekannt, obwohl sie nach der Christianisierung Skandinaviens allmählich verschwanden. Berichte von seiðr erschienen später in Sagen und anderer Literatur, während weitere Beweise von Archäologen ausgegraben wurden. Verschiedene Gelehrte haben die Natur von Seiðr diskutiert, einige argumentieren, dass sie im Kontext schamanisch war und visionäre Reisen ihrer Praktizierenden beinhaltete. Seiðr- Praktizierende waren beiderlei Geschlechts, obwohl Frauen häufiger waren. Diese Zauberinnen waren unter anderem als vǫlur, seiðkonur und vísendakona bekannt.

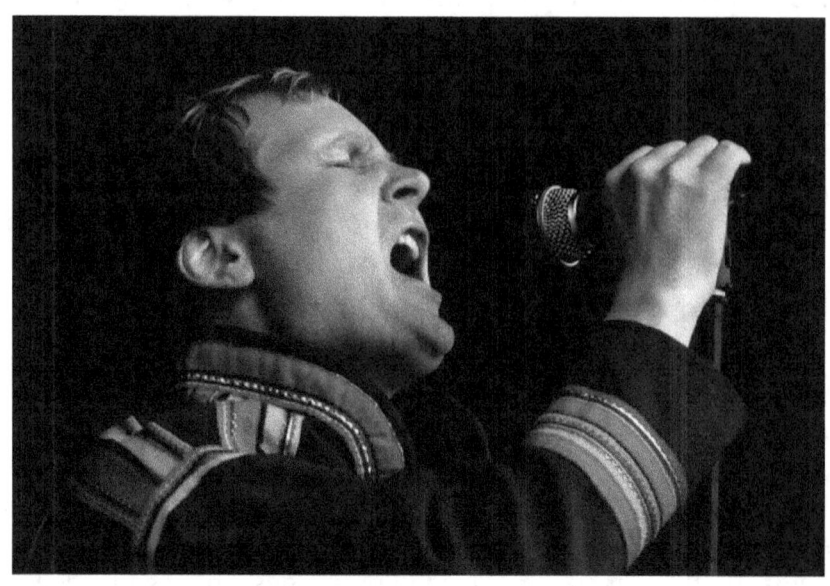

Joik (yoik oder jojk) ist eine kulturelle Tradition der samischen Bevölkerung.

Der Sami Joik wird gebraucht, um jemanden oder etwas in seinem Leben zu ehren, oder das alltägliche Leben zu beschreiben, wie Angeln, Jagen, den Tod eines geliebten Menschen usw. Es wird auch in schamanischen Ritualen verwendet. Es ist nicht das, was man traditionell unter einem "Lied" versteht, sondern ist Ausdruck des Wesens von etwas. Sie können den Wind, einen Freund, Ihre Familie und mehr durch joik ausdrücken.
Die Sami leben in den arktischen Wäldern und Tundras, in den nördlichsten Teilen von Norwegen, Schweden, Finnland und Russland. Sie sind sehr winterharte Menschen, die Rentiere züchten und in einem sehr rauen Klima leben. Fische sind die Grundlage ihrer Ernährung.

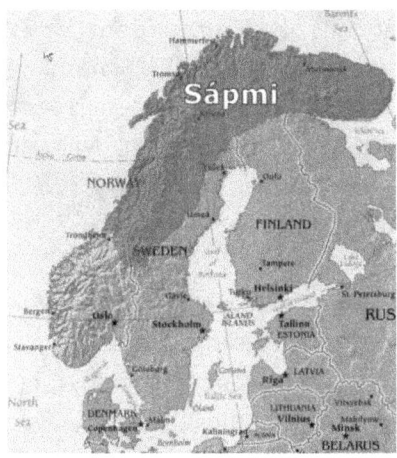

Jahrhundertelang wurde Joiking verboten, als nordische Länder versuchten, die Sámi zu christianisieren. Heute jedoch haben die Sámi viele ihrer Rechte zurückerlangt.

Ganding.

Ganding, manchmal auch "Zaubersprüche" genannt, ist die Ableitung eines alten nordischen Wortes, das mit dem nordischen "Seiðr" verbunden war. In der Tat ist es ähnlich wie "Seiðr", da sowohl in den Traditionen als auch in den Praktiken Elementale (Naturgeister) verwendet werden, um Taten oder Handlungen auszuführen. Dort werden oft Dämonen gebraucht (die schlechte Taten vollbringen, Menschen oder Tiere verletzen).

Seit dem 16. Jahrhundert werden die Worte Hexerei und Magie im Zusammenhang mit den Sami bebraucht. Mittelalterliche Quellen erwähnen nur das Wort "Gandra". Es wurde für einen spirituellen Gesandten benutzt, der oft in Trance geschickt wurde und der alle möglichen Besorgungen erledigen konnte, unter anderem um Informationen zu erhalten und/oder Menschen Schaden zuzufügen. Die Worte Zauberei und das Verb "Gande" scheinen sich im Spätmittelalter aus einer gemeinsamen Wurzel entwickelt zu haben. Es ist wahrscheinlich, dass Gandra ursprünglich (etymologisch) "Pfahl" bedeutet.

Ganding ist besonders mit Sami verbunden. Die Zeichnung auf der nächsten Seite zeigt einen "Sami Aidi" ("Schamane") mit seinem "magischen" Runebomme (Trommel) (meavrresgárri) in den 1700er Jahren. Illustration von Knud Leems Buch "Nachrichten von den Lappen in Finmarken: Ihrer Sprache, Sitten, Gebräuche und ehemaligen heidnischen Religion" wurde 1767 in Kopenhagen veröffentlicht.

In der Volkstradition vom 16. Jahrhundert an, wurde immer noch viel über "Hexerei" geredet, aber dann änderte sich die Bedeutung von "Spiritueller Gesandter", was nicht schlecht ist, in " Zauberkugel", was nur Schaden anrichtete. In diesem Sinn wurde Zauberei gleichbedeutend mit " Finde Schotte ", „ Trolls "," Alvskott "und "Reifen ". Dies waren verzauberte Stöcke, Zweige, Pfeile, Haarballen, (Zauberei) Fliegen und andere. Vor allem Sami Schamanen konnten solche "Schott" auf Menschen und Tiere schießen oder schicken, um sie mit Unfällen, Krankheit oder Tod zu belegen.

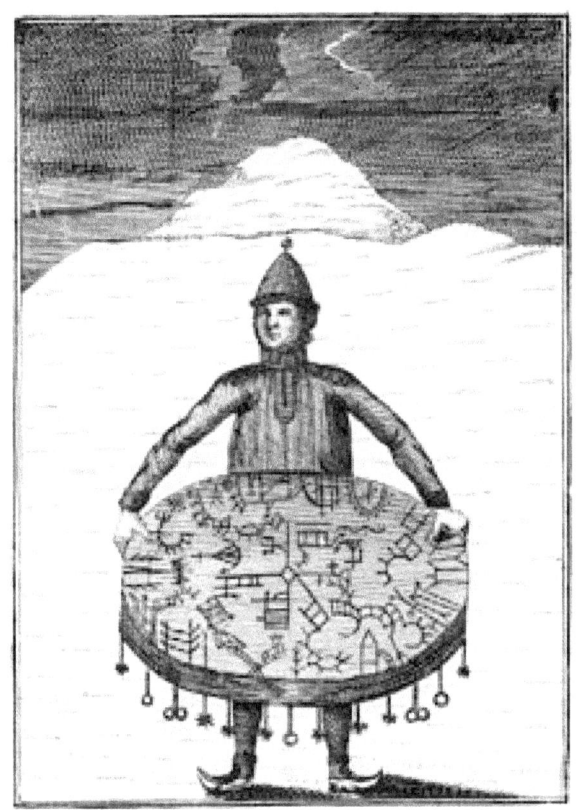

"Gandferd" oder "Sorcery-reid" war in nordischen Zeiten und in nordnorwegischer Folklore eine Hexe, die auf dem "Åsgårds-rei" durch die Luft ritt. Gandferda könnte auch als ein Sturm der Geister verstanden werden, während das Wort "Gandreið" bedeutete, dass die Dämonen in der Luft reiten.

Meine Treffen mit den isländischen Elfen und den "Verborgenen Menschen".

Während ich im Norden von Island herumfuhr, hatte ich das Glück, die Ältesten mehrerer Elfenstämme und auch einige Stämme oder Gesellschaften von "versteckten Menschen" zu treffen.
Ich wurde in drei Abschnitte ihrer Geschichte und ihres Lebens

eingeweiht, nämlich ihrer Schöpfungsgeschichte, ihrer Zukunft und ihrer Kosmologie oder Weltanschauung.

Die Schöpfungsgeschichte der Elfen.

Diese Geschichte wurde mir sowohl von den Elfen, als auch von den "verborgenen Menschen" erzählt und entspricht somit meinen Hauptthemen.

Wir müssen uns vor allem daran erinnern, dass die materielle Existenz des Menschen, vom Opfer sowohl der ahrimanischen Kräfte als auch des luziferischen Reiches abhängt. Wenn diese nicht in die menschliche Entwicklung gekommen wären, wäre die Inkarnation des Menschen im physischen Bereich unmöglich gewesen. Wenn diese Kräfte jedoch entweder zu dominant oder zu "egoistisch" werden, erzeugen sie Katastrophen und Krankheiten.

Alle Bewohner der untermenschlichen Reiche sind also ahrimanischer Natur.

Die Gnome, Elfen, Salamander, Sylphiden und Undinen sind ahrimanische Wesen, einschließlich aller positiven Folgen und Gefahren, die diese heute mitbringen und mitbringen müssen.

Jetzt zur schöpferischen Geschichte der ätherischen Bewohner selbst, wie sie mir der Älteste einer Elfenkolonie und der Älteste der zweiten Kolonie "Der verborgenen Menschen" gegeben hat.

Am Anfang existierten die Menschen zusammen mit der ganzen Welt nur im geistigen Bereich, im Ätherischen. Nichts war materiell und nur eine warme ätherische Flüssigkeit existierte. Der kosmische Plan war jedoch, dass die bekannte Welt sich im physischen Bereich materialisieren sollte. Um in den materiellen Bereich eintreten oder eindringen zu können, war es notwendig, eine Teilung im Ätherischen vorzunehmen, so wie Gott am zweiten Tag der Schöpfung , das Wassers spaltete[14]. Ein Teil wurde im Ätherischen

---

[14] 1: 1 Am Anfang schuf Gott Himmel und Erde. 1: 2 Und die Erde war wüst und leer, und es war finster in der Tiefe; und der Geist Gottes schwebte über dem Wasser. 1: 3 Und Gott sprach: Es werde Licht, und es ward Licht. 1: 4 Und Gott sah das das Licht gut war, da schied Gott das Licht von der Finsternis. 1: 5 Und nannte das Licht Tag und die Finsternis Nacht und da war Abend und da war Morgen, der erste Tag. 1: 6 Und Gott sprach:Lass dort ein Firmament sein über den Wassern,

gehalten und ein Teil wurde in den materiellen Bereich gesendet. Der materielle Teil wurde dann als Folge dessen spiegelverkehrt und von oben nach unten gekehrt, abgespaltenen. Deshalb sehen Menschen die ätherischen Phänomene immer als Spiegel schlechter Angewohnheiten. Es ist wirklich die materielle Welt, die auf dem Kopf steht. Diese Spaltung wird heute in der dritten Woche der Embryoloentwicklung in der Drehung des Fötus gesehen. Da die kosmischen ätherischen Kräfte dreifach sind, bestehend aus Denken, Fühlen und Wollen, sind die Elfen ebenfalls in drei Gruppen geteilt, obwohl sie dennoch perfekt zusammenarbeiten. Dies zeigt, dass im ätherischen Bereich die Verschränkung der drei kosmischen Kräfte nicht so ist wie im materiellen Bereich, wo sie miteinander verwoben sind. Die blauen Elfen sind Meister des spirituellen Denkens, die gelben der Gefühle und die roten des Willens.

Wir sind also in jeder unserer Welten gefangen. Die Elfen im ätherischen Bereich als ahrimanische Wesenheiten und die Menschen im materiellen Bereich balancieren zwischen dem Ahrimanischen und dem Luziferischen. Der einzige Weg zu einer Erlösung und Befreiung beider Seiten besteht darin, dass sich der materielle Mensch vergeistigt, so dass sich beide Seiten wieder verbinden können, um sich mit Hilfe der Kraft Christi zu vereinen.

---

und lass es das Wasser vom Wasser trennen.. 1: 7 Und Gott machte das Firmament. Und er teilte das Wasser, das unter dem Firmament war von dem was über dem Firmament war. Und so geschah es 1: 8 Und Gott nannte das Firmament Himmel. Da war Abend und da war Morgen, ein zweiter Tag. 1: 9 Und Gott sprach: Lass die Wasser sich unter den Himmeln an bestimmten Orten sammeln und trockenes Land soll erscheinen. Und so geschah es. 1:10 Und Gott nannte das Trockene Erde und die Ansammlung der Wasser nannte er Meer, und Gott sah dass es gut war. 1:11 Und Gott sprach: Es lasse die Erde aufgehen Gras und Kraut, das sich besame, und fruchtbare Bäume, dass ein jeglicher nach seiner Art Frucht trage, in der sich sein Samen befindet. Über die ganze Erde. Und so geschah

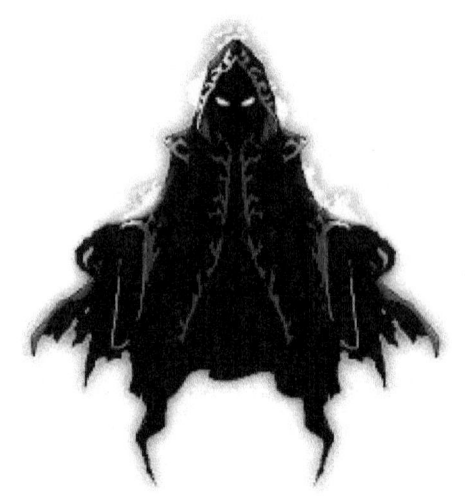

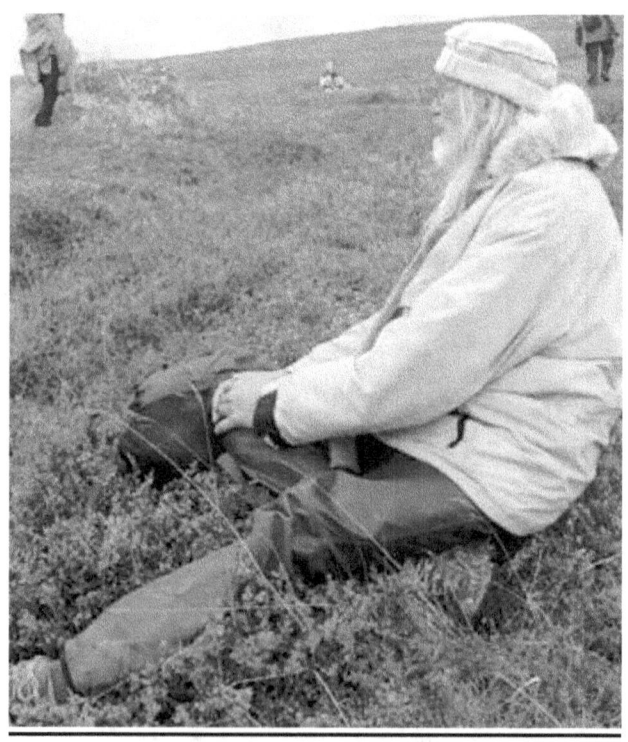

Der Vdrfasser meditiert am Elfen-Stein in Island

Die Zukunft der Elfen.

Die Elfen werden in der ätherischen Welt steckenbleiben, wenn die Menschen nicht in der Lage sind, ihr Denken, ihr Wollen und ihr Fühlen zu vergeistigen. Wenn dies nicht geschieht, dann werden die ätherischen Wesen in ihrer ätherischen Welt steckenbleiben, die Menschen in ihrer materiellen Welt sowie alle Tiere werden in ihrem Entwicklungsstand verharren. Die Schöpfungsgeschichte der Tiere ist ähnlich wie die der Elfen, es ist eine Art Abspaltung von der menschlichen Entwicklung. Der ganze Kosmos ist also abhängig von der Vergeistigung des Menschen. Damit diese Zukunft möglich ist, hilft Christus dem Menschen, ein neues spirituelles Zentrum im Körper zu schaffen; ein neues Chakra. Nicht das alte, da mit dem Wirbelsäulenstrom zusammenhängt. Nicht dasjenige vor dem Herzen, sondern eines unter und hinter dem Herzen, das nur erreicht werden kann, wenn man das Herz passiert und sich dann umdreht. Das ist das große Geheimnis "Des Umdrehens ". Der Elfenälteste war sehr konkret, er zeigte mir sogar mit seinen Händen, wie er dieses neue spirituelle Zentrum des Herzens erreichen kann.

Der Elfische Kosmos.

Wie oben beschrieben, ist der menschliche Bereich oder die Welt im Vergleich zum ätherischen Bereich auf dem Kopf stehend. Obwohl wir die Elfen auf dem Boden stehen sehen, berühren sie unsere Welt nicht wirklich mit ihren Fußsohlen. Ihre ganze Existenz, Städte, Häuser und Gärten sind in der Erde, den Felsen und den Bergen. Unser Planet ist ihr Himmel und unser Kosmos ist ihr Planet oder Boden.

Das gleiche erleben wir, wenn wir sterben. Unser Inneres wird zum ganzen Kosmos und der ganze Kosmos wird unser Inneres. Dieser Kosmos ist endlos und ist dann eine Illusion der materiellen Welt. Aber die Illusion der Unendlichkeit wird erzeugt durch die Tatsache dass, beide, sowohl der ätherische und als auch der physische Kosmos, eine Mischung von Fraktalen und holistischen Konstrukten und einen Spiegelsaal erschaffen und organisieren; sowohl im Kosmos selbst, als auch untereinander vermischt. Diese letzte

Erklärung des Elfenältesten verwirrte mich ein wenig, der Inhalt drohte, meinen Verstand zu überfordern.
Das ist kurz gesagt, was mir die Elfen und die Verborgenen in Island erzählt haben.

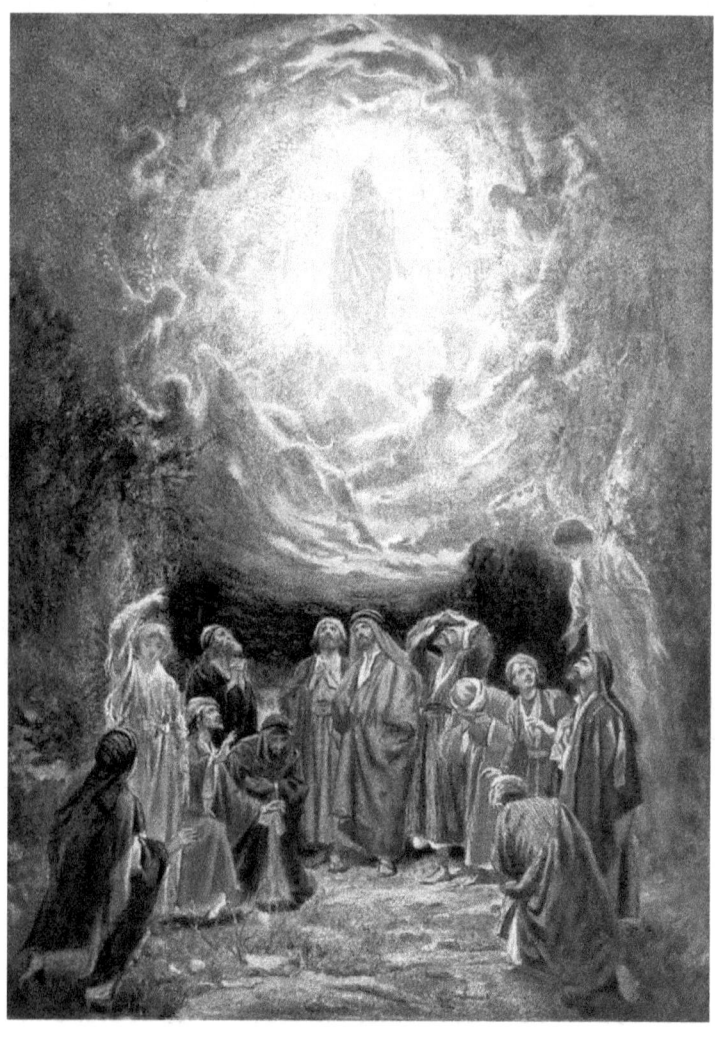

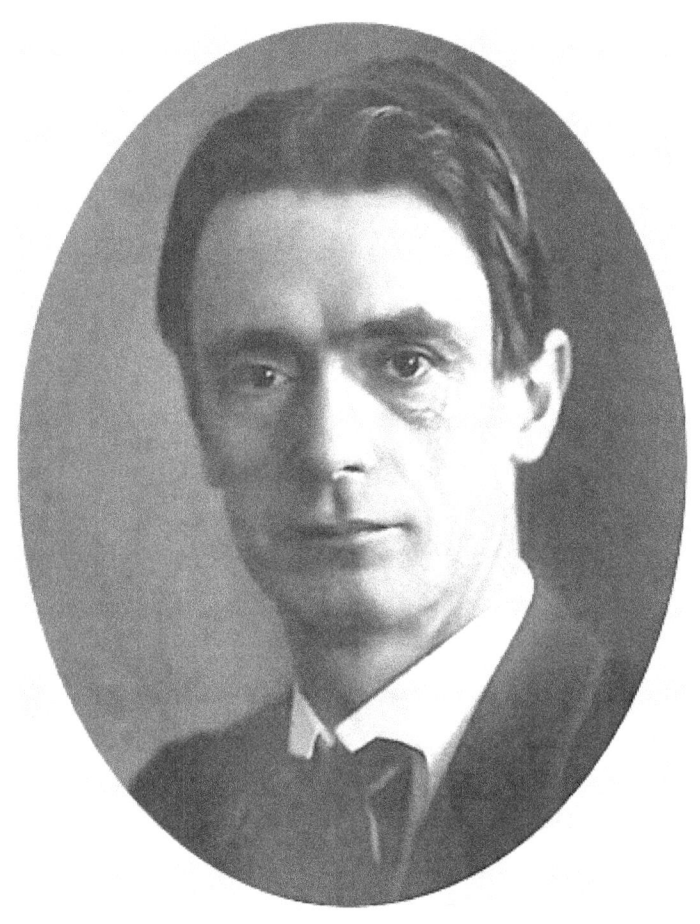

Rudolf Steiner

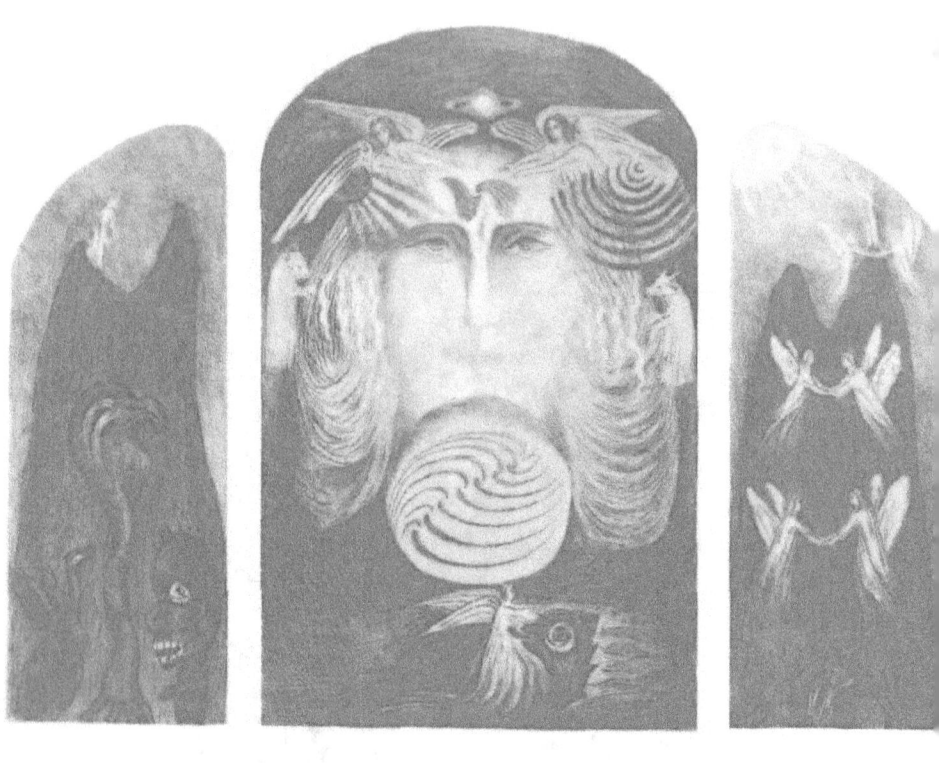

Das Rote Fenster im Goetheanum

Kapitel zwei

Dämonen die in Religion und Geschichte beschrieben werden.

Die Hauptgruppen von Geistern und Dämonen in **meiner Weltsicht** sind wie folgt (später werden wir uns andere und andere Systeme anschauen):

1. Subnaturgeister;
    1. Elementarreich (woraus die gesamte Erde und der Kosmos bestehen).
       1. Gleichgültige Wesen (Geister)
2. Dämonische Wesen
    2. Elementarreich (woraus die Elemente in seinem Fundament bestehen).
       1. Gleichgültige Wesen (Geister)
       2. Dämonische Wesen
3. Elementar Realm (Entitäten, die wir normalerweise als Entitäten in der Natur sehen)
1. Gleichgültige Wesen (Geister)
    1. Zwerge
    2. Sylphen
    3. Undinen
    4. Salamander
2. Dämonische Wesen (Dämonen)
    1. Zwerge
    2. Sylphen
    3. Undinen
    4. Salamander
2. Gewöhnlicher Naturgeist;
    1. Kristallgeister (leben in Felsen).
    1. In "gewöhnlichen" Kristallen = Spirits
    2. In giftigen Kristallen = "ähnlich dämonischen Wesen"
2. Pflanzengeister (in Pflanzen lebend).

1. In "gewöhnlichen" Pflanzen[15]

2. In giftigen Pflanzen "ähnlich dämonischen Wesen"

3. Tiergeister (Tiergruppenseelen). Bezieht sich auf Astralgeister und kann sowohl dämonisch als auch spirituell sein.

3. menschliche Geister (menschliche Seelen zwischen dem Tod und einer neuen (Wieder-) Geburt).

4. 9 Hierarchien von Engelsgeistern;

1. Neunte. Hierarchie
1. Engel
2. Dämonen im Rang eines Engels
2. Achte Hierarchie
1. Erzengel
2. Dämonen im Rang eines Erzengels
3. Siebte Hierarchie
1. Archai
2. Dämonen im Rang eines Archai
4. Sechste. Hierarchie – Exusiai
5. Fünfte Hierarchie – Dynamis
6. Vierte. Hierarchie – Kyriotetes
7. Dritte Hierarchie – Throne
8. Zweite Hierarchie – Cherubim
9. Erste Hierarchie - Seraphim

Soweit ich weiß, gibt es keine Dämonen, die den Reihen der Engel der Klassen 4-9 entsprechen.

---

[15] **Findhorn**, ein Ökodorf in Schottland, wo die Gründer behaupten, mit den Pflanzenspirits zu sprechen.

Hier müssen wir ein grundlegendes Thema ansprechen, die "guten" Geister wie Engel, Pflanzengeister, Tiergeister und Kristallgeister sind für das menschliche Wachstum und die Entwicklung **von Vorteil**, weil sie unsere Entwicklung als menschliche Wesen respektieren. Sie dringen nicht mit Gewalt in uns ein, noch dringen sie ohne unsere Erlaubnis in uns ein. Sie lassen uns eine **freie Wahl**.

Dämonische Wesen sind verschieden, sie sind **nicht nützlich** für unsere spirituelle Entwicklung als bewusste "Ich" Wesen. **Sie geben uns keine freie Wahl**, sie zwingen uns ihren Willen auf.

Die Lehre von bösen Geistern ist zentral für alle Religionen, schamanischen oder spirituellen Systemen. Böse Geister können Schaden anrichten und Krankheiten verursachen und unsere Freiheit beeinträchtigen.

Wir finden Belehrungen über diese bösen Geister in allen spirituellen Systemen auf der ganzen Welt. Denken Sie zum Beispiel nur an die Gargoyles, Monster, Dämonen und Maras, die auf den meisten Tempeln und Kirchen abgebildet sind.

Andere Systeme von Dämonen

(Originaltext auf Deutsch von John Milton)

Die andere Gestalt,
Wenn Namen hat der Gestalt, was ohne alles Gebild
an Theilen zu unterscheiden, an Gliedern oder Gelenken,
oder ein Wesen heißen kann,
was schien nur ein Schatten,
denn daß schienen beide;
Schwarz wie Nacht stands
entsetzlich, wie zehn Furien,
Schreckendurchschaudernd wie Hölle,
es schwenkte den furchtbaren Wurfspieß
was schien anstelle eines Kopfes
hatte Ähnlichkeit mit eines Königs Krone
Satan war jetzt nah,
gleich kam mit unbändigem Schreiten vorwärts
von seinem Sitze das Ungeheuer.
Die Hölle zittert als er schritt.

- John Milton -

Die Lehre von bösen Geistern ist zentral in allen Religionen, schamanistischen oder spirituellen Systemen. Böse Geister können Schaden anrichten und Krankheiten verursachen und unsere Freiheit einschränken.

Wir finden Lehren über diese bösen Geister in allen spirituellen Systemen auf der ganzen Welt. Denken Sie zum Beispiel nur an die Gargoyles, Monster, Dämonen und Maras, die auf den meisten Tempeln und Kirchen abgebildet sind.

Ich werde mich hier auf einige unterschiedliche Systeme beziehen, so dass der Leser versteht, dass meine Einteilung und meine aufgezeigte Weltsicht möglicherweise nicht richtig ist.

Die Beschreibungen dieser Systeme sind alle auf Wikipedia zu finden.

1. Buddhistische Lehren (übersetzt aus der englischen Wikipedia Version)

Dämonen bilden einen zentralen Aspekt in der buddhistischen Geschichte. Das mag diejenigen überraschen, die den Buddhismus nur mit seinen intellektuellen und mystischen Traditionen gleichsetzen. Im Gegensatz zum westlichen Konzept der Dämonen sind Dämonen des asiatischen Konzepts in erster Linie mächtige, uralte Naturgeister, die Anerkennung und Beschwichtigung benötigen. Der Buddhismus war erfolgreicher als alle anderen Religionen, da er Frieden mit den indigenen Geistern machte, mit denen er durch sein Ausbreiten über Asien konfrontiert wurde. Buddhistische Mönche haben die bestehenden Kulte der Dämonen-Gottheiten (die in Südostasien praktiziert wurden) ignoriert, so dass sie gemeinsam neben dem Buddhismus gedeihen konnten. Buddhistische Wunderheiler (in Tibet) wie Padmasambhava bezwangen die Dämonen mit Gewalt und erzogen sie um in Dharma-Beschützer und wilde Wächter des neuen Glaubens des Buddhismus. Das jüdisch-christliche Denken betrachtet Dämonen als gefallene Engel. Buddhistisches Denken betrachtet Dämonen anders. Sie sind nur Kräfte, Energien und Gottheiten, mit denen man koexistieren und/oder arbeiten kann. Die Fertigkeit, das Mitgefühl und die Fähigkeiten des Praktizierenden bestimmen den Ausgang der Begegnung. Diejenigen, denen diese Eigenschaften fehlen, haben weitaus mehr Angst vor Dämonen als diejenigen, die ihre eigenen inneren Dämonen befriedet haben - Gier, Abneigung und Ignoranz - genau wie Buddha über Mara, den ultimativen Dämon, triumphierte. Die meisten asiatischen Religionen, einschließlich des Buddhismus, weisen den Begriff des absoluten Bösen (oder absoluten Guten) zurück. Alle Klassen spiritueller Wesen, einschließlich jener der niederen Reiche, wie Dämonen, Tier-Dämonen und Geister, können ihr karmisches Los verbessern, indem sie Wiedergeburt / Reinkarnation in die menschlichen oder göttlichen Reiche erlangen. Dämonen können sich in einer späteren Wiedergeburt in einen nicht-dämonischen / wohlwollenden Zustand verwandeln - sie sind nicht für immer Dämonen. Sie sind lästig, aber nicht katastrophal. Sie sind Hindernisse, die durch rituelle Handlungen, Beschwichtigungsangebote und meditative Distanzierung besiegt werden müssen. Außerdem erwähnen viele buddhistische Texte das Leiden von Dämonen in den Reichen der Hölle, um Praktizierende zu ermahnen, in ihren spirituellen Bemühungen fleißig zu sein, auch um eine Wiedergeburt ins Reich dieser unglücklichen Wesen zu vermeiden. Als Stellvertreter von natürlicher Güte, des Mysteriums und der Fruchtbarkeit, drohen Dämonen die menschliche Ordnung zu überschreiten und umzuwerfen. Sie müssen kontrolliert werden, und doch müssen sie respektiert werden, da sie ein unvermeidlicher Teil dieser fließenden Hierarchie sind.

2. Tibetanische tantrische Lehren

Zornige Gottheiten oder Dämonen können in mehrere Kategorien eingeteilt werden:
Die Herukas (Tb. Khrag 'thung, lit. "Bluttrinker") sind erleuchtete Wesen, die wilde Formen annehmen, um ihre Loslösung von der Welt der Unwissenheit auszudrücken. Die Weisheitskönige (Sanskrit vidyarāja), die besonders als die Beschützerin der Fünf Dhyani-Buddhas bekannt sind, sind eher ein Merkmal des Japanischen als des tibetischen Buddhismus. Die Beschützer (Sanskrit pāla) sind in der Regel in drei Kategorien unterteilt:

1. Lokapālas oder "Beschützer der Welt" sind Wächter der vier Himmelsrichtungen.
2. Kṣetrapālas oder "Beschützer der Region".
3. Dharmapālas oder "Beschützer des Gesetzes".

Diese Kategorien unterscheiden sich in dem Grad der Entwicklung, der ihnen zugeschrieben wird. Das kann alles sein, von vollkommen erleuchtet bis zu einem erdgebundenen weltlichen Geist. Die meisten großen Dharmapalas sollen erleuchtet sein.

3. Die Gnostiker

Die Gnostiker, die in der Antike die Mysterienschulen des Nahen Ostens leiteten, lehrten, dass der wahre Geist des Menschen, nous authenticos, Teil der kosmischen Intelligenz ist, die die Natur durchdringt, aber aufgrund des Eindringens der Archonten, kann dieser "ursprüngliche Geist" oder das "ursprüngliche Genie" von einem anderen Geist unterwandert oder sogar besetzt werden. Sie warnten davor, dass die Archonten in die menschliche Psyche eindringen würden. Sie dringen geistig und psychisch ein, obwohl sie uns auch physisch begegnen können. Ihre Hauptwirkung liegt jedoch in unserer mentalen Syntax, in unseren Paradigmen und Überzeugungen, genau wie es Don Juan über "die Flieger" sagte.

4. In den Lehren von Don Juan (Carlos Castaneda)

In Castanedas letztem Buch "Das Wirken der Unendlichkeit" (1998) fordert Don Juan Castaneda heraus, die Intelligenz des Menschen, die sich in so vielen Errungenschaften zeigt, mit "der Dummheit seiner Glaubenssysteme ... der Dummheit seines widersprüchlichen Verhaltens" unter einen Hut zu bringen. Don Juan bezieht diesen eklatanten Widerspruch in der menschlichen Intelligenz auf das, was er "das Thema der Themen" nennt, "das ernsteste Thema in der Zauberei". Dieses Thema handelt von Raub.
Zum Entsetzten seines Lehrlings erklärt der ältere Zauberer, wie der menschliche Geist von einer fremden Intelligenz infiltriert wurde. Wir haben einen Räuber in uns, der aus den Tiefen des Kosmos kam und die Herrschaft über unser Leben übernommen hat. Menschen sind seine Gefangenen. Der Räuber ist unser Herr und Meister. Es hat uns fügsam und hilflos gemacht. Wenn wir protestieren wollen,

unterdrückt es unseren Protest. Wenn wir unabhängig handeln wollen, können wir dies nicht tun.

Laut Don Juan nannten die Zauberer des alten Mexikos das Raubtier, den "Flieger", weil es durch die Luft springt ... Es ist ein großer Schatten, undurchdringlich schwarz, ein schwarzer Schatten, der durch die Luft springt."

5. Im Koran

Lange bevor Muhammad und sein Quran existierten, waren die Dschinn die Geister, die die nomadischen heidnischen Araber in ihren Phantasien erschreckten und auch erfreuten.

Muhammad übernahm diese Überzeugungen und machte sie zu seinen eigenen, wie er es mit fast allem getan hat, was heidnische Traditionen und Fetische betrifft. Er "islamisierte" sie und integrierte sie in sein Kult-Glaubenssystem.

Mohammed schuf viele Versionen des Islam, verwandt mit den mohammedanischen Muslims. Das Scharia-Gesetz der Muhammadan enthält Regeln über Erbschaft, Vorschriften, Urteile und Meinungen über Ethik und Sünde. Jinn, (Dschinns, "die Versteckten"), sind wie Menschen, sie haben männliches und weibliches Geschlecht und einen freien Willen. Sie können gut oder böse sein. Sie können mit Männern / Frauen kopulieren, wie wenn der Jinn von derselben "Substanz" wie der Mensch wäre. Es gibt sogar eine spezielle Sure in ihrem Namen, al Jinn Nummer 72 und Ar-Rahman 55:56. Beide handeln von ihnen (den Jungfrauen), die nur Augen für ihre Ehemänner haben, Jungfrauen, die weder ein Mann, noch ein Jinn (Yatmithhunna) vor ihnen berührt (entjungfert/eingedrungen) hat.

6. In der Bibel und in den Evangelien

Offenbarung 12: 9 zeigt, dass Dämonen gefallene Engel sind:

"Der große Drache wurde herabgeschleudert - diese uralte Schlange namens Luzifer, die die ganze Welt in die Irre führt. Es wurde auf die Erde geschleudert und seine Engel mit ihm."

Satans Fall vom Himmel wird in Jesaja 14: 12-15 und Hesekiel 28: 12-15 symbolisch beschrieben. Als er fiel, nahm Satan einige der Engel mit sich - ein Drittel von ihnen, nach der Offenbarung 12: 4. Judas 6 erwähnt auch Engel, die gesündigt haben. Also sind die Dämonen biblisch gefallene Engel, die sich zusammen mit Satan dafür entschieden haben, gegen Gott zu rebellieren. Einige der Dämonen sind bereits "in Dunkelheit eingeschlossen, gebunden an ewige Ketten" (Jud 1: 6) für ihre Sünde. Andere können sich frei bewegen und werden als "die Mächte dieser dunklen Welt und. .. .. die spirituellen Kräfte des Bösen in den himmlischen Reichen "in Epheser 6,12 (vgl. Kolosser 2,15) beschrieben.

Dämonen folgen immer noch Satan als ihrem Anführer und kämpfen mit den Engeln, um zu versuchen, Gottes Plan zu vereiteln und Gottes Volk zu behindern (Daniel 10:13).

Dämonen können als Geistwesen einen physischen Körper in Besitz nehmen. Dämonische Besessenheit tritt auf, wenn ein Dämon den Körper einer Person vollständig kontrolliert.

Während seines irdischen Wirkens begegnete Jesus Christus vielen Dämonen. Natürlich war keiner von ihnen Seiner Allmächtigen Macht gewachsen:

Lukas 8: 1-3 [Jesus heilte Maria Magdalena, von der er Dämonen ausgetrieben hatte]:

"1 Und es begab sich darnach, dass er reiste durch Städte und Märkte und predigte und verkündete das Evangelium vom Reich Gottes; und die Zwölf waren mit ihm.
2 Es waren auch bestimmte Frauen bei ihm, die geheilt wurden von bösen Geistern und Krankheiten, nämlich Maria, die da Magdalena heißt, von welcher waren sieben Teufel ausgefahren.

3 Und Johanna, das Weib Chusas, des Verwalters des Herodes, und Susanna und viele andere, die ihm Handreichung taten je nach ihren Fähigkeiten.

Lukas 9: 37-42 [Jesus heilte einen von Dämonen besessenen Jungen]:

37 Es begab sich aber an dem Tag hernach, da sie von dem Berge kamen, kam ihnen entgegen viel Volk.
38 Und siehe, ein Mann unter dem Volk rief und sprach: Meister ich bitte dich, schaue doch nach meinen Sohn; denn er ist mein einziger Sohn.
39 Siehe, der Geist ergreift ihn, so schreit er alsbald, und reißt ihn, dass er schäumt, und mit Not weicht er von ihm, wenn er ihn gerissen hat.
40 Und ich habe deine Jünger gebeten, dass sie ihn austrieben, und sie konnten nicht.
41 Da antwortete Jesus und sprach: O du ungläubige und verkehrte Generation, wie lange werde ich noch bei Euch sein und Euch aushalten? Bringe deinen Sohn her.
42 Und da er zu ihm kam, riß ihn der Teufel und zerrte an ihm, Jesus aber bedrohte den unsauberen Geist und machte den Knaben gesund und gab ihn seinem Vater wieder.

Matthäus 8:16: Am Abend aber brachten sie viele Besessene zu ihm; und er trieb die Geister aus mit Worten und machte allerlei Kranke gesund
Matthäus 8: 30-37, Markus 5: 1-20 und Lukas 8: 27-40 erzählen die Geschichte von Jesus, der eine Legion Dämonen in eine Schweineherde schickte.

Die Autorität Jesu über die Dämonen war einer der Beweise, dass er tatsächlich der Sohn Gottes war (Lukas 11: 14-20):

"14 und er trieb einen Teufel aus jemandem aus, der war stumm. Und es geschah, da der Teufel ausfuhr, da redete der Stumme. Und das Volk wunderte sich.

15 Etliche aber unter ihnen aber sprachen: Er treibt die Teufel aus durch Beelzebub, den Obersten der Teufel.

16 Die anderen aber versuchten ihn und begehrten ein Zeichen vom Himmel.

17 Er aber erahnte ihre Gedanken und sprach zu ihnen: Ein jegliches Reich, so es mit sich selbst uneins wird, das wird verwüstet; und ein Haus fällt über das andere.

18 Ist denn der Satanas auch mit sich selbst uneins, wie will sein Reich bestehen? Dieweil ihr sagt, ich treibe die Teufel aus durch Beelzebub.

19 So aber ich die Teufel durch Beelzebub austreibe, durch wen treiben ihn Eure Söhne aus. Darum werden sie eure Richter sein.

20 So ich aber durch Gottes Finger die Teufel austreibe, so kommt das Reich Gottes zu euch.

Aber Jesus beauftragte auch seine Apostel / Jünger, die frohe Botschaft (die Errettung der Menschheit durch das Opfer Jesu am Kreuz) zu verbreiten. Er bevollmächtigte sie, die Kranken zu heilen und Dämonen in seinem Namen auszutreiben, d. h. indem er Gottes Macht durch seinen Sohn Jesus Christus anrief:

Lukas 9: 1-9 (Jesus sandte die Apostel, um die Kranken zu heilen, aber sie sollten um keine Bezahlung dafür zu bitten):

"1 Und nach dem er dies getan hatte, ernannte er weitere 72. Und er sandte je 2 und 2 in jede Stadt und jeden Platz.

2 Und er sprach zu ihnen: Die Ernte ist wirklich groß, und die Arbeiter sind nur wenige. So bettet zum Herren, dass er Arbeiter schickt für diese Ernte

und er sandte sie aus, zu predigen das Reich Gottes und zu heilen die Kranken.

3 Und sprach zu ihnen: Ihr sollt nichts mit euch nehmen auf den Weg, weder Stab noch Tasche noch Brot noch Geld; es soll auch einer nicht zwei Röcke haben.

4 Und wo ihr in ein Haus geht, da bleibet bis ihr von Dannen zieht.

5 In jedes Haus, das du betrittst, sag zuerst: Friede sei mit diesem Haus.

6 Und wenn der Sohn des Friedens da ist, wird dein Friede auf ihm ruhen; aber wenn nicht, wird er zu dir zurückkehren.

7 Und im selben Hause sollt ihr essen und trinken, was sie haben; denn der Arbeiter ist seines Lohnes würdig. Entfernen Sie nicht von Haus zu Haus.

8 Und in die Stadt, in die du immer hineinkommst, und sie nehmen dich auf, essen solche Dinge, die vor dir liegen.

9 Und heile die Kranken, die darin sind, und sprich zu ihnen: Das Reich Gottes ist euch nahe gekommen.

Markus 6: 12-13 [Jesus sandte die Apostel, um Dämonen auszutreiben und die Kranken zu heilen]:

"12 Sie gingen hinaus und predigten, dass die Menschen umkehren sollten. 13 Sie trieben viele Dämonen aus und salbten viele Kranke mit Öl und heilten sie.

Matthäus 10: 7-8 erzählt die gleiche Geschichte:

"Geht aber und predigt und sprecht: Das Himmelreich ist nahe. Macht die Kranken gesund, reinigt die Aussätzigen, weckt die Toten auf, treibt die Teufel aus. Umsonst habt ihr's empfangen umsonst gebt es auch.

Die Dämonen, die Jesus begegneten, wussten, wer er war, und sie fürchteten sich vor ihm: "Ach Jesus du Sohn Gottes, was haben wir mit dir zu tun? Bist du hergekommen, uns zu quälen ehe denn die Zeit reif ist? (Matthäus 8:29).

Das Gleiche gilt für alle Heiler, die den Namen und die Kraft von Jesus Christus anrufen, wenn sie die Kranken heilen und ihre Dämonen befreien wollen!

Dämonen werden als böse Geister (Matthäus 10: 1), unreine Geister (Mark. 1:27), liegende Geist (1. Könige 22:23) und Engel Satans (Offenbarung 12: 9) beschrieben. Satan und seine Dämonen verführen die Welt (2. Korinther 4: 4), verkünden falsche Lehre (1. Timotheus 4: 1), greifen Christen an (2. Korinther 12: 7; 1. Petrus 5: 8) und bekämpfen die Heiligen Engel (Offenbarung 12: 4-9). Die Dämonen / Gefallenen Engel sind Feinde Christi, aber sie sind besiegte Feinde. Christus hat ihnen "ihre Macht und Autorität genommen".

Unglücklicherweise ignorieren die meisten modernen christlichen Geistlichen Christi Gebot an seine Jünger, die Kranken zu heilen. Heute, abgesehen von der spirituellen Beratung und Verwaltung des Sakramentes der Kranken (den letzten Riten) für die sterbenden Menschen, missachten sie Christi Gebot, die Kranken zu heilen. Die Kirche hat diese heilige Rolle der "medizinischen Wissenschaft" übergeben. Das ist eine Tragödie, weil die meisten konventionellen Ärzte die Rolle von Dämonen / böswilligen Wesen bei Krankheiten leugnen. Viele sind nicht gläubig in der Macht des Christus, oder rufen nicht spezifisch Christus-Bewusstsein in ihrer Routinebehandlung der Kranken an.
Ja, die christliche Kirche akzeptiert, dass der Teufel und seine bösartigen Horden in der Welt am Werk sind. Ja, es akzeptiert, dass Dämonischer Besitz entstehen kann, aber nur in sehr seltenen Fällen. Jedoch leugnet sie die zentrale These dieses Buches, dass die schwerwiegendsten Krankheiten bei Menschen und Tieren durch die Bindung von dämonischen / böswilligen Geistern an den Körper / Aura / Geist des Patienten verursacht werden.
Deshalb behält die Kirche das Austreiben von Bösen Geistern nur einer kleinen Anzahl speziell dafür ausgebildeten Exorzisten vor. Nur wenige gewöhnliche Kleriker / Nonnen und sehr wenige christliche Laien versuchen, bösartige Geister, wie in diesem Buch beschrieben, freizusetzen / aufzulösen.

7. In der Anthroposophie

Dieses Buch basiert auf der anthroposophischen Sichtweise auf böswillige Entitäten, Elementale oder "Dämonen", wie ich sie schon oft in meinem Leben erfahren habe. Innerhalb der Anthroposophie können böswillige Wesen in drei Gruppen eingeteilt werden:

1. Die ahrimanischen Wesen
2. Die luziferischen Wesen
3. Die Azurischen Wesen

Steiners ganze Philosophie beruht auf einem Gleichgewicht zwischen den negativen Kräften von Luzifer und Ahriman und dem, was man kosmisches Christus-Bewusstsein nennen könnte.
Ich verstehe, dass für einige von euch, die dieses Buch lesen, die Erwähnung des Wortes Christus einen unmittelbaren inneren Widerstand hervorrufen könnte. Die dunklen Mächte der Kirche haben viel getan, um den Namen Christi zu zerstören, der von Steiner als ein kosmisches Lichtwesen beschrieben wird. Bitte sehen sie es mir nach.
Es gibt viele Bücher über luziferische, ahrimanische und azurische Wesen, die in den griechischen Mysterien, dem Buddhismus, den alten indischen Religionen und der esoterischen Geschichte zu finden sind. Die luziferischen Geister haben einen höheren Seinszustand erreicht als der Mensch und sind daher übersinnliche Wesenheiten, während ahrimanische Wesen in einem niedrigeren Seinszustand sind als der Mensch und daher unter-sinnliche Wesen sind.

8 Carl Gustav Jung

Elementale sind das, was Jung "die Schatten" nennt: Der Schatten ist der abgelehnte und verdrängte Aspekt seiner selbst. Es ist der Teil von dir, von dem du nicht willst, dass die Welt ihn sieht, weil er hässlich oder unattraktiv ist. Es symbolisiert Schwäche, Angst oder Wut. In Träumen wird diese Figur als Stalker, Mörder, Bully oder Verfolger dargestellt. Es kann eine erschreckende Figur oder sogar ein enger Freund oder Verwandter sein. Das Erscheinen dieser Figur macht dich oft wütend oder lässt dich erschrecken. Es zwingt dich, dich mit Dingen auseinander zu setzen, die du nicht sehen oder hören willst. Ihr müsst lernen, euren Schattenaspekt anzunehmen, denn seine Botschaften sind oft zu eurem eigenen Wohl, auch wenn es nicht sofort offensichtlich ist.

9 In den Lehren von Daskalos (griechischer Mystiker)

Daskalos sagt, dass Elementare genauso wie jede andere Lebensform ein eigenes Leben und eine Existenz unabhängig von demjenigen haben
können, der sie erschaffen hat. Jeder Gedanke und jedes Gefühl, dass ein Individuum projiziert ist ein Elemental.

10 In den Sufi-Lehren

"Nafs" ist ein arabisches Wort, das im Koran vorkommt. Es bedeutet Selbst, Psyche, Ego oder Seele. Nafs ist ein wichtiger Begriff in der islamischen Tradition, besonders im Sufismus, wo das Ego (Nafs) in seinem ungutem Sein, die niedrigste Dimension der inneren Existenz des Menschen, seine tierische und satanische Natur ist.
In seinem primitiven Zustand hat der Nafs sieben Köpfe, die besiegt werden müssen:

1 falscher Stolz (Takabbur)
2 Gier (Hirs)
3 Neid (Hasad)
4 Lust (Shahwah)
5 Verleumdung (Gheebah)
6 Geiz (Bokhl)
7 Bosheit (Keena)

Es gibt drei Hauptstadien von Nafs, die im Koran ausdrücklich erwähnt werden. Sie sind Stufen im Prozess der Entwicklung, Verfeinerung und Beherrschung der Nafs.

11 In der chinesischen Medizin und im Daoismus

Daoistische Vorstellungen von Leid und Bösem reflektieren viele verschiedene Einflüsse, einschließlich des frühen chinesischen religiösen Glaubens, des buddhistischen Glaubens und der Volksreligion. Die verschiedenen Sekten und Individuen haben unterschiedliche Überzeugungen, und diese haben sich im Laufe der Zeit verändert. Gelegentlich haben sie gleichzeitig Überzeugungen, die widersprüchlich erscheinen. Diese Widersprüche entstehen aus den viel Glaubenssystemen, aus denen individuelle Überzeugungen gebildet werden. Nach der Daode Jing und Zhuangzi ist die Natur selbst amoralisch; sie kümmert sich nicht um Individuen. Der Zhuangzi betont, dass der Tod Teil eines natürlichen Kreislaufs ist und dass Krankheit, Tod und Unglück unvermeidliche Aspekte des menschlichen Lebens sind. Daher sind sie keine Bestrafung für Missetaten oder Manifestationen des Bösen. Die Daode Jing sagt, dass die Natur nicht sentimental ist und Menschen wie Opfer behandelt. Menschen sind am besten dran, wenn sie sich an die Gesetze und Muster der Natur anpassen, denn gegen die Natur zu kämpfen, wird nur Probleme und Schwierigkeiten bringen. Wenn Menschen von der natürlichen Ordnung abweichen, entwickeln sich Gesellschaften, die für viele schädlich sind. Auf der anderen Seite, wenn der Herrscher erleuchtet ist oder von einem erleuchteten Weisen beraten wird, werden die Menschen, die er regiert, in Harmonie miteinander und mit der Natur existieren. Nach alten chinesischen religiösen Überzeugungen, die sich erheblich von den obigen unterscheiden, hat jede Person mehrere Seelen: 3 Hunnen (Wolkenseelen) und 7 Po (Knochenseelen). Die Hunnen sind leicht und bewegen sich natürlich in Richtung Himmel, während die Po schwer und erdgebunden sind, und zielen absichtlich darauf ab, den Körper zu zerstören, damit sie sich wieder mit der Substanz verbinden können, aus der sie kamen. Der Po berichtet auch die Missetaten an die himmlischen Beamten.
Eine andere Sichtweise des Leidens wird von daoistischen Texten angeboten, die sagen, dass die Krankheit durch 3 Lebewesen

verursacht wird, die im Körper leben. In einigen Texten werden diese als die 3 Kadaver und 9 Würmer beschrieben. Diese, wie die Po-Seelen, berichten manchmal die Übertretungen eines Individuums an die himmlischen Beamten. Manchmal verschwören sich die 3 Kadaver auch mit den Po-Seelen, um den Körper zu verletzen, und sie ermutigen Dämonen, in den Körper einzutreten. Dämonen können Krankheiten verursachen, eine Person bestrafen oder Unfug treiben, einfach weil sie es wollen.

In einigen daoistischen Gruppen wird man auch für die Sünden der eigenen Vorfahren verantwortlich gemacht, bis zu zehn Generationen. Krankheit wird also als das Ergebnis des eigenen Fehlverhaltens und das der Vorfahren angesehen. Es ist auch möglich, dass einige zum Wohle anderer handeln und sie von ihren Sünden befreien. In einigen Fällen wird ein barfüßiger daoistischer Priester, der zwar ein Priester, aber kein ausgebildeter Daoshi ist, aber einige der gleichen Fähigkeiten besitzt, sich zum Wohle aller, selbst erniedrigen. Es gibt auch bestimmte daoistische Rituale, um eine Gemeinschaft von Sünde oder Not zu befreien. Einige Daoisten akzeptierten den buddhistischen Glauben, dass Sünde nach dem Tod in irgendeiner Form des höllischen Jenseits bestraft wird; Gutes Verhalten wird in ähnlicher Weise in einer Art von Paradies belohnt. Einige daoistische Adepten arbeiteten auch daran, Verdienste anzuhäufen, manchmal zu ihrem eigenen Vorteil und manchmal auch zum Vorteil der anderen. Aus der Sicht vieler Laien sind Dämonen, unglückliche Vorfahren oder verwaiste Seelen die Ursache von Krankheiten und anderen Problemen im Leben. Die Daoshi sind ihr Hauptschutz gegen das Böse, entweder in Ritualen auf Gemeindeebene oder durch persönliche Konsultationen, bei denen die Daoshi einen Talisman oder eine andere Form magischer Heilbehandlung vorschreiben, um das Böse zu vertreiben und eine Person wieder mit dem Kosmos in Harmonie zu bringen. Die religiöse Strömung des Daoismus entwickelte ein eigenes Pantheon von Gottheiten, die von den verschiedenen Sekten in Tempeln verehrt wurden. Diese daoistischen Gottheiten, wie das buddhistische oder hinduistische Pantheon, repräsentierten verschiedene Qualitäten und Attribute. Verschiedene Zeremonien wurden je nach den Umständen durchgeführt, um an sie zu appellieren.

螭魅	Chimei	böser Geist; Dämon
魑魅	Chimei	böser Geist; Dämon
魑魅魍魉	Chimei Wangliang	Dämonen+Monster
恶	E	böse; heftig; verleumdend
恶鬼	Egui	Bösartiger Geist; böser Geist; Dämon; Teufel
恶魔	Emo	Dämon; Teufel
恶行	Exing	böse; gottlos
鬼	GUI	Geist; Gespenst; finstere Handlung; schmutziger Trick; Geheimnis; verstohlen; furchtbar; schade; teuflisch
鬼毒	Guidu	Geistertoxin
鬼精	Guijing	Geist ~ niedere Ebene; Werwolf; Geistessenz
鬼精鬼灵	Guijing Guiling	Niedere Geistebene
鬼灵	Guiling	Geistesgeister
鬼灵精	Guiling Jing	Geistesgeister; schlaue+boshafte Personen
鬼魅	Guimei	Geister+Dämonen; Mächte des Bösen
鬼神	Guishen	Geisterhafte Geister; Geister; übernatürliche Wesen
鬼精物	Guishenwu	Geister/Geistesentitäten
鬼魇	Guiyan	Geisterhafter Alptraum; erschreckende Träume

		von Geistern/Dämonen
鬼注	Guizhu	Geisterangriff; Dämonische Influx; Dämonische Besessenheit
鬼疰	Guizhu	Dämonische Krankheit; Geist-Infixation; Dämonischer Besitz; Geisteskrankheit
鬼注虫毒	Guizhu Chongdu	Geistattacke + Parasit / Insektengift
鬼注伏尸	Guizhu Fushi	Geisterangriff mit plötzlichem Tod; Dämonische Influx + tot umfallen
鬼注 蛊毒	Guizhu Gudu	Geistesangriff+Krankheit,Toxin von giftigen Insekten/Parasiten
鬼疰精物老魅	Guizhu Jingwu Laomei	Dämonische Besessenheit+ Wesen+alte Kobolde
鬼注 诸毒	Guizhu Zhudu	Geistattacke und verschieden Toxine
魅	Mei	Dämonen; Böse Geister; Kobolde; attraktiv; zauberhaft
魅力	Meili	Dämonische Kraft; Glanz; der Zauber; Entzücken; Anziehung; glanzvoll; reizend; bezaubernd; attraktiv
梦魔	Mengmo	Inkubus; Sukkubus; Alptraum; Traumdämon
梦 魔女妖	Mengyan Nuyao	Sukkubus; Zauberin drängt sich im Traum nieder
梦 魔的男主	Mengyande Nanzhu	Inkubus; männlicher Meister drängt sich im Traum nieder
魔	Moment	böser Geist; Dämon; Monster
魔鬼	Mogui	Dämon; Monster; schikaniert; leuchtender böser Geist
魔 术	Moshu	Zauberei; Mystiker; Zauberer; Taschenspielertrick

163

魍魉	Wangliang	Dämonen+Monster
魍魅	Wangmei	böser Geister; Dämonen
邪	Xie	Übel; pathogene Faktoren/ungesunde Einflüsse, die Krankheit verursachen
邪气	Xie'e	böse; gottlos; bösartig
邪气	Xieqi	pathogener Faktor; Erreger; Perversität; schockierendes Verhalten; Lit: Böses Qi / Einfluss
妖	Yao	Kobold; Dämon; böser Geist
妖怪	Yaoguai	Monster; Kobold; Dämon; Sirene; von sehr alten Tier/Baum usw. verwandelter Geist
妖精	Yaojing	böser Geist; Dämon; verführerische Frau; Sirene
妖媚	Yaomei	verführerisch; bezaubernd; sexy
妖魅	Yaomei	Dämonischer Geist
妖魔	Yaomo	böser Geist, Dämon
妖娆	Yaorao	reizend; bezaubernd;
妖术	Yaoshu	Hexerei, Zauberei
一百六十种 恶风鬼疰	Yibai Liushi Zhong Efeng Guizhu	160 Arten von bösem Wind,

12. In den Lehren der iranischen Religion

Eine der bemerkenswertesten Dämonologien wird im heiligen Buch der Religion von Zoroaster vorgestellt. In dieser alten Religion kommt der Krieg zwischen Licht und Finsternis, Gut und Böse, stärker zur

Geltung. Gegenüber dem guten Gott, Ahura Mazda, mit seiner Hierarchie heiliger Geister, gibt es das dunkle Königreich der Dämonen unter Anro Mainyus (Ahriman), der immer gegen Ahura Mazda kämpft. Zum Glück für englische Leser wurde ein Teil des Vendidad, der die Versuchung des Zoroaster enthält, in einer Lehrparaphrase in Dr. Casartellis "Blätter aus meinem östlichen Garten" auf wundervolle Art wiedergegeben.

13. Jüdische Dämonologie

In Jüdischen heiligen Büchern fällt uns das Fehlen einer ausgeklügelten Dämonologie auf. Es gibt tatsächlich viel über die Engel des Herrn, die Heerscharen des Himmels, die Seraphim und Cherubim und andere Geister, die vor dem Thron stehen oder den Menschen dienen. Aber die Erwähnung böser Geister ist verhältnismäßig selten. Nicht, dass ihre Existenz ignoriert wird, denn wir haben die Versuchung durch die Schlange, in der sowohl Juden als auch Christen das Werk eines bösen Geistes erkennen. Auch in Hiob erscheint Satan als der Versucher und der Ankläger des Gerechten; In den Königen ist es er, der David ermuntert, den Propheten zu ermorden. In Zacharias ist er in seiner Eigenschaft des Anklägers zu sehen. Ein böser Geist kommt zu den falschen Propheten. Saul ist von einem bösen Geist befallen oder anscheinend besessen. Die Tätigkeit des Dämons in den magischen Künsten wird in den Arbeiten beschrieben, die von den Magiern des Pharaos und in den levitischen Gesetzen gegen Zauberer oder Hexen verfasst wurden. Im Isaias wird gesagt: "Und Dämonen und Monster werden sich treffen, und die haarigen werden miteinander schreien, dort hat sich die Lamia niedergelassen und hat Ruhe für sich selbst gefunden" (Jesaja 34:14). Lilith ist ein Geist der Nacht, der in der hebräischen Legende die dämonische Frau Adams ist.
Eine weitere Entwicklung der Dämonologie des Alten Testaments findet sich im Buch von Tobias, das zwar nicht im jüdischen Kanon enthalten ist, aber auf Hebräisch verfasst wurde. Hier haben wir den Dämonen Asmodeus, der die Rolle spielt, die den Dämonen in vielen ethnischen Dämonologien und Volkslegenden zugewiesen wurde.

165

Asmodeus wurde eine herausragende Figur in der späteren hebräischen Dämonologie, und einige seltsame Geschichten, die im Talmud über ihn erzählt werden, sind ganz ähnlich wie die in "The Arabian Nights". Der Text von Isaias beschrieb mit dem Namen Lilith einen geheimnisvollen weiblichen Nachtgeist, der an scheinbar verlassenen Orten lebte, und sie machten sie zur dämonischen Frau Adams und zur Mutter der Dämonen. Diese Verbindung zwischen Menschen und Wesen einer anderen Ordnung war in der heidnischen Mythologie und Dämonologie seit langem bekannt. In Genesis, 6-2, wird erzählt, wie die Söhne Gottes "Frauen von den Töchtern der Menschen" nahmen. Ein Merkmal der jüdischen Dämonologie war die erstaunliche Vielfalt der Dämonen. Nach allen Berichten hat jeder Mann Tausende von ihnen an seiner Seite. Die Luft ist voll von ihnen, und da sie die Ursachen verschiedener Krankheiten waren, war es gut, dass die Männer einen Schutz auf ihren Mündern tragen sollten, um keinen Dämon zu verschlucken, der mit einer tödlichen Krankheit behaftet sein könnte.

14. Erklärung der katholischen Kirche zu gefallenen Engeln (Dämonen)

"Diese Wesen haben wegen ihres Stolzes die Liebe Gottes nicht erwidert. Gott hat sie nicht zerstört, sondern erlaubt ihnen ein begrenztes Betätigungsfeld. Ihr Zustand ist dauerhaft, denn keine Kreatur kann sich dem vollkommenen Geschenk des glückseligen Zustands widersetzen, wenn er ihn einmal genossen hat, und keine zusätzliche Reflexion könnte den Geist eines rein geistigen Wesens verändern, das sich abgewandt hat. "

Quelle: Katholisch Online - Engel

Kapitel 3

Wie entstehen Dämonen? Wie "füttern" sie Erdstrahlung und Karma.

Dämonen können in zwei Gruppen unterteilt werden, je nachdem, wann und wie sie erschaffen werden:

1. Dämonen, die durch menschliche Handlungen geschaffen wurden.
2. Dämonen, die aus der früheren kosmischen Entwicklung stammen.

Ich finde es äußerst schwierig, zwischen diesen beiden Gruppen zu unterscheiden, da sie ziemlich gleich aussehen, obwohl ich weiß, dass sie unterschiedlich sind.

Dämonen sind immer an der Entstehung von Krankheiten beteiligt, sowohl bei Tieren als auch beim Menschen. Bezüglich der Krankheiten des Menschen, die sowohl den Körper als auch die Seele betreffen, sind die bedeutendsten Dämonen diejenigen, die wir durch unsere Taten, Gedanken und Gefühle erschaffen haben. Sie können "karmische" Dämonen genannt werden.

Beispiel
Ich besuchte einen Freund von mir. Er hatte oft schwere Depressionen und konnte deswegen wochen- oder monatelang nicht arbeiten. Er hatte keine Ahnung, woher diese Depressionen kamen. Zu der Zeit, zu der ich ihn besuchte, fühlte er sich besser. Ich saß am Tisch und ging in die Küche, um mir einen Kaffee zu machen, einen Espresso. Dann verschlang ihn allmählich ein großer, dunkler Schatten, und er sank in eine dunkle Stimmung. Diese finstere Stimmung, die auf ihn herabkam und die Ursache seiner wiederholten Depressionen war, wurde von diesem riesigen, dunklen Dämon verursacht. Ich habe versucht, den Dämon zu fragen, woher

er kam, aber er wollte nicht antworten. Ich fragte die Entität weiterhin, wie alt sie war, und schließlich antwortete sie, dass sie durch eine dunkle Handlung des Großvaters meines Freundes entstanden war. Die Handlung hatte mit einem Akt niedriger Moral zu tun.

Die nächsten Schritte wären, herauszufinden, was das war, und dann um Vergebung zu bitten. Wenn dies richtig ausgeführt wird, wird sich der Dämon verflüchtigen und verschwinden, nachdem er befreit und transformiert wurde. Wir dürfen den Dämon nicht einfach wegschieben. Er will transformiert werden.

Dämonen und "Erdstrahlung"

Ein weiterer semi-physischer Ausdruck der geschaffenen Dämonen ist die sogenannte "Erdstrahlung".

Diese ätherische Kraft aus der Tiefe der Erde ist sehr wichtig für das Verständnis von Dämonen, ahrimanischen Wesen und Krankheiten. Deshalb wird es jetzt in großer Länge behandelt werden.

Dies erfordert eine lange Einführung und Erklärung.
Meine Entwicklung im Sehen und Verstehen von Erd-Strahlung ähnelt sehr meinem Weg, pathologische Dämonen zu sehen und zu verstehen.
Das ist der erste Hinweis darauf, dass sie zusammengehören, dass sie ein und dasselbe sind.

Seit 1972 untersuche ich die so genannten "Leylines" und das Erdgitter namens "Earth-Radiation", und später dann besonders seit 2004, als ich diese Energiematrix sehen konnte. Diese Energie ist spirituelle Energie, wie niemand sie bisher mit elektrischen Instrumenten oder anderen Geräten nachweisen konnte. Es kann nur von Lebewesen erkannt werden.

Mir ist bewusst, dass es auch ein riesiges Gitter elektromagnetischer

Energie gibt, das Krankheiten bei Lebewesen verursacht, insbesondere solche, die von Hochspannungsinstallationen und Mobiltelefonen ausgehen. Das ist etwas, worauf ich später zurückkommen werde, aber hier werde ich über das spirituelle energetische Gitter schreiben, das einen spirituellen Ursprung hat.

Die Spirituelle Energie ist eine Emanation von den Dämonischen Schichten der Erde selbst. Gleichzeitig ist es der Ausdruck der ahrimanischen Wesenheiten, die durch menschliche Missetaten aus allen Zeiten, geschaffen wurden. Diese "Geistige Substanz" ist somit sowohl die dämonische Entität selbst als auch eine Art Treibstoff oder Nahrung für die ahrimanischen Wesen, einschließlich "dem Doppelgänger".

Diese Emanation treibt die karmischen Dämonen an und verursacht Krankheiten, besonders wenn man über solche Strahlung schläft oder mit ihr verbunden ist.

Ich habe die Arbeit und Wirksamkeit von vielen, die auf dem Gebiet des "Aufhaltens / Umleitens" dieser Spirituellen Erdstrahlung arbeiten, beurteilen können. Solche "Strahlungsstopper" werden in der Regel von unheilbar kranken Menschen beschworen, die sehen wollen, ob die Krankheit verschwindet, nachdem diese Art von Strahlung entfernt wurde.
Die "Strahlungsstopper" versuchen, die Strahlung mit verschiedenen Methoden wie einem Pendel oder einer Wünschelrute zu finden, und mit verschiedenen Kupferfäden, Symbolen, mentaler Bilder oder anderen Geräten, diese zum Stoppen zu bringen.
Aber die Hindernisse, die solche Geräte schaffen, um die Strahlung abzulenken, wirken gewöhnlich nur einige Tage oder wenige Monate. Die Strahlung ändert sich dann in gewisser Weise, so dass die Strahlungs-Stopp-Arbeiter einmal im Monat zurückkommen müssen, um die Stoppvorrichtungen wieder herzustellen.

Meine Schlussfolgerung aus diesen Beobachtungen ist, dass diese Matrix oder das Raster der Erd-Strahlung veränderbar ist, dass sie lebt und ihre eigene Absicht hat.

Die nächste Ebene meiner Beobachtungen war wie folgt: Ich entdeckte, dass die Linien der Erd-Strahlung sich nicht nur änderten, sondern sich um mehrere Meter bewegten, besonders wenn jemand versuchte, sie zu verändern, zu zerstreuen oder zu stoppen.

Dann machte ich die erstaunliche Beobachtung, dass sie auch von meinem Willen und meiner Absicht bewegt werden könnten.

Ich fing an, es den Rutengängern vorzuführen. Während eines Kongresses zog ich eine "Lay-Line" so schnell durch den Raum, dass viele der Teilnehmer den Eindruck hatten, dass es ein sanfter Wind sei, der durch den Raum fegte.

Ich führe diese Bewegung der Erdstrahlung nach folgender Methode aus; Zuerst muss ich die energetischen Linien "sehen". Nachdem ich die Energie gesehen habe, fixiere ich sie mit meiner Willenskraft, genauso wie wir ein unartiges Kind fixieren, wenn wir Aufmerksamkeit wollen oder wenn wir wollen, dass das Kind so handelt, wie wir es wollen. Dann bewegte ich sie mit "Willenskraft und Absicht" an einen anderen Ort.
Sie folgen meinem "Befehl" und bewegen sich.

Ich habe diese Methode mehrmals verwendet. Während eines Veterinär-Akupunktur-Kurses in Deutschland sollte der Leiter der Deutschen Rutengänger Verbandes zeigen, wie man "Erdstrahlungslinien" findet. Sie hatte zuvor einen Teil des Waldes untersucht und dort Strahlungslinien gefunden. Ihre Aufgabe war es, der Klasse zu zeigen, wie sie zu finden ist, und sie mit farbigem Papier zu markieren.

Ich stand von weitem auf. Kurz bevor sie bereit war, der Gruppe die Anwesenheit und Wirkung der Linien zu demonstrieren, zog ich alle Linien weg. Dann habe ich auf die Ergebnisse gewartet. Sie fing an, nach den Linien zu suchen, aber sie konnte keine finden. Sie wurde sehr frustriert. Dann wusste ich, dass meine Vision und mein Handeln objektiv waren. Dies führte mich zu dem Verständnis, dass die "Erdstrahlungslinien" lebende Entitäten waren, die durch (meinen) Willen/Geist manipuliert werden konnten.

Jahrelang untersuchte ich die "schwarzen Schlangen", die ich in der Natur sah. Eine Besonderheit an ihnen war, dass sie meine Gedanken für die Zeit selbst öffneten. Sie strömten nicht nur zwischen Bäumen und anderen Lebewesen, sondern strömten auch zwischen Vergangenheit und Gegenwart und zwischen Gegenwart und Zukunft. Ich entdeckte, dass ich in ihnen in die Vergangenheit reisen konnte (immer nach links) oder in die Zukunft (immer nach rechts), was ich selten wagte.[16]
Wenn wir in die "Schlangen" nicht tief eintreten, sondern in der Peripherie bleiben, sind die Zeitrichtungen umgekehrt.

Um außerhalb des Körpers in Zeit und Raum zu reisen, projizieren Schamanen der Samen und andere indigene Kulturen ihren Geist in "Wohlwollende Geistführer". Die "Black Snakes" sind meine Führer. Wenn ich in ihnen in die Vergangenheit oder in die Zukunft reise, würde ich es eher so beschreiben, als ob die Vergangenheit oder die Zukunft auf mich zukommt. Wenn die Vergangenheit in mein Bewusstsein kommt, ist es wie eine Begegnung mit einem ahrimanischen Dämon oder Geist. Wenn die Zukunft in mein Bewusstsein kommt, ist es wie eine Begegnung mit einem luziferischen Dämon oder Geist. Ich traue mich selten, in die Zukunft

---

[16] Erdstrahlung wird "gesehen" (zumindest sehe ich es so), wie Schlangen den Raum oder den Wald durchqueren. Schwarz und glänzend, von links nach rechts oder von rechts nach links. Eine Richtung geht von der Vergangenheit in die Zukunft, und die andere Richtung geht von der Zukunft in die Vergangenheit. Auf einem bestimmten Level hat diese Energie die Form einer Schlange, auf einer höheren Ebene hat sie die Form eines Dämons. Vor 2014 sah ich die Dämonen in Form von Schlangen und hauptsächlich als "Erdstrahlung". In letzter Zeit kann ich sie als Dämonen sehen, die sich an Menschen klammern, Krankheiten und Schmerzen, Depressionen oder Ärger verursachen. Sogar der Tod kann auf diese Weise gesehen werden.

zu reisen!

Wenn mein Bewusstsein auf diese beiden Zeitachsen trifft, einer aus der Vergangenheit und einer aus der Zukunft, stelle ich mich dem doppelten Strom der Zeit. Das ist ein sehr wichtiges und okkultes Geheimnis. Ich werde es in diesem Buch nicht weiter ausführen, außer so viel, dass es innerhalb der Elementaren Welt der Bäume erlebt werden kann.

Wenn die Vergangenheit in mein Bewusstsein eintritt, ähnelt sie der Begegnung mit einem ahrimanischen Dämon oder Geist, und wenn ich der Zukunft begegne, ist es wie eine Begegnung mit einem luziferischen Dämon oder Geist.

Wenn ich in diesen Strömen in die Vergangenheit reise, sehe ich seltsame und sich verändernde Pflanzenformen, Pflanzenformen, die man seit Millionen von Jahren nicht mehr gesehen hat.

Mit dieser Reise-Technik kann ich die Blattformen aus der alten Silurischen Zeit untersuchen[17].

Einmal verlor ich mich total in der Vergangenheit. Normalerweise kann ich aus den beschriebenen "streaming black snakes" einfach heraustreten, aber diesmal war es unmöglich. Ich bin in der Vergangenheit verschwunden. Ich öffnete meine physischen Augen, aber ich konnte die Gegenwart immer noch nicht sehen. Ich war wirklich in der Vergangenheit. Ich sah mit offenen Augen, wie die Dinosaurier an mir vorbeigingen, als ob ich tatsächlich dort wäre (ich glaube wirklich, dass es so war).

Ich sah die alten Formen von Bäumen und Pflanzen um mich herum wachsen und ich wurde immer weiter zurück in der Zeit gezogen. Ich begann Angst zu bekommen. Ich versuchte mehrere Methoden, um in die heutige Zeit zurückzukehren, war aber völlig außerstande, dies zu tun. Nach langer Zeit gelang es mir, mit Hilfe alter Sámi-Rituale zurück zu kommen.

---

[17] Die Silurische Zeit ist eine geologische Periode und ein System, das sich vom Ende der Ordoviziumzeit, vor 443,8 Millionen Jahren (Mya), bis zum Beginn der Devonzeit, 419,2 Mya, erstreckt.

Dann begann ich zu verstehen, wie dieses dunklere Gitter oder Matrix von "Schlangen" erschaffen wurde.

Sie alle werden von den bösen oder egoistischen Taten der Menschen geschaffen und von den aufwärts strömenden Kräften der tieferen Schichten der Erde gespeist. Wenn der Mensch, der den elementaren Dämon erschaffen hat, tot ist, bleibt die Gitterlinie. In diesem Zeitraum kann es bei anderen Menschen oder Tieren, die zufällig dort schlafen oder dort leben, wo die Linien verlaufen, zu Krankheiten oder Unbehagen führen. In einem späteren Leben, wenn der Macher der Linie reinkarniert ist, wird der Geist dieses reinkarnierten Menschen an den Ort gezogen, an dem die Linie wartet. Wenn er oder sie dann wieder in die Gegend kommt, in der er die Sünde begangen hatte, verbinden sich die Gitterlinien (Dämonen) mit dem Menschen, der sich dann an die vergangenen Taten erinnert. In der Kriminologie ist bekannt, dass der Täter immer zum Tatort zurückkehrt.

Die Linien sind wirkliche Elementare, sie sind barmherzig , dämonisch oder bösartig und verbunden mit unserem Karma. Wenn ihre Macher in der Jenseitswelt sind, können die Dämonen andere Menschen verfolgen, während sie darauf warten, dass ihre "Macher" wiedergeboren werden.
Diese Linien oder Gitter enthalten die ganze Geschichte unseres Lebens. Als solche können sie **"Die Akasha-Chronik"**[18] genannt

---

[18] Akasha (Sanskrit ākāśa) ist ein Begriff für "æther" in der traditionellen indischen Kosmologie. Der Begriff wurde auch im westlichen Okkultismus und Spiritualismus im späten 19. Jahrhundert übernommen. Das Sanskritwort leitet sich von einer Wurzel kāś ab, die "sichtbar sein" bedeutet. Es erscheint als ein männliches Substantiv im vedischen Sanskrit mit einer entgegen gesetzten Bedeutung wie "Leerer Raum, Leere".
Im klassischen Sanskrit hat das Hauptwort ein neutrales Geschlecht und kann das Konzept von "Himmel; Atmosphäre" (Manusmrti, Shatapathabrahmana) ausdrücken. In der klassischen vedantischen Hindu-Philosophie erhält das Wort seine technische Bedeutung von "einer ätherischen Flüssigkeit, die den Kosmos durchdringt". In vielen modernen indo-arischen Sprachen hat das entsprechende

werden. Karma und die Akasha-Chronik sind in diesem Raster verwoben, und als solche sind sie zwei Teile oder Realitäten des gleichen Gitters.

Und die ganze Welt ist voll von diesen Dämonen, diesen dämonischen Gittern, die von den aufwärts strömenden ahrimanischen Kräften aus der Tiefe gespeist werden.

Sie sind vielfältig in ihrem Erscheinungsbild. Manche wurden durch Gier erschaffen, manche durch Wut, Mord, Gewalt, Eifersucht oder durch Schmerz oder Kummer.

Im altnordischen Buch "Edda"[19] wird eine ähnliche Struktur oder Erscheinung beschrieben, die sich auf die "Nornes"[20] bezieht. Die

---

Wort (oft gerendert Akash) im Allgemeinen die Bedeutung von "Himmel". Die westliche religiöse Philosophie, die Theosophie genannt wird, hat das Wort Akasha als ein Adjektiv populär gemacht, durch den Gebrauch des Ausdrucks "Akashic Aufzeichnungen" oder "Akashic Bibliothek", sich auf ein ätherisches Kompendium aller Kenntnisse und Geschichte beziehend. Scott Cunningham (1995) verwendet den Begriff Akasha, um sich auf "die spirituelle Kraft zu beziehen, von der Erde, Luft, Feuer und Wasser herkommen". Ervin László in Wissenschaft und das Akasha-Feld: Eine integrale Theorie von allem (2004), basierend auf Ideen von Rudolf Steiner, postuliert "ein Informationsfeld" als die Substanz des Kosmos, die er "Akasha-Feld" oder "A- Feld".

[19] Der Begriff "Edda" (/ ɛdə /; Altnordisch Edda, Plural Eddur) gilt für die altnordische Edda und wurde angepasst, um die Gedichtsammlung zu ergänzen, die als die poetische Edda bekannt ist, der ein Originaltitel fehlt. Beide Werke wurden im 13. Jahrhundert auf Isländisch in Island niedergeschrieben, obwohl sie Material aus früheren traditionellen Quellen enthalten, die bis in die Wikingerzeit reichen. Die Bücher sind die Hauptquellen der mittelalterlichen skaldischen Tradition in der isländischen und nordischen Mythologie.

[20] Die Nornen (altnordisch: norn, plural: nornir) sind in der nordischen Mythologie weibliche Wesen, die das Schicksal von Göttern und Menschen regieren. Sie entsprechen grob den anderen Wächtern des menschlichen Schicksals, den "Parzen" (drei römische Schicksalsgöttinen), in anderer europäischen Mythologie. Laut Snorri Sturlusons Interpretation der Völuspá kommen die drei wichtigsten Norns, Urðr (Wyrd), Verðandi und Skuld, aus einer Halle, die am Brunnen von Urðr (Schicksalsbrunnen) steht

Alten Wikinger "sahen", dass wenn ein Kind geboren wurde, ein "Netz" auf das Kind wartete.

Drei Frauen warteten darauf, das Kind mit diesem Netz zu verbinden, welches das Karma dieses kleinen Kindes war. Die Namen der drei Frauen waren Vergangenheit, Gegenwart und Zukunft (Vilje, Ve und Verdande). Die "Nornes" hatten auch eine Schere, um den Faden zu durchschneiden, wenn die Aufgabe dieses Lebens erfüllt war. Diese Beschreibung ist für mich eine genaue Beschreibung des Netzes, das ich beobachte, die Ursache seiner Existenz und wie es erschaffen wird.

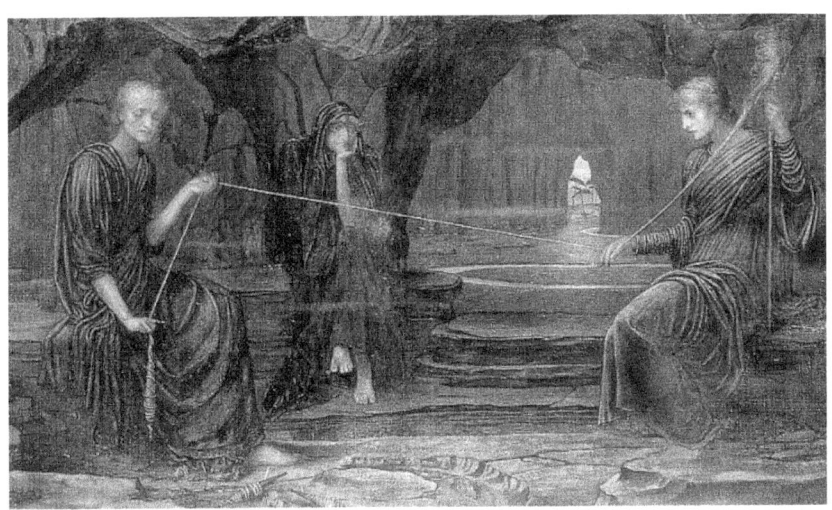

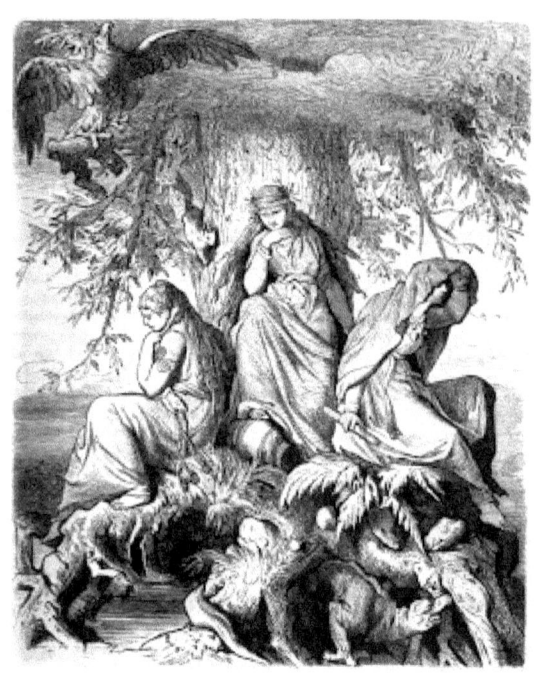

Als ich mich darauf konzentrierte, das zu verstehen, sah ich den Zusammenhang zwischen "Erdstrahlung" und Menschen deutlicher. Ich sah, wie die Handlungen des Menschen die Schlangen / Dämonen erschaffen oder anzogen und wie diese Dämonen Krankheiten und Katastrophen im Menschen verursachten.

Solche Dämonen können auch Krankheiten bei Menschen verursachen, die in der Nähe leben oder denen beistehen, die die Dämonen tragen. Wir haben im Laufe der Zeit beobachtet, dass das Leben oder Schlafen auf "Erdstrahlung" Krankheiten verursachen kann, und dass es auch unmöglich ist, sich von den Dämonen zu befreien, es sei denn, Sie wissen wie (siehe Kapitel 6).

Dämonen werden auch durch Gewalttaten gegenüber der Natur geschaffen.

Wenn wir einen Baum fällen, wenn wir Unkraut oder Insekten mit Hilfe von Chemikalien töten (Roundup), wenn wir eine gesunde Kuh oder ein gesundes Pferd schlachten, wenn wir ganze Waldgebiete mit riesigen Maschinen roden, werden starke disharmonische Dämonen erschaffen.

Zusammenfassung

• All unsere Handlungen aus Leidenschaft, wie Gier, Hass, Eifersucht und Wut, erzeugen Luziferische Dämonen.
• Alle Taten, die mit Hilfe von Maschinen, kalten Gedanken, in Schlachthöfen oder beim Fällen von Bäumen ausgeführt werden, erschaffen ahrimanische Dämonen.
• Alle Taten, die die Wahrheit verraten, Menschen in die Irre führen oder Religionen zu verändern suchen, erschaffen azurische Dämonen.

Wir können sagen, dass Dämonen mit einem niedrigeren Rang als Menschen, besonders jene der 3 Elementarregionen, vom Menschen erschaffen wurden.

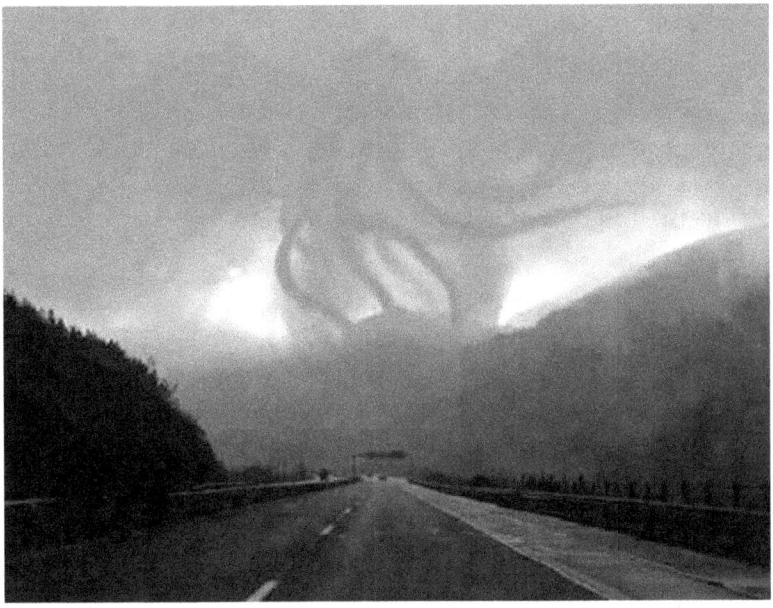

So verstehen wir jetzt die verschiedenen Arten von "Erdstrahlung".

1. Elektromagnetische Strahlung von der Erde selbst (Strahlung von der Entwicklung der Erde).
2. Strahlung von den 9 (12) Schichten (siehe Seite 162) der Erde, hauptsächlich von ahrimanischen Kräften beeinflusst.
3. Elektromagnetische Strahlung durch menschliche Technologie (Hochspannungsmasten oder Mobiltelefone).
4. Spirituelle Strahlung von Handlungen, die an der Stelle durchgeführt wurden, wo die Strahlung gefunden wird (gewöhnlich "Geopathische Strahlung" genannt), wird hauptsächlich von ahrimanischen Dämonen verursacht. Sie haben einen großen Einfluss auf die Entstehung von Krankheiten.
5. Spirituelle Strahlung (sowohl luziferische als auch ahrimanische Dämonen), die dem einzelnen Menschen folgt. Sie verursachen Krankheit hauptsächlich für die betreffende Person.
6. Strahlung aus dem Kosmos (von höheren Wesen vieler Arten, unter anderen dämonischen, himmlischen oder planetarischen Wesen).
7. Und so weiter ....

Die offensichtlichen und nachweisbaren Effekte der "Erdstrahlung".

Historischer Hintergrund.
Strahlung von der Erde und von Grundwasseradern (natürliche Wasseradern in unterirdischen Felsspalten) hat eine lange Tradition. Ein früher Bezug dazu findet sich in den Büchern Moses. Die Geschichte erzählt von den Israeliten, die in der Wüste dürsten. Moses nahm seinen Stock und schlug den Felsen, und heraus strömte Wasser. Der deutsche Ausdruck "Routenschläger" (etwas mit einer Rute treffen oder schlagen) nimmt Bezug auf die europäische

Tradition von Rutengängern, die Zweige oder Y-Stöcke von der Hasel oder anderen Bäumen verwenden, um Wasser oder Metalle in der Erde aufzuspüren.

Es gibt viele Hinweise auf solche Ereignisse im Laufe der Geschichte. In China wird erwähnt, dass Kaiser Kuanggu (2400 v. Chr.) Gesetze darüber erlassen hat, wie Land, auf dem Häuser gebaut werden, zuvor in Bezug auf geopathische Strahlung untersucht werden sollte. Fengshui Yingli (风水 应力) ist der chinesische Ausdruck für Geopathischen Stress. Es bedeutet wörtlich Wind und Wasser Stress. Das chinesische Fengshui-System (Lit: Wind and Water) beinhaltet auch eine Untersuchung des Gebietes nach geopathische Linien. Diese wurden Drachenpfade (Longlu 龙 路) oder Drachenkanäle / Gefäße (Longmai 龙脉) genannt. Wo diese Linien / Wege sich kreuzen, wirken die Dämonen bei einer Verschlimmerung einer Krankheit mit - Dämonen, die im Körper der Person, die dort schläft, verweilen. Fengshui wird noch heute verwendet, um Türen, Fenster, Zimmer, Spiegel, Betten, Arbeitsbereiche, Windspiele usw. in den Innenräumen von Häusern, Geschäften oder Hotels usw. anzuordnen. Es zielt darauf ab, den besten Fluss natürlicher Energie im ganzen Gebäude zu erreichen; verbannen, lösen oder Vermeiden geopathologischer oder schädliche Erdenergien wo immer möglich. Mehrere indische Kulturen in Nordamerika haben die gleichen Regeln. Wenn ein Zelt aufgebaut oder ein Lager gebaut werden sollte, muss man sich zuerst setzen und mit den Geistern darüber reden, ob es der richtige Ort war oder nicht. Diese Praxis findet sich besonders bei den Hopi-Indianern in Amerika. In Indien finden wir die gleiche Tradition; dort ist es sehr wichtig ist, den richtigen Platz für ein Bett zu finden. Mehrere Holzschnitzereien aus dem 14.-16. Jahrhundert zeigen Wünschelrutengänger (Branch-Bearers) auf der Suche nach Erdstrahlen verschiedener Art.

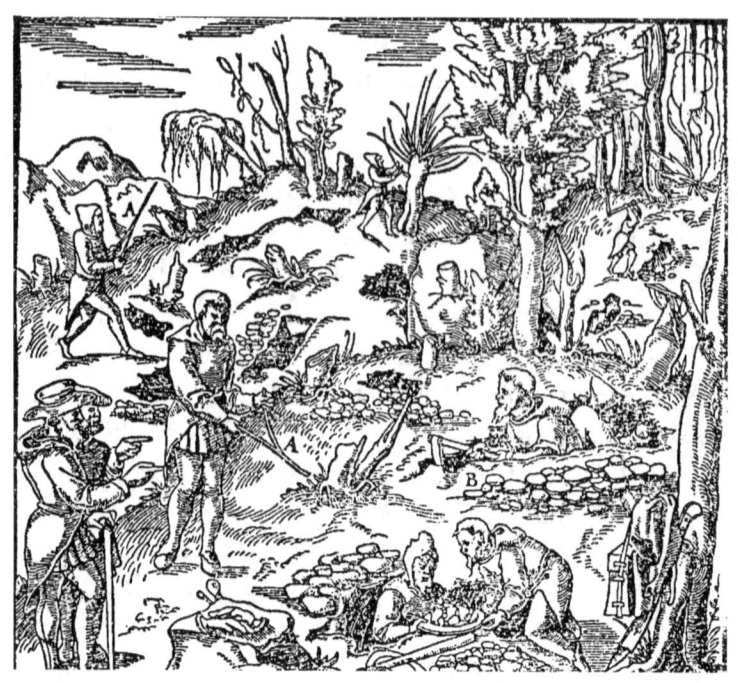

Abbildung von "Wünschelrutengängern" aus dem Jahre 1494.

Die elektromagnetischen Felder der Erde ("physikalische" Erd-Strahlung).

Bezugnehmend auf die berühmten amerikanischen Forschungen von Dr. Becker sind die wesentlichen Schlussfolgerungen (von mir modifiziert mit den dämonologischen Erklärungen):

• Das elektromagnetische Feld der Erde selbst steht im Zusammenhang mit der Zusammenwirken (elektrisch = ahrimanisch, magnetisch = luziferisch) sowohl der ahrimanischen als auch der luziferischen Dämonen, die physisch geworden sind.
• Über Jahrmillionen haben sich unsere Biorhythmen in den fluktuierenden elektromagnetischen Feldern der Erde (Erd-Strahlung) entwickelt und sind von diesen Feldern abhängig. Wir sind in der Tat abhängig von der Existenz von Ahriman und Luzifer, um uns als Menschen in voller Freiheit zu entwickeln.
• Krankheit tritt auf, wenn die physische Erdstrahlung, insbesondere die von Menschen verursachte Erdstrahlung, zu stark ist. Dann entwickeln sich degenerative Krankheiten, wenn die ahrimanischen Dämonen am stärksten sind, und ansteckende Krankheiten, wenn die luziferischen Dämonen überwiegen.

Bio-Rhythmen

Biorhythmen leiten den Körper und die Vielfalt unserer Lebensprozesse (Herz-Prozess, Lungen-Prozess, Leber-Prozess, Menstruationszyklus etc.).

Die Lebensrhythmen, die wir annehmen (unsere üblichen Muster oder Zeiten zum Schlafen, Essen und Arbeiten usw.) beeinflussen unsere Körperfunktionen und energetische Ausdauer und umgekehrt.

Die Umwelt-Erdstrahlung umfasst elektrische Felder, Radio,

Fernsehen, Laptops, Computer, Geräte, Mikrowellen, Hochfrequenzstrahlung wie Alpha, Beta- und Gammastrahlung, kosmische Strahlung und andere geopathische Strahlung. Alle diese Arten von Strahlung beeinflussen uns. Wir begegnen diesen Einflüssen in unserem täglichen Leben als Klang, Licht und anderen elektromagnetischen und spirituellen Strahlungen. Unsere fünf Sinne (Sehen, Hören, Berühren, Schmecken und Riechen) nehmen solche Strahlungsformen normalerweise nicht wahr, aber über unseren 6. Sinn oder über eine Wünschelrute können wir sie wahrnehmen.

All diese Arten von Erdstrahlen interferieren miteinander. Sie erzeugen komplizierte Muster, die die Organe des Körpers, die Prozesse und den Biorhythmus beeinflussen. Daher variiert der Einfluss von Individuum zu Individuum und von Ort zu Ort. Aus diesem Grund können wir nicht vorhersagen, welcher Mensch oder welches Tier Störungen entwickeln wird, wo sich die Störungen manifestieren oder welche spezifischen Störungen auftreten werden. Trotzdem ist es sehr wichtig, dass wir die Ursache diagnostizieren können.

An dieser Stelle muss ich wieder meine eigenen dämonologischen und geisteswissenschaftlichen Betrachtungen einfügen. Zwei der wichtigsten Faktoren bei der Entwicklung von Krankheiten durch den Einfluss der beschriebenen Erdstrahlen sind:

1. Die Stärke und Virulenz der Dämonen hinter der elektrischen, magnetischen oder spirituellen Strahlung, die an einem bestimmten Ort vorhanden ist.
2. Die Verletzlichkeit der drei Auren, die uns umgeben; die Ätherische, die Astrale und die Bewusstsein- (I) -Aura. Viele Menschen, die besonders empfindlich auf die Strahlung der Erde reagieren, haben "Löcher" in ihrer Aura (n), durch die die dämonischen Einflüsse eintreten (und verlassen) können.

Ich habe beobachtet, dass fast alle Menschen, die gegenüber der Erdstrahlung überempfindlich sind, deutliche Löcher in ihren Auren haben, die geschlossen werden müssen, wenn sie die Chance haben sollen, wieder gesund zu werden.

Diese Schließung kann hauptsächlich durch das Verstehen der Ursache des Loches bewirkt werden. Sie kann durch ein früheres Trauma, Missbrauch von Drogen oder durch unmoralische / falsche Gedankenformen entstanden sein. Man kann die Löcher aber auch durch physikalische Mittel wie Umhüllungen mit Wolle oder Torf schließen.

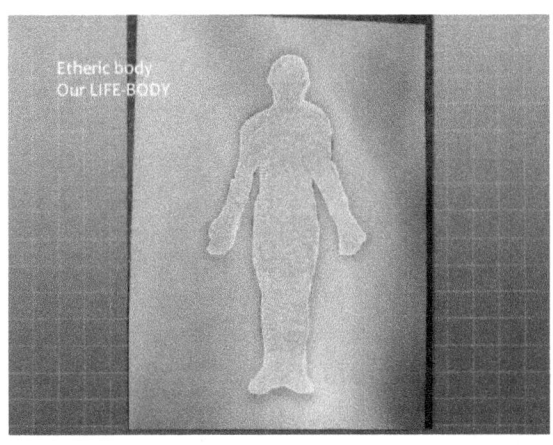

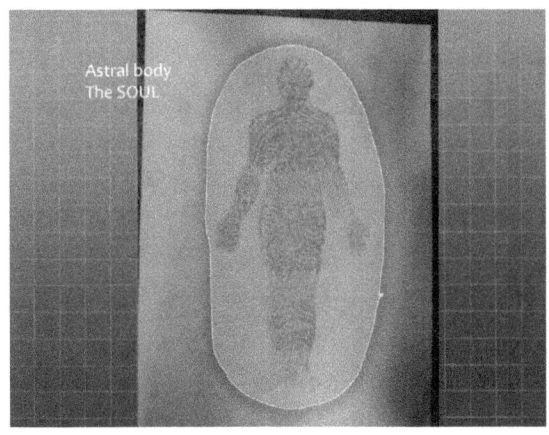

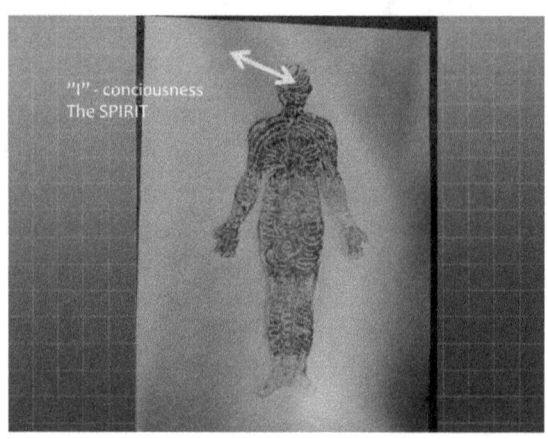

Beispiel

Eine in Florida arbeitende Veterinärkollegin hatte mehrere chronische Probleme mit ihren Knien, ihrem Bauch und ihrer Ausdauer. Sie war bei mehreren sehr erfahrenen Therapeuten gewesen, aber ihre Behandlungen hatten die Symptome verschlechtert. Sie ist nach Norwegen geflogen, um meine Hilfe zu suchen. Ich diagnostizierte, dass die Ursache ihrer Probleme darin lag, dass die Energie ihres Oberkörpers nicht zu ihrem Unterkörper abfloss. Als ich ihr das erzählte, sagte sie, dass die anderen Therapeuten die gleiche Ursache diagnostiziert hätten, aber dass ihre Behandlungen ihre Symptome nur schlimmer gemacht hätten.

Ich richtete meinen spirituellen Blick auf ihre Knie und sah deutlich ein Loch dort, durch die Energie austrat. Dieses Loch wurde von einem Dämon verursacht und aufrecht gehalten, der von ihr (meiner Kollegin) geschaffen wurde, weil sie einmal die Kniescheiben des Pferdes eines Klienten misshandelte.

Zu dieser Zeit wusste ich nicht, dass die einzige dauerhafte Lösung für ein solches Problem darin besteht, den Dämon um Verzeihung für den Fehler meiner Kollegin zu bitten. Also bat ich sie, eine Schicht Wolle über das Loch zu legen. Dies funktionierte sehr gut, aber sie musste die Verpackung ein Jahr lang tragen, bevor sie geheilt wurde. Ihre Symptome verschwanden jedoch sofort.

Dr. Becker kommt zu dem Schluss, dass es wichtig ist, **normale** Erdstrahlen und Magnetfelder nicht zu stören und, soweit wie möglich, künstliche und sehr starke natürliche Felder zu meiden.

Soweit möglich, sollten wir:
• Starke künstliche Strahlung von Mobiltelefonen, Hochspannungskabeln und Transformatoren und elektrischen Geräten usw. vermeiden.
• Starke geopathische Strahlung, insbesondere über Grundwasseradern oder anderen starken geopathischen Strahlen meiden, die aufgrund alter Fehlhandlungen entstanden sind, die an diesem Ort durchgeführt wurden.

Wir sollten versuchen, unsere Fähigkeit zu entwickeln, diese Störungen zu erkennen (oder Hilfe von anderen in Anspruch zu nehmen). Wir sollten auch so viele Menschen wie möglich aufklären, dass diese schädlichen Auswirkungen existieren.

Nachstehend sind einige der Symptome und Auswirkungen zusammengefasst, die man als Folge der chronischen Exposition gegenüber übermäßiger Strahlung der Erde oder geopathischer Strahlung erwarten kann, insbesondere ausgelöst durch kreuzende Grundwasseradern oder von dämonischen Kräften, die mit menschlichen Taten verbunden sind.

• Wenn die ahrimanischen Kräfte die Oberhand gewinnen, entwickeln sich sklerotische und kalzifizierende Krankheiten.
• Wenn die luziferischen Kräfte die Oberhand bekommen, kommt es zu Infektionen und Fieber.
• Wenn die azurischen Kräfte die Oberhand gewinnen, werden mentale Störungen wie Egoismus und Selbsterhöhung vorherrschen.

Heute sind die ahrimanischen Kräfte am stärksten[21].
Vor einigen Jahrhunderten waren die luziferischen Kräfte die stärksten.
In Zukunft werden die azurischen Kräfte vorherrschen.

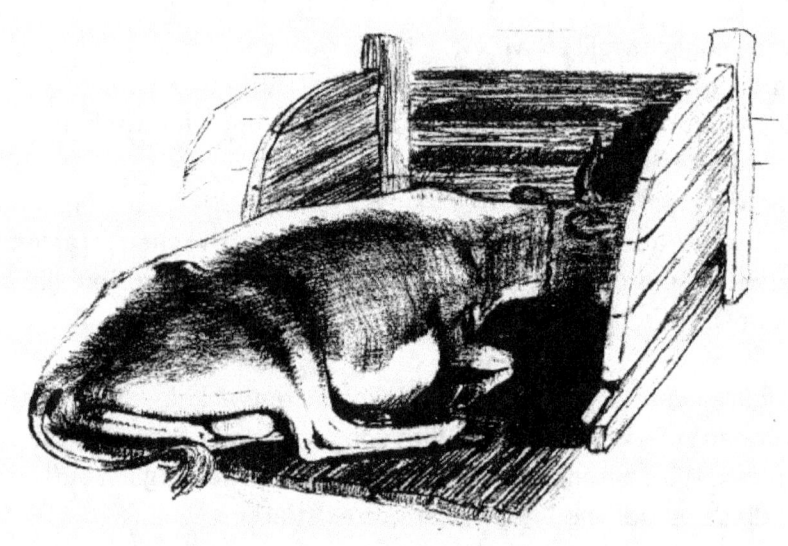

---

[21] Krebs wird oft durch den ahrimanischen Dämon verursacht, der den luziferischen Dämon überwältigt. Therapien wie Kunsttherapie und die Verwendung von Cannabisöl stimulieren den luziferischen Dämon und stellen ein Gleichgewicht zwischen den beiden Kräften her und können so eine heilende Wirkung auf Krebs haben.

Auswirkungen der geopathischen Strahlung.

Pflanzen

Auswirkungen von geopathischem Stress auf Pflanzen verursachen verdrehtes Wachstum bei Bäumen und tote oder verkümmerte Lücken in Alleen. Obstbäume sind am empfindlichsten; Rothölzer und Eschen sind am widerstandsfähigsten. Gartenhecken können die Wirkungen der geopathischen Strahlung deutlich zeigen: einige der Hecken-Sträucher sterben ab oder verkümmern. Betroffene Sträucher haben weniger und kleinere Blätter. Die Hecke sieht nicht gesund aus und sieht uneben aus, mit einigen Lücken.

Die ersten Berichte über die Wirkung der geopathischen Strahlung auf Pflanzen kamen Ende des 19. Jahrhunderts aus Deutschland. Obstbäume, insbesondere Apfelbäume, versuchen Geopathische Strahlung zu vermeiden. Sie werden krumm, deformiert und unproduktiv. Der Stamm kann sich teilen und die Zweige, die direkt über dem Strahlungsgebiet wachsen, werden deformiert. Kirsch- und Süßkirschenbäume haben entwickeln sich verkümmert, oder mit Fehlbildungen von Ästen und Ranken, wie wir sie oft bei Birken sehen.

Geschwüre oder Tumore auf Birken sind ziemlich häufig in Gebieten mit geopathischem Stress, wo ganze Gruppen von Birken mit so genannten "Krähennestern" gefunden werden können. Es ist bewiesen, dass Viren diese Tumore auf Bäumen verursachen, aber dies erklärt nicht, warum einige Bäume angegriffen werden und andere nicht. Es ist das gleiche bei Menschen und Tieren; Viren und Bakterien umgeben uns, aber Krankheiten können nur unter bestimmten Bedingungen auftreten. Stress schwächt das Immunsystem von Pflanzen und Tieren und lässt Bakterien, Viren und Pilzinfektionen gedeihen.

Es ist am wichtigsten, nicht zu versuchen, die Krankheit als Folge der Viren oder Bakterien per se zu erklären, sondern eher durch stressinduzierte Immunsuppression, d. h. Durch eine Verringerung der Resistenz des Wirtes gegen diese Organismen.

Immunsuppression tritt auf, wenn wir über einen langen Zeitraum einer exzessiven Erdstrahlung ausgesetzt sind, d. h. Geopathische Strahlung, elektrische Installationen, TV- oder Heizkabel im Boden usw..

Geopathischer Stress kann dazu führen, dass ein Blitz Bäume trifft. Wie der Stromfluss suchen Blitze den "Weg des geringsten Widerstands" Die Orte, wo sie den Boden treffen, sind kein Zufall; es sind Orte, an denen der elektrische Widerstand am niedrigsten ist, d. h. wo die Leitfähigkeit am höchsten ist.

Bäume, die vom Blitz getroffen werden, befinden sich normalerweise direkt über oder in der Nähe von geopathischen Linien. Eichen wachsen gerne in der Nähe von Grundwasser, daher ihre Attraktivität für Blitzeinschlag. Ältere Bäume gedeihen an feuchten Orten, besonders an Flussufern, und werden von geopathischem Stress angezogen.

Tiere
In meiner Praxis habe ich es fast unmöglich gefunden, Tiere oder Menschen erfolgreich zu behandeln, wenn sie einem auslösenden Stressor wie geopathischer Strahlung ausgesetzt bleiben. Im Gegensatz dazu verbessern sich meine klinischen Ergebnisse erheblich, wenn ich dem Besitzer oder dem Patienten zeigen kann, wie man dem Stressor entkommt. Chronischer Stress und geopathische Strahlung vermindern die Immunkompetenz und schwächen das Immunsystem.

Tiere, die sich frei bewegen können, scheinen Gebiete mit schädlicher Strahlung zu meiden. Dies ist bei den meisten Haustieren der Fall. Tiere sind jedoch oft gezwungen, über längere Zeit in Gebieten mit ungünstigen elektromagnetischen Feldern oder geopathischen Strahlungsgebieten zu bleiben. Dies verursacht Stress und Krankheit, genannt geopathischer Stress. Tiere, die chronisch der geopathischen Strahlung ausgesetzt sind, sind anfälliger für Infektionen, Ketose und Unfruchtbarkeit. Sie entwickeln sich schlechter als solche, die ihr nicht ausgesetzt sind. Denoch suchen Kühe, die kurz vorm Kalben sind solche Zonen auf den Feldern auf und legen sich dort hin, um ihre Kälber zu bekommen.

Tiere, die Strahlung suchen

Bestimmte Tiere, wie Eulen, Fledermäuse und Katzen, suchen nach Gebieten mit starker Strahlung für ihre Wohnstätten. Traditionell wurden diese Tiere mit Dunkelheit oder bösen Mächten in Verbindung gebracht (da spirituelle Strahlung mit Karma verbunden ist und Karma oft als böse betrachtet wird). Auch andere Tiere, wie Ameisen, Bienen und Wespen, zeigen Affinität zur Strahlung der Erde. Bienen, die schwärmen, lassen sich oft in Bäumen nieder, die über starke Strahlungsbereiche wachsen. Bienenstöcke, die über kreuzende Grundwasseradern gelegt werden, produzieren mehr Honig als Bienenstöcke, die von diesen Zonen entfernt stehen. Ameisenpfade folgen gewöhnlich einer Wünschelreaktionslinie, und wir können oft die Linien der Strahlung daran erkennen, wie die Wege der Ameisen aus dem Nest herausführen.
Experimente wurden durchgeführt, um die Ameisennester vor geopathischer Strahlung zu schützen, und das Ergebnis war, dass die Ameisen das Nest im folgenden Jahr verließen. Sie zogen es vor, nicht in einem Nest zu bleiben, das keiner Strahlung ausgesetzt war (Rupert Sheldrake). Eine andere mögliche Erklärung dafür ist, dass ein Nest über einer starken Wünschelrinne normalerweise direkt darunter eine Wasserader hat.

Ich habe oft beobachtet, dass von Moskitos gebissene Menschen genau am pathologischen Punkt genau am Akupunkturpunkt gebissen werden, der behandelt werden muss.

Das bestätigt für mich die Verwandtschaft der Insekten mit der pathologischen ahrimanischen Erdstrahlung, den damit verbundenen Krankheiten und der achten Sphäre. Insekten werden von

Krankheiten angezogen, besonders von denen der Ahrimanischen Dämonen.

Was ist die achte Sphäre?

Um diesen Begriff zu verstehen, müssen wir wissen, dass die achte Sphäre unter Menschen mit spirituellem Interesse nicht sehr bekannt ist und nicht richtig verstanden wird. Für diejenigen, die das Konzept kennen, ist es ziemlich beängstigend. Es ist die Sphäre, in der sich alle ahrimanischen Taten, Gedanken und Konzepte in einem separaten physischen Planeten materialisieren, der in ferner Zukunft auf Grund der gemeinsamen Entwicklung des Universums und der Menschheit abgespalten wird. Dort enden die Taten ohne Seele oder Bewusstsein. Es scheint mir auch ein Ort zu sein, an dem all unsere Erfahrungen mit synthetischen Drogen, synthetischen Zusätzen, pharmazeutischen Medikamenten oder künstlichem Essen stattfinden. Auch unsere Arbeit und Beschäftigung auf dem Gebiet der Computertechnologie - Maschinen ohne Seele - Diskussionen auf Facebook, Gespräche durch Mails und alle leblosen Computerinteraktionen, in die die Seele nicht eintreten kann, landen in der achten Sphäre. Viele Okkultisten haben über die achte Sphäre gesprochen und geschrieben, aber es gab viele Unstimmigkeiten und Diskussionen darüber, was sie ist, wo sie ist und wie sie organisiert ist.
Einige denken, dass sie mit unserem Mond verbunden ist, manche glauben, sie sei "unter der Erde".

Rudolf Steiner hat einige Vorträge zu diesem Thema gehalten:

1. Die okkulte Bewegung im 19. Jahrhundert, Vortrag 4, Oktober 1915, gehalten in Dornach, GA 254.
2. Die okkulte Bewegung im 19. Jahrhundert, Vortrag 5, Oktober 1915, gehalten in Dornach, GA 254.
3. Grundlagen der Esoterik, Vortrag14, gehalten in Berlin im Oktober 1905, GA93a

4. Grundlagen der Esoterik, Vortrag 18, gehalten in Berlin im Oktober 1905, GA93a

In diesen Vorträgen sagt Steiner etwa folgendes; "Um das richtig zustellen, gehört die "Achte Sphäre" zu unserer physischen Erde. Wir sind überall umgeben von den Vorstellungen in die mineralisches Material fortdauernd hineingezogen werden soll. Seine Substanz ist viel dichter als die anderen mineralisierten Substanzen. Seine Dichte ist von einem viel dichteren physisch-mineralischen Charakter, als es irgendwo auf der Erde existiert. Daher können Luzifer und Ahriman es nicht in ihre Imaginationswelt auflösen. Diese Kugel umkreist einen Globus aus dichter Materie, fest und unzerstörbar.

Eine andere Erklärung, dass Insekten von der dämonischen Wirkung der spirituellen oder elektromagnetischen Strahlung angezogen werden, könnte sein, dass alle Lebensformen in der achten Sphäre insektenartig sind (siehe den Anhang über die Auswirkungen verschiedener Drogen)

Selbst wenn "normale" Tiere geopathische Strahlungslinien meiden, folgen sie oft solchen Linien auf ihren Wegen, oder wie in der neueren Untersuchung, die von Rutengängern durchgeführt wurde, gezeigt wird, werden die geopathischen Linien genau dort erzeugt, wo Menschen oder Tiere unterwegs sind. Eine ältere Erklärung dafür war, dass es für Tiere natürlich ist, sich dort fortzubewegen, wo es am leichtesten geht, da das Pflanzenwachstum auf diesen Linien geringer ist. Deshalb können wir nicht sagen, ob sie dem Strahlungsweg folgen, oder vielmehr den Weg des geringsten Widerstands wählen.

Es gibt zunehmend mehr Beweise und Beobachtungen, die darauf hindeuten, dass die geopathische Strahlung durch die Aktivitäten des Menschen selbst erzeugt wird.

Zum Beispiel glaubten die "alten" Wünschelrutengänger, dass fast alle alten Kirchen über Leylinien gebaut waren oder in strenger Beziehung zu diesen Linien oder anderen Formen geopathischer Strahlung standen. Dasselbe wurde auch bezüglich alter Wege, Straßen, Grabstätten und Kultstätten heraus gefunden.

Um dies zu untersuchen, verfolgte eine Gruppe skandinavischer Rutengänger, darunter auch ich, die Entwicklung aller energetischen Muster bezüglich neu gebauter Kirchen und Straßen genau. Wir haben dann etwas Erstaunliches entdeckt. Das Strahlungsraster wurde erst organisiert und erstellt, als der Bau voranschritt. Das Gebiet, in dem eine neue Kirche gebaut werden sollte, konnte völlig sauber und frei von der Erdstrahlung sein, aber nachdem die Kirche gebaut wurde, war das gleiche Strahlungsmuster, das normalerweise in Verbindung mit alten Kirchen gesehen wird, dort vorhanden.

Einmal habe ich das Gleiche auf einer biologisch-dynamischen Farm in Vestfold, Norwegen, erlebt. Der Landwirt Asbjørn Lavoll sollte die Wirkung verschiedener Arten von Naturdünger untersuchen. Wir haben einen "sauberen" Bereich gefunden, so dass die verschiedenen Arten von Strahlung nicht das Ergebnissen beeinflussen sollten. Ich stand da und beobachtete, wie Lavoll mit seinen experimenten fortfuhr. Aber sobald er die verschiedenen Quadrate erstellt hatte, die im Versuch benutzt werden sollten, erschien ein starkes Strahlungsmuster. Diese Strahlung war verbunden mit dem Planeten Saturn und dem Metall Blei. Solche Muster werden oft gesehen, wenn eine materialistische Denkweise eine spirituellere Denkweise ausschließt. Die Absicht des Bauern, rechteckige Quadrate zu machen, in denen er die Wirkung verschiedener spirituell aufbereiteter Düngemittel vergleichen sollte, drückte sich als ein ahrimanisches Gitter spiritueller Kraft aus und zog seine Kraft aus dem Saturn.

Diese Ergebnisse ähneln sehr den neuesten Ergebnissen quantenphysikalischer Versuchen, bei denen die Ergebnisse der Untersuchungen stark von den Köpfen der Forscher beeinflusst werden.

Dies deutet darauf hin, dass der menschliche Geist die primäre Quelle dieser Ley-Linien und anderer spiritueller Strahlung ist, die allgemein als geopathologischer Einfluss bezeichnet wird.

Wie bei Tieren wirkt sich eine übermäßige oder qualitativ negative Erdstrahlung (geopathische Strahlung oder andere Felder) negativ auf den Menschen aus. Die "Wünschelruten-Literatur" in vielen Ländern enthält eine Litanei von Hunderten von Störungen, die geopathische oder schädliche Erdstrahlen hervorrufen können. Dazu gehören Schlaflosigkeit, Neurasthenie, Depression, plötzlicher Kindstod, Asthma, Arthralgie, Arthritis, Krebs, degenerative Erkrankungen wie Multiple Sklerose usw.

Ich habe viele Beispiele in meiner Praxis gesehen.

Beispiele

• Kinder, die seit Monaten weinen und weinen. Wenn ihre Betten einen halben Meter von ihrem ursprünglichen Standort entfernt wird, hören sie sofort auf zu weinen.
• Ältere Menschen mit chronischen Geschwüren und Infektionen, die schnell heilen, nachdem ihre Betten an einen anderen Ort verlegt wurden.
• Ein alter Mann hatte einen kleinen Splitter in seinem Finger, und die Wunde infizierte sich. Die Infektion hat ihn nicht so sehr interessiert, aber als der Finger geschwollen war, ging er zum Arzt. Er bekam Antibiotika, aber die Infektion hörte nicht auf. Er musste den Finger amputieren. In diesem Fall versuchte der Chirurg, so wenig wie möglich zu amputieren, mit dem Ergebnis, dass die Infektion auch die Hand ging. Die Hand wurde dann amputiert, aber die Infektion ging in den Arm. Der Unterarm wurde amputiert, später folgte der Oberarm. Immer noch ging die Infektion weiter ins Gesicht, und als er in mein Büro kam, hatte er keinen rechten Arm mehr und sein Kopf glich einem Blumenkohl. Die Situation war schrecklich. Ich fand heraus, dass er unter einem starken Einfluss eines ortsgebundenen lokalen Dämon (geopathische Strahlung) stand, und

er war stark geschwächt in seiner rechten oberen Äther- und Astralaura. Ich verstärkte die Auren und verordnete dem Mann, sich von dem Ort zu entfernen, an dem er schlief. Die Krankheit hatte mehrere Monate gedauert, aber schon am nächsten Morgen war die Infektion zurückgegangen, und nach ein paar Wochen war die gesamte Infektion verschwunden. Der lokale Dämon sah auch sehr nach dem Dämon der speziellen Bakterien aus, die er sich eingefangen hatte, so dass dies ein Fall von dreifachem Pech war, das diese unglückliche Entwicklung verursacht hatte.

Krebs bei Menschen, die chronisch starken elektrischen Feldern ausgesetzt sind.

Das National Cancer Institute, USA, erklärte am 27. Mai 2016:

"Viele Studien und wissenschaftliche Abhandlungen haben mögliche Zusammenhänge zwischen der Exposition nichtionisierenden EMFs und dem Krebsrisiko bei Kindern untersucht. Die meisten Untersuchungen betrafen Leukämien und Hirntumoren, die beiden häufigsten Krebserkrankungen bei Kindern. Studien haben Zusammenhänge dieser Krebsarten untersucht mit dem Leben in der Nähe von Stromleitungen, mit Magnetfeldern in der Wohnung, und mit der Exposition der Eltern mit zu hohen Magnetfeldern am Arbeitsplatz. Es konnten keine übereinstimmenden Beweise für eine Verbindung zwischen einer Quelle von nicht-ionisierenden EMF und Krebs gefunden worden.

Diese Aussage muss mit großer Skepsis betrachtet werden. Keine Regierung wird zugeben, dass elektromagnetische Felder, insbesondere solche, die durch Stromleitungen verursacht werden, Krebs verursachen können. Dies liegt daran, dass die moderne Industrie vollständig von elektrischer Energie abhängig ist. Ohne

Strom würden Massenarbeitslosigkeit, soziale Unruhen und Anarchie die Wirtschaft und den sozialen Zusammenhalt moderner Gesellschaften zerstören.

Hirntumore und Exposition gegenüber elektrischen Feldern

Ein Kollege in Irland schrieb:
"Vor einigen Jahren wurde festgestellt, dass die Todesrate durch Krebs bei Arbeitern in einem großen nationalen Forschungsinstitut weit über der der Allgemeinbevölkerung liegt. Das Institut hatte mehrere Labore in verschiedenen Teilen Irlands. Eine Untersuchung wurde durchgeführt, um festzustellen, ob die Todesfälle arbeitsbedingt sein könnten. Das Team bestand aus einem Arzt, der auf Umweltmedizin spezialisiert war, und Gewerkschaftsvertretern aus jedem der beteiligten Labore. Ich war einer der Ermittler. Die Exposition gegenüber Laborreagenzien, Gasen, Chemikalien, kanzerogenen Kernmaterialien usw. wurden untersucht. Wir konnten keinen befriedigenden Grund finden, die abnormale Todesrate zu erklären. In einem Labor starben zwei genetisch nicht verwandte Wissenschaftler innerhalb eines kurzen Intervalls. Die Todesursache war in beiden Fällen ein seltener Hirntumor. Beide Männer arbeiteten in benachbarten Büros. Der Sicherungskasten für die Stromversorgung des Labors befand sich direkt vor der Wand eines Büros, und mehrere Stromkabel aus diesem Sicherungskasten liefen direkt über den Köpfen der beiden Männer. Der Arzt hat jegliche Kausalität zwischen dem Krebs der beiden Männern und der Exposition eines elektrischen Feld durch die Kabel über ihren Köpfen ausgeschlossen. Obwohl ich ein erfahrener Forscher und Tierarzt bin und nicht in der Humanmedizin qualifiziert, stimme ich seinem medizinischen Urteil nicht zu. Ich bin überzeugt, dass meine Kollegen an Krebs gestorben sind, ausgelöst durch EMFs, die von den Stromkabeln ausgehen.

Die norwegische Folklore erzählt, wie Elementale in Dämonen verwandelt werden können.

Vor 1900 glaubten die meisten Familien in Norwegen an die Existenz derer, die unter anderem als "Nisser", "Dverger" und "Hulder" bekannt waren.

Es wurde auch geglaubt, dass die Elementare sich in böswillige Wesen wie Dämonen verwandeln können, wenn die Menschen sie nicht richtig und respektvoll behandeln. In diesem Zustand können sie Menschen oder Tieren Schaden zufügen. Deshalb stellen viele Bauern Lebensmittel für die Elementare bereit, besonders zur Weihnachtszeit.

In dem Buch "Herr der Ringe" beschreibt Saruman, wie die "Orchs" (Dämonen) entstanden sind;

"Die Orchs waren einst Elfen, gute und barmherzige Wesen. Sie wurden dann von den bösen Mächten, der Gier und dem Machthunger der Menschen ergriffen, und das machte sie zu bösartigen Wesen. Diese bösartigen Wesen können mit Hilfe der menschlichen schwarzen Magie in noch böswilligere Wesen verwandelt werden "(freie Formulierung nach J. R. R. Tolkien).

Energieproduktion und Dämonen.

Wenn Menschen künstliche Energie produzieren, die aus vielen neuen Quellen stammt (Elektrizität, Kernenergie, Windräder, Sonnenenergie), werden wohlgesinnte Elementale in Dämonen verwandelt oder sogar neue Dämonen erschaffen. Ein Beispiel dafür ist, dass Elementare im Wind von den Windturbinen gefangen werden und dann durch die Technologie zu Dämonischen Ahrimanischen Elementaren verwandelt werden.

Wenn "alte" Energiequellen verwendet werden, wie das Verbrennen von Holz, Kohlen und Ölen, gibt es eine große Anzahl von Elementaren, die "Salamander" genannt werden. Sie werden dadurch nicht in böswillige Elementare verwandelt. Dies geschieht nur, wenn Magnetismus, Elektrizität oder Kernkraft die Quelle der Energie ist.

Feuer, Luft, Erde und Wasser sind die vier Grundelemente der Natur. In jedem der vier Elemente gibt es drei Bereiche oder Ebenen von Elementarwesen, das erste, das zweite und das dritte Reich oder das Königreich der Elementarwesen. Die Wesen des dritten Reiches werden oft Naturgeister genannt. Alle Elementarwesen aus allen drei Bereichen sind die spirituelle Essenz dieses Elements. Die Elementale bestehen aus ätherischer Substanz, die einzigartig und spezifisch für ihr jeweiliges Element ist. Die Wesenheiten des 3. Reiches sind Lebewesen, die oft Menschen ihrer Form nach ähneln, aber in einer eigenen Welt leben. Die Elementarwesen in den Elementarreichen arbeiten hauptsächlich auf der Mentalebene und sind als "Erbauer der Form" bekannt. Ihre Spezialität ist es, Gedankenformen in physische Formen umzusetzten, indem sie spirituelle Muster in erste Astralmuster, dann in ätherische Muster und schließlich in physische Muster verwandeln. Jeder von ihnen ist ein Spezialist für die Schaffung einer bestimmten Form, sei es ein Elektron oder ein interstellarer Raum. Elementare kommen in allen Größe vor, von kleiner als ein Elektron bis zu größer als der galaktische Raum. Wie die Engel sind Elementarwesen zu Beginn ihrer Entwicklung klein und wachsen, wenn sie sich entwickeln. Die Elementare, die auf dem Planeten Erde dienen, materialisieren alles, was sie an Gedanken und Gefühlen der Menschheit aufnehmen. Diese Beziehung wurde geschaffen, um die Wiedererscheinung des "Himmels auf Erden" zu erleichtern. Sie sind nicht ilndividuen wie Menschen. Sie mögen ätherische Gedankenformen sein, aber sie haben ätherisches Fleisch, Blut und Knochen. Sie leben, essen, reden, handeln und schlafen. Sie können nicht durch materielle Elemente wie Feuer, Luft, Erde und Wasser zerstört werden, weil sie ätherisch sind. Sie sind nicht unsterblich. Wenn ihre Arbeit beendet ist, werden sie zurück in den Ozean des Geistes absorbiert. Sie leben sehr lange - 300 bis 1000 Jahre und haben die Macht, ihre Größe und ihr Aussehen nach

Belieben zu verändern. Sie können jedoch keine Elemente verändern.

Erde - Gnome.

Die Naturgeister der Erde heißen Gnome. Es gibt viele Untergruppen: Brownies, Dryaden, Durdalis, Erdgeister, Elfen, Hamadryads, Pfannen, Pygmäen, Sylvestres, Satyrn, Nisser, Dverger, Hulder und viele mehr.

Milliarden von Elementarwesen aus dem 1., 2. und 3. Reich versorgen die Erde durch die Zyklen der vier Jahreszeiten und sorgen dafür, dass alle Lebewesen in ihren täglichen Bedürfnissen versorgt werden.

Sie verarbeiten auch die Abfälle und Nebenprodukte, die ein unausweichlicher Teil unseres täglichen Lebens sind, und reinigen die Erde von Giften und Schadstoffen, die für die physischen Körper von Menschen, Tieren und Pflanzen gefährlich sind, einschließlich giftiger Abfälle, industrieller Abwässer, Pestizide, sauren Regens, nuklearer Strahlung und jegliche andere Folgen des Missbrauchs der Erde.

Auf einer spirituellen Ebene haben die Gnome eine noch höhere Pflicht. Sie müssen die Abdrücke der Zwietracht und Negativität des Menschen beseitigen, die energetische auf der Erde bestehen bleiben. Krieg, Mord, Vergewaltigung, Kindesmisshandlung, das sinnlose Töten und Quälen von Tieren, Gewinnsucht auf Kosten der Umwelt sowie Hass, Wut, Zwietracht, Klatsch - all dies erzeugt eine Anhäufung von negativ geladener Energie, die Dämonische Elementale erzeugt (Erd-Strahlung) und diese wird zu einer schweren Last für den Erdkörper und für die nützlichen Naturgeister.

Feuer - Salamander.

Die Salamander sind die Geister des Feuers. Ohne diese Wesen kann Feuer nicht existieren. Du kannst kein Streichholz entzünden, ohne dass ein Salamander anwesend ist. Es gibt viele Familien von Salamandern, die sich in Größe, Aussehen und Würde unterscheiden. Einige Leute haben sie als kleine Lichtbälle gesehen, aber am häufigsten werden sie als eidechsenartige Wesen, von etwa einen Fuß oder etwas länger wahrgenommen. Die Salamander gelten als die stärksten und mächtigsten aller Elementare. Salamander haben die Fähigkeit, ihre Größe zu ändern, je nach Bedarf. Wenn du jemals ein Lagerfeuer in der Wildnis entzünden musst, ruf die Salamander an und sie werden dir helfen.

Es wird gesagt, dass Salamander (und die anderen Elementarwesen) manchmal boshaft und sogar bösartig sind. Zum Beispiel können ein feuriges Temperament und fehlende harmonie in einem Haus einer Person dazu führen, dass diese Wesen Schwierigkeiten machen. Sie sind wie Kinder, sie verstehen die Folgen ihrer taten nicht vollständig. Sie sind, wie alle Naturgeister, stark beeinflusst durch das menschliche Denken.

Luft - Sylphen.
Sylphen sind Luft Elementare. Ihr Element hat die höchste Schwingungsrate der vier (Luft, Erde, Feuer und Wasser). Sie werden hunderte von Jahre alt und erreichen oft tausend Lebensjahre, ohne dass sie altern. Sie sollen auf den Gipfeln der Berge leben. Sylphen nehmen oft menschliche Gestalt an, aber nur für kurze Zeit. Sie variieren in der Größe. Sie sind so groß wie ein Mensch oder viel kleiner. Sie sind unberechenbar und wandelbar. Die Winde sind ihr besonderes Fahrzeug. Sie arbeiten durch die Gase und Äther der Erde und sind freundlich zu Menschen. Sie werden normalerweise mit Flügeln gesehen, die wie Engel oder Feen aussehen. Wegen ihrer Verbindung mit der Luft, die mit dem Spirituellen Aspekt verbunden sind, ist es eine ihrer Aufgaben, den Menschen zu helfen, Inspirationen zu bekommen. Sylphen werden von jenen angezogen, die ihren Verstand benutzen, besonders von denjenigen, die sich mit kreativen Künsten beschäftigen.

Wasser - Undines.
Undinen sind die Elementarwesen, aus denen Wasser besteht. Sie sind in der Lage, den Verlauf und die Funktion des Wasserelements in hohem Maße zu kontrollieren. Ätherisch in der Natur, existieren sie im Wasser selbst und deshalb können sie nicht mit dem normalen physischen Augen gesehen werden. Diese Wesen sind wunderschön anzusehen und sehr anmutig. Sie werden oft auf

den Wellen der Ozeane gesehen. Sie können auch in felsigen Pools und in Marschland gefunden werden. Sie sind mit schimmernden, wasserähnlichen Stoffen bekleidet, die aber mit allen Farben des Meeres leuchten, überwiegend grün. Das Konzept der Meerjungfrau ist mit diesen Elementarwesen verwandt. Die Undinen arbeiten auch mit den Pflanzen, die unter Wasser und mit der Bewegung des Wassers wachsen. Einige Undinen bewohnen Wasserfälle; andere leben in Flüssen und Seen. Jeder Brunnen hat seine Nymphe. Jeder Ozean hat seine Ozeaniden. Die Undinen ähneln nach Aussehen und Größe dem Menschen sehr, abgesehen von denen, die in kleineren Bächen und Teichen leben. Die Undinen leben oft in Korallenhöhlen im Ozean oder an den Ufern von Seen oder Flussufern. Kleinere Undinen leben unter Seerosen.

Die Undinen arbeiten mit den lebenswichtigen Essenzen und Flüssigkeiten von Pflanzen, Tieren und Menschen. Sie sind in allem enthalten, was Wasser enthält. Es gibt viele Familien von Undinen. Sie sind emotionale Wesen, sehr freundlich und offen, um den Menschen zu dienen. Die kleineren Undinen werden oft als geflügelte Wesen beobachtet, und dann fälschlicherweise Feen genannt. Diese geflügelten Wesen werden in der Nähe von Blumen gesehen, die in Gebieten mit Wasser wachsen.

Untergruppen: Limoniaden, Meerjungfrauen, Naiaden, Ozeaniden, Oreaden, Potamiden, Seejungfern und Wassergeister.

Wie bereits erwähnt, sind Elementale die spirituelle Grundlage der Natur und werden auch durch menschliche Taten (das Netz der Nornes, siehe Seite 122) und menschliche schlechte Taten erschaffen.

Als die Elektrizität erfunden wurde, begann der Mensch, diese materielle Energiequelle zu nutzen, Energie, die durch die Schwingungen von Atomen erzeugt wird. Dies erzeugte eine Menge dämonische Elementale oder Elementale, die kurz davor sind, Dämonen zu werden.

Das war für mich schwierig zu verstehen, bis ich 2015 die Amish-Gemeinde im Staat New York besuchte. Eine der Besonderheiten der

Amish-Leute ist, dass sie keine Elektrizität benutzen. Bevor ich sie besuchte, dachte ich, dass die Elementare immer ernst sind, nicht lächeln und nicht an Menschen interessiert sind, aber als ich zur Amish-Gemeinde kam, wurde ich von lächelnden Elementalen begrüßt, die sich für mich interessierten. Ich war zutiefst erschüttert von dieser Beobachtung, jetzt verstehe ich den schrecklichen Effekt, den Elektrizität auf die Elementale der Welt hat.

Rudolf Steiner hat die Verbindung der verschiedenen Energiequellen bezüglich der elementaren / dämonischen Reiche beschrieben:

• Elektrizität erzeugt ahrimanische Elementare dämonischer Art.
• Magnetismus erzeugt luziferische Elemente der dämonischen Art.
• Die Kernenergie (und wahrscheinlich die Quantenmechanik) erzeugt azurische Elemente der dämonischen Art.

In diesem Zusammenhang ist es sehr interessant zu beobachten, wie Elektrizität und Magnetismus bei der Heilung verschiedener Krankheiten bei Mensch und Tier genutzt werden.

Elektrische Stromtherapie wirkt manchmal Wunder bei Rheumatismus und verwandten Krankheiten, manchmal nicht.

Die Antwort auf dieses Rätsel ist natürlich die Zusammenarbeit von Ahrimanischen und Luziferischen Dämonen bei der Entstehung und Entwicklung von Krankheiten.

Wie in Kapitel 6 in diesem Buch und in meinem Buch "*7-facher Weg zur Therapie*" beschrieben, ist die Zusammenarbeit von ahrimanischen und luziferischen Dämonen bei der Entstehung und Entwicklung von Krankheiten die Antwort auf dieses Rätsel. Dies liegt daran, dass der Magnetismus luziferische Dämonen, die Elektrizität ahrimanische Dämonen hervorruft.

So können magnetische Geräte Symptome heilen, die von

ahrimanischen Dämonen verursacht werden, weil luziferische Dämonen den Effekten ahrimanischer Dämonen entgegenwirken. Ebenso können elektrische Geräte die durch luziferische Dämonen verursachten Symptome heilen, da ahrimanische Dämonen den Auswirkungen luziferischer Dämonen entgegenwirken.

Dies ist auch der Grund, warum Marihuana angeblich bei vielen Krankheiten hilfreich ist, aber bei anderen überhaupt nicht helfen kann. Es funktioniert sogar bei den gleichen Symptomen bei verschiedenen Menschen unterschiedlich. Das ist so, weil Marihuana die luziferischen Dämonen stärkt, ähnlich wie Magnetismus, und dies kann den ahrimanischen Symptomen entgegenwirken.

Ich betone, dass die Behandlung des Mittelpunktes mit dem Christus-Bewusstsein sowohl den luziferischen als auch den ahrimanischen Dämonen gleichzeitig entgegenwirkt.

Bei zwei Gelegenheiten habe ich ein interessantes Phänomen beobachtet: Christus-Bewusstsein kann Drogenabhängige oder Alkoholiker in Sekundenschnelle heilen. Süchtige, die über den Mittelpunkt mit Christus-Bewusstsein behandelt werden, brauchen keine Drogen mehr, um entweder den ahrimanischen oder luziferischen Dämonen entgegenzuwirken. Im Anhang wird das Thema Drogenkonsum und Sucht genauer diskutiert.

#

Ich gebe hier auch eine Informationen von einem nordamerikanischen Indianer weiter, der von einem Journalisten interviewt wurde. Er sagte: "*Nachdem wir hier im Lager Strom bekommen haben, hören wir die Geister der Natur nicht mehr zu uns sprechen*".

#

Rudolf Steiner Beschreibung über die Krankheit, die den "Doppelgänger" hervorbringt, sowie die Dämonen der ahrimanischen und luziferischen Natur und ihre Beziehung zur Erdstrahlung (geographische Medizin).

Die folgenden Zitate stammen aus einem Vortrag, den Rudolf Steiner am 16. November 1917 in St. Gallen über geographische Medizin und "den Doppelgänger" gehalten hat.
Zunächst beschrieb Rudolf Steiner, wie die geistige Welt und die physische Welt eng miteinander verbunden sind.
(Die Übersetzungen stammen aus dem deutschen Original, und die Sprache mag ein wenig seltsam oder schwierig erscheinen)

DAS GEHEIMNIS DES DOPPELGÄNGERS GEOGRAPHISCHE MEDIZIN St. Gallen, 16. November 1917 (GA 178)

Sie werden bemerkt haben, dass in dem gestrigen öffentlichen Vortrage etwas gesagt wurde, das sehr bedeutungsvoll ist für die Auffassung geistiger Erkenntnisse innerhalb des Menschenlebens. Ich habe angedeutet, wie diejenigen Menschen, welche in der Gegenwart hier auf dem physischen Plane vorzugsweise nur aufnehmen Vorstellungen,, die aus der Sinneswelt kommen, oder gewonnen sind mit dem Verstande, der sich an die Sinneswelt bindet, der von etwas anderem nichts wissen will als von der Sinnenwelt, wie solche Menschen nach ihrem Tode gewissermaßen gebunden sind an ein Umgebung, welche noch stark hereinfällt in die irdische, in die physische Region, in welcher der Mensch in der Zeit zwischen der Geburt und dem Tode ist. So dass durch solche Menschen, die also durch ihr Leben innerhalb des physischen Leibes sich nach dem Tode noch lange Zeit hereinbannen in die irdisch-physische Welt, zerstörende`Kräfte innerhalb dieser physischen Welt geschaffen werden. Mit einer solchen Sache berührt man tiefe, bedeutungsvolle Geheimnisse des menschlichen Lebens, solche Geheimnisse, welche durch Jahr- hunderte, Jahrtausende kann man sagen> gewisse okkulte Gesellschaften sorgfältig behütet haben, weil sie - wir wollen heute nicht untersuchen, mit welchem Rechte - behauptet haben, dass die Menschen nicht reif seien zum Empfange solcher Wahrheiten, solcher Geheimnisse, und dass durch das Bekanntwerden große Verwirrung gestiftet würde. Über das Recht, solche tief einschneidenden, für das Leben so bedeutungsvollen Wahrheiten zurückzuhalten vor den Menschen und sie nur im engeren Kreise von okkulten Schulen zu pflegen, über dieses Recht wollen wir uns heute weniger aussprechen. Aber gesagt werden muss, dass die Zeit herangerückt ist, in welcher die Menschheit im weiteren Kreise nicht sein kann und nicht sein darf ohne die Mitteilungen gewisser Geheimnisse über die übersinnliche Welt von der Art, wie das gestern erwähnt wurde. Ja, es wird immer weiter und weiter gegangen werden müssen in der öffentlichen Mitteilung solcher Dinge.

Wenn es auch in gewissen Grenzen in früheren Zeiten, in denen die Menschheit in andern Bedingungen gelebt hat, berechtigt war, solche Geheimnisse zurückzuhalten, jetzt wäre die Sache nicht mehr berechtigt, denn jetzt steht der Mensch - wir wissen, es ist die fünfte Epoche der nachatlantischen Zeit -, jetzt steht der Mensch in Lebensbedingungen, in denen er durch die Pforte des Todes unbedingt als ein solcher Zerstörer treten würde, wenn er sich nicht hier im Leben immer mehr und mehr umsehen würde nach Vorstellungen, nach Begriffen und Ideen, die von übersinnlichen Dingen handeln. Man kann daher nicht sagen, dass die Menschen Recht haben, die behaupten: Nun ja, was nach dem Tode kommt, das kann man ja abwarten. Nein, wissen muss man zwischen der Geburt und dem T9de von gewissen Dingen der geistigen Welt in der Art, wie es gestern angedeutet worden ist, um mit diesen Vorstellungen, mit diesen Ideen durch die Pforte des Todes zu treten.

In früheren Zeiten der Menschheitsentwickelung war das anders. Sie wissen, dass bis ins 16. Jahrhundert, bis zum Auftauchen der Kopernikanischen Weltanschauung, die Menschen ganz anderes geglaubt haben über das Weltengebäude. Nun ist es selbstverständlich notwendig gewesen für den menschlichen Fortschritt, auch für das Hereindringen der menschlichen Freiheit in die Menschheitsentwickelung, dass die Kopernikanische Weltanschauung gekommen ist, geradeso wie jetzt die Geisteswissenschaft kommen muss. Aber mit derjenigen physischen Weltanschauung, die die Menschen vor dem Kopernikanismus gehabt haben - man kann sie heute meinetwillen falsch nennen -, mit dieser Anschauung über das physische Weltengebäude, dass die Erde stillsteht, die Sonne sich um den Erdenhimmel herum bewegt, die Sterne sich um die Erde bewegen, dass jenseits des Sternenhimmels eine geistige Sphäre ist, in der die geistigen Wesenheiten wohnen, mit dieser Anschauung vom Weltengebäude konnten die Menschen noch durch die Pforte des Todes gehen, ohne zurückgehalten zu werden als Gestorbene in der irdischen Sphäre. Diese Weltanschauung bewirkte noch nicht, dass die Menschen, wenn sie durch die Pforte des Todes gingen, zu Zerstörern in der irdischen Sphäre wurden. Erst das Hereinbrechen des Kopernikanismus, erst die Vorstellung, dass die ganze Welt, die im Raume ausgebreitet ist, auch nur von Raumesgesetzen beherrscht ist, die Vorstellung erst dieser Kopernikanischen Art, die Erde um die Sonne kreisen zu lassen, die fesselt den Menschen an das physisch-sinnliche Dasein und verhindert ihn nach dem Tode, in die geistige Welt entsprechend aufzusteigen.

Man muß heute auch diese Kehrseite der Kopernikanischen Weltanschauung kennenlernen, nachdem durch Jahrhunderte darauf vor- bereitet worden ist, das großartig Fortschrittliche der Kopernikanischen Weltanschauung immer wieder und wiederum vor die Seele der Menschen hinzustellen. Das eine ist ebenso berechtigt wie das andere. Wenn auch das eine heute noch als Klugheit gilt - es ist freilich eine recht philiströse Klugheit schon geworden, dass die Kopernikanische Weltanschauung die allein seligmachende Lehre ist -, aber wenn das auch noch heute die Klugheit ist und das andere, dass der Mensch durch diese Kopernikanische Weltanschauung nach dem Tode an die Erde gefesselt wird, wenn er sich nicht eine geistige Vorstellung davon macht, wie man sie heute in der Geisteswissenschaft haben kann, für die heutigen Menschen zwar noch eine Torheit ist, eine Narrheit: aber es ist eben eine Wahrheit. Sie wissen ja schon aus der Bibel,

205

dass manches, was vor den Menschen eine Torheit ist, eine Weisheit ist vor den Göttern.

Denn wenn der Mensch durch die Pforte des Todes schreitet, so ändert er sein Bewusstsein. Es wäre eine ganz falsche Vorstellung, zu glauben, dass der Mensch nach dem Tode bewußtlos würde. Diese sonderbare Vorstellung ist sogar in manchen Kreisen, die sich «theosophische» nennen, verbreitet. Es ist ein Unsinn. Im Gegenteil, das Bewusstsein wird ein viel mächtigeres, wird ein viel intensiveres, aber es ist ein andersartiges. Selbst schon gegenüber den gewöhnlichen Vorstellungen der physischen Welt muss gesagt werden, dass die bewussten Vorstellungen nach dem Tode etwas anderes sind.

Vor allen Dingen kommt der Mensch nach dem Tode zusammen mit denjenigen Menschen, mit denen er durch das Leben karmisch verknüpft ist. Also es kann so sein, dass der Tote in der geistigen Welt zwischen dem Tod und einer neuen Geburt vielen Menschenseelen begegnet, durch die er durchgeht - denn dort herrscht Durchgängigkeit, nicht Undurchdringlichkeit -, an denen`er sich vorbeibewegt, wenn ich den Ausdruck gebrauchen darf; sie sind für ihn nicht da.

Da sind diejenigen, zu denen er irgendwelche karmische Verbindung hat. Dass wir immer mehr und mehr hineinwachsen in einen allgemeinen Weltenzusammenhang, auch nach dem Tode, das müssen wir uns erwerben durch das Leben hier auf der Erde. Und die Begründung von rein auf das Geistige gebauten Gesellschaften ist schon eine Aufgabe der Gegenwart und der Zukunft. Warum sucht man solche Gesellschaften, wie die anthroposophische ist, zu begründen? Warum sucht man Menschen gewissermaßen unter solchen Ideen zu vereinen? Weil dadurch ein karmisches Band geschaffen wird zwischen Menschen, die sich finden sollen in der geistigen Welt, die auch in der geistigen Welt zusammengehören sollen, was sie nicht könnten, wenn sie vereinsamt hier herumlaufen würden. Gerade durch die Möglichkeit, geistige Erkenntnisse und geistige Weistümer untereinander auszubreiten, schafft man ungeheuer viel für das Leben in der geistigen Welt, das aber zurückwirkt auf die physisch-sinnliche Welt, denn die steht fortwährend unter dem Einfluss der geistigen Welt. Hier geschehen ja überhaupt nur die Wirkungen; drüben in der geistigen Welt, auch indem wir hier auf dem physischen Plane leben, geschehen die Ursachen. Und wir können sagen, wenn wir uns rein befassen mit dem, was heut vielfach propagandistisch betrieben wird: Vereinigungen werden ja für alles Mögliche gestiftet, aber wenn sie auch aus noch so großem Enthusiasmus hervorgehen, geistigen Angelegenheiten sind sie oftmals wirklich sehr wenig gewidmet. Man denkt durch manche Vereinigungen die Erde allmählich in ein irdisches Paradies zu verwandeln, na, vor diesen drei Kriegsjahren waren auch schon zahlreiche solche Vereinigungen auf der Erde begründet, in denen die Menschen daran gearbeitet haben, Europa allmählich in ein soziales Paradies zu verwandeln! Das, was jetzt da ist, spricht nicht sonderlich dafür, dass die Dinge so gehen, wie man sie meint dirigieren zu können. Auf der andern Seite aber ist allerdings das Zusammenwirken der physischen Welt mit der geistigen komplizierter. Und dennoch muss gesagt werden: Wenn unter dem Lichte spiritueller Wissenschaft Vereinigungen gegründet werden, so arbeiten die Menschen dadurch mit, nicht nur an der Welt der Wirkungen, sondern an der Welt der Ursachen, die hinter den sinnlichen Wirkungen liegen. - Mit diesem Gefühle muss man sich durchdringen, wenn man richtig verstehen will das unendlich tief Bedeutsame, das gerade in dem Zusammenleben in spiritueller Arbeit in der Gegenwart und in der Zukunft der Menschheit geleistet wird.

Dies ist nicht etwas, was aus irgendeiner bloßen Vereinsmeierei hervorgehen kann, sondern dies ist eine heilige Aufgabe, welche von den die Welt dirigierenden göttlich-geistigen Wesenheiten in die Menschheit der Gegenwart und der Zukunft hineingelegt werden sollte. Denn gewisse Vorstellungen werden die Menschen doch über die übersinnliche Welt aufnehmen müssen, weil aus der sinnlichen Welt immer weniger und weniger übersinnliche Vorstellungen kommen werden. Ich möchte sagen, aus der sinnlichen Welt werden gerade durch die fortschreitende Naturwissenschaft die übersinnlichen Vorstellungen immer mehr und mehr ausgetrieben werden. Daher würden die Menschen sich *allmählich von der geistigen Welt ganz ausschließen, wenn sie keine übersinnlichen, keine geistigen Begriffe aufnehmen würden. Sie würden sich dazu verurteilen, nach dem Tode ganz und gar mit dem, was bloße physische Erde ist, sich zu verbinden; mit dem auch zu verbinden, was die physische Erde wird.*

Aber die physische Erde wird ein Leichnam in der Zukunft, und die Menschen stünden vor der furchtbaren Perspektive, sich zu verurteilen dazu, in der Zukunft einen Leichnam zu bewohnen als Seele, wenn sie nicht sich dazu entschließen würden, in die spirituelle Welt sich einzuleben, in der spirituellen Welt Wurzel zu fassen. Es ist eine ernste, eine bedeutungsvolle Aufgabe, welche dem Betrieb der Geisteswissenschaft gestellt ist. Das müssen wir uns gewissermaßen jeden Tag einmal als einen heiligen Gedanken vor die Seele rufen, damit wir nimmermehr verlieren können den Eifer für diese berechtigte Angelegenheit der Geisteswissenschaft. Und solche Vorstellungen, die sich vermehren und vermehren können, wenn wir mitmachen dasjenige, was über diese geistige Welt an vielen Begriffen nun schon hereingekommen ist aus der geistigen Welt in unsere geistige Strömung, all das, was an Begriffen uns da zukommt, das befähigt uns eben, uns frei zu machen von der Fesselung an das Irdische, an das Zerstörerische im Irdischen, um zu wirken aus andern Richtungen her. Wir bleiben ja deshalb doch mit den Seelen, die wir auf Erden zurückgelassen haben und mit denen wir karmisch verbunden sind, auch mit der Erde in Verbindung, aber von andern Orten her verbunden. Ja, wir sind sogar intensiver verbunden mit den auf der Erde zurückgelassenen Seelen, wenn wir gewissermaßen aus höheren geistigen Regionen mit ihnen verbunden sind, wenn wir nicht verurteilt sind durch ein rein materialistisches Leben - gewissermaßen auf der Erde zu spuken, wo wir dann nicht in Liebe verbunden sein können mit irgendetwas auf der Erde, sondern wo wir eigentlich nur zerstörerische Zentren sind.

Sehen Sie, meine lieben Freunde, wenn wir hier unser Bewusstsein allmählich von der Kindheit auf entwickeln - nun, wir wissen, wie dieses Bewusstsein heranwächst, herangedeiht, das brauchen wir nicht zu schildern. Nach dem Tode herrschen ganz andere

Vorgänge, um das Bewusstsein, das wir uns für das Leben zwischen dem Tod und einer neuen Geburt erwerben müssen, allmählich wirklich zu erlangen. So wie wir auf der Erde herumgehen, Erfahrungen machen, Erlebnisse haben, so ist es nicht nach dem Tode; das haben wir gewissermaßen nicht notwendig. Was wir aber notwendig haben, das ist, dass wir das ungeheuer Intensive, das mit uns verbunden ist, wenn wir den physischen Leib verlassen haben, gewissermaßen von uns loslösen. Wir sind, indem wir durch die Pforte des Todes gehen, Verhältnisse zu ihr haben, mit jener geistigen Welt verwachsen, die wir hier durch die Geisteswissenschaft beschreiben. Wir beschreiben sie als die Welt der höheren Hierarchien: Angeloi, Archangeloi, Archai, Exusiai, Dynamis, Kyriotetes und so weiter, als die Welt der höheren Hierarchien und der Taten und Erlebnisse dieser Hierarchien. Hier ist die Welt außer uns; die Welt des Mineralreichs, des Pflanzenreichs, des Tierreichs ist in unserem Umkreise. Wenn wir durch die Pforte des Todes gegangen sind, da sind diese geistigen Wesenheiten, die wir in den höheren Hierarchien aufzählen, ja ihre Welten selbst in uns. Wir sind mit ihnen verbunden; wir können uns zunächst nur nicht von ihnen unterscheiden; wir leben in ihnen drinnen, indem sie uns erfüllen. Es ist das schon ein schwieriger Begriff[, aber man muss sich ihn aneignen: Hier sind wir außerhalb der Welt, dort sind wir innerhalb der Welt. Unser Wesen breitet sich aus über die ganze Welt; aber wir können uns nicht unterscheiden. Wir sind gewissermaßen nach dem Tode vollgepfropft mit den Wesen der höheren Hierarchien und mit dem, was diese Hierarchien tun. Aber es handelt sich vor allen Dingen darum, dass wir die nächsten Hierarchien, von denen wir erfüllt sind, die Hierarchie der Angeloi, Archangeloi und Archai, loslösen können von den höheren Hierarchien. Wir kommen drüben gar nicht zu einem ordentlichen Ich-Bewusstsein - von andern Gesichtspunkten habe ich in Zyklen und Vorträgen dieses Heranreifen des Ich-Bewusstseins ja schon geschildert -, aber wir kommen nicht zu einem ordentlichen Ich-Bewusstsein, wenn wir nicht in uns die Kraft finden können, drüben zu unterscheiden: Was ist in uns - Angelos? Elohim? Was ist ein Wesen aus der Hierarchie der Angeloi? was ein Wesen aus der

Hierarchie der Exusiai? der Formgeister? Wir müssen da drüben unterscheiden lernen, wir müssen die Kraft haben, loszulösen von dem, was mit uns verbunden ist, dasjenige, was wir erkennen wollen; sonst ist es in uns, steht nicht außer uns. Hier müssen wir mit dem, was draußen ist, zusammenkommen, es anschauen; dort müssen wir es von uns loslösen, damit wir mit ihm verbunden sein können.

Nun, wie die Welt jetzt ist in der Menschheitsentwickelung, können wir dasjenige, was wir sonst wie schlafend nur in uns tragen würden, nur dadurch loslösen, dass wir uns spirituelle Begriffe aneignen; diese spirituellen Begriffe, die hier dem Menschen so unbequem sind, weil er sich ein bisschen anstrengen muss, mehr anstrengen muss als bei den gewöhnlichen Begriffen. Wenn er sich sie aneignet, entwickeln sie nach dem Tode eine ungeheure Kraft, durch die wir dort überhaupt erst die Fähigkeit gewinnen, die geistige Welt zu erkennen, zu durchschauen. Das ist sehr wichtig. Die Menschen finden es unbequem heute, sich spirituelle Begriffe anzueignen. Sie gehen gern in solche Veranstaltungen, wo man ihnen allerlei Lichtbilder, oder was sonst von der Art da ist, vorführt, damit`sie möglichst wenig übersinnlich zu denken brauchen, alles nur sehen können, oder mindestens gehen sie gern zu Veranstaltungen, wo ihnen von Dingen erzählt wird, die sie sonst auch immer vor Augen haben. Aber die Anstrengung scheut heute der Mensch, sich zu erheben zu solchen Begriffen, die hier schwieriger sind, weil sie kein äußeres Objekt haben, weil ihr Objekt die Tatsachen sind, auf die sie sich beziehen in der übersinnlichen Welt. Aber dort drüben sind sie die Kräfte, die uns in Wirklichkeit die Welt erst geben.

So erwerben wir uns durch die spirituellen Ideen und Begriffe diejenige Weisheit, die wir brauchen, damit wir drüben ein Licht haben; sonst ist alles dunkel. Denn dasjenige, was hier als Weisheit angeeignet ist, ist drüben Licht, geistiges Licht. Weisheit ist geistiges Licht. Ja, damit es drüben nicht finster ist, brauchen wir Weisheit. Und wenn wir uns keine spirituellen Begriffe aneignen, so ist das eben das beste Mittel, drüben kein Licht zu haben. Aber wenn man kein Licht hat, so bewegt man sich weg aus der Sphäre, die man beleuchten sollte, und kommt eben zurück zur Erde und wandelt als Toter als zerstörendes Zentrum auf der Erde herum, kann dann höchstens ab und zu von einem schwarzen Magier dazu benützt werden, um die Inspiration zu liefern zu ganz besonderen Verrichtungen und zu zerstörerischen Werken auf der Erde. Weisheit braucht man also, damit man Licht hat nach dem Tode. Aber man braucht nach dem Tode auch noch etwas anderes; man braucht nach dem Tode nicht nur die Fähigkeit, die Wesen loszulösen, so dass man sie überhaupt vor sich haben kann, die Wesen der geistigen Welt, man braucht nach dem Tode auch die Fähigkeit der Liebe, sonst würde man die Verhältnisse zu den Wesen, die man durch Weisheit schaut, nicht in der richtigen Weise entwickeln können. Man braucht Liebe. Aber die Liebe, die hier auf der Erde entwickelt wird und die im Wesentlichen abhängig ist auch vom physischen Leibe, sie ist ein Gefühl, sie ist vom Atmungsrhythmus abhängig hier in der physischen Welt. Diese Liebe können wir auch nicht hinübernehmen in die geistige Welt. Das Wäre eine vollständige Illusion, wenn man glauben würde, die Liebe, die man namentlich in der jetzigen Zeit hier entwickelt, die könne man in die geistige Welt hinübernehmen. Aber man nimmt alle Kraft der Liebe in die geistige Welt hinüber von dem, was man sich hier in der physischen Welt gerade durch die sinnenfällige Anschauung erwirbt, durch das Leben mit der physischen Wesenheit. Die Liebe wird schon angefeuert durch dasjenige, was sich hier in der physischen Welt an Verständnis für diese physische Welt entwickelt. Und gerade solche Erlebnisse wie die Weltanschaunngserlebnisse mit der modernen Naturwissenschaft, wenn man sie als Empfindungen aufnimmt, die entwickeln für drüben die Liebe. Nur - die Liebe, die ist etwas, was hoch oder niedrig ist, je nach dem Gebiete, auf dem sie sich entfaltet. Wenn Sie durchgehen durch die Pforte des Todes und als ein zerstörendes Zentrum im Bereich der Erde bleiben müssen, so haben Sie zwar auch viel Liebe entwickelt - denn dass Sie es bleiben müssen, ist gerade eine Folge Ihres Verbundenseins mit rein naturalistischen Begriffen -, aber Sie verwenden diese Liebe auf das Zerstörungswerk, Sie lieben dann gerade das Zerstörungswerk, sind *dazu verurteilt, sich selber zu beobachten, wie Sie das Zerstörungswerk lieben.*

Doch die Liebe wird etwas Anderes, wenn der Mensch aufsteigen kann in höhere Welten und lieben kann dasjenige, was er sich erobert durch die spirituellen Begriffe. Vergessen wir nur ja nicht: Liebe ist etwas, was niedrig ist, wenn es in einer niedrigen Sphäre wirkt, was edel und hoch und geistig ist, wenn es in einer höheren, in einer geistigen Sphäre wirkt. Das ist das Wesentliche, worauf es ankommt.

Wenn man sich dessen nicht bewusst wird, so überschaut man die Dinge durchaus nicht in der richtigen Weise.

Das sind solche Begriffe vom Leben des Menschen nach dem Tode, die heute sich der Mensch aneignen muss. Es genügt nicht mehr für die gegenwärtige Menschheit, und insbesondere wird es nicht genügen für die Menschheit der nächsten Zukunft, dass ihnen die Prediger sagen, sie sollen dies oder jenes glauben, sie sollen sich vorbereiten für das ewige Leben, wenn ihnen diese Prediger niemals sagen können, wie es eigentlich aussieht in dieser Welt, die der Mensch betritt, nachdem er die Pforte des Todes durchschritten hat. In früheren Zeiten ging das, weil eben die naturwissenschaftlichen, die naturalistischen Begriffe noch nicht da waren, weil die Menschen noch nicht infiziert waren von den bloßen materiellen Interessen, die allmählich seit dem 16. Jahrhundert alles ergriffen haben; in früheren Zeiten ging es, dass man den Menschen nur in der Art, wie es die religiösen Bekenntnisse heute noch wollen, von der übersinnlichen Welt sprach. Heute geht das nicht mehr; heute verspinnen sich die Menschen oftmals - aus tiefem Mitleid mit der Menschheit muss man leider dieses sagen - gerade dadurch, dass sie in egoistischer Weise ihre ewige Seligkeit fördern wollen durch die religiösen Bekenntnisse: sie verspinnen sich dadurch gerade erst recht sehr in die physisch-sinnliche, in die naturalistische Welt und versperren sich den Aufstieg, nachdem sie durch die Pforte des Todes gegangen sind. Da kommt man noch auf ein ganz anderes, was einen in die Notwendigkeit versetzt, ja recht tief zu betonen, dass Geisteswissenschaft in der Gegenwart und in der Zukunft von der Menschheit getrieben werden muss, wenn man gezwungen ist zu sagen: Bejammernswert sind diejenigen Menschen, die sich durch keine Geisteswissenschaft Vorstellungen für das Leben nach dem Tode verschaffen können. - Geisteswissenschaft ist zugleich etwas, was man aus Mitleid, aus innigem Mitgefühl mit den Menschen zu verbreiten trachten muss, weil es bejammernswert ist, wenn die Menschen sich sträuben - in ihrem Unverstande auch weiter sträuben - gegen das Herankommen an geisteswissenschaftliche Vorstellungen.

Aber wir müssen uns durchaus klar sein: die geistige Welt ist überall da. Bedenken Sie doch nur, die Welt, in der die Toten mit den Toten sind, diese übersinnliche Welt, die Fäden, welche die Toten verknüpfen mit den zurückgelassenen Lebenden, die Fäden, welche die Toten verknüpfen mit den höheren Hierarchien, sie gehören zu der Welt, in der wir drinnen stehen. So wahr die Luft um uns ist, so wahr ist diese Welt immer um uns herum. Wir sind gar nicht geschieden von dieser Welt; wir sind nur durch Bewusstseinszustände geschieden von der Welt, die wir nach dem Tode beschreiten. Es muss dieses scharf betont werden; denn auch innerhalb unserer Kreise sind noch nicht alle Freunde sich klar darüber, dass der Tote den Lebenden voll wiederfindet, dass wir nur geschieden sind, solange der eine hier im physischen Leib, der andere ohne den physischen Leib ist, aber dass alle diese Kräfte erworben werden müssen, welche uns mit den Toten zusammenbringen, dadurch dass wir sie von uns loslösen; sonst leben sie in uns, und wir können sie nicht gewahr werden. Dann auch, dass wir hinüberbringen müssen in die richtige Sphäre die Kraft der Liebe, die sich unter den naturalistischen Vorstellungen hier entwickelt, sonst wird diese Kraft für uns zu einer bösen Kraft drüben. Gerade die Liebe, die sich entwickelt unter den naturalistischen Vorstellungen, könnte sonst zu einer bösen Kraft werden. Eine Kraft ist an sich nicht gut oder böse; sie ist das eine oder das andere, je nachdem sie in dieser oder jener Sphäre auftritt.

Aber ebenso wie wir mit dieser übersinnlichen Welt, in der die Toten sind, im Zusammenhange stehen, so ragt auch noch in anderer Weise die übersinnliche Welt in diese physisch-sinnliche herein. - Ja,

*die Welt ist kompliziert, und ihr Begreifen muss man sich langsam
und allmählich aneignen. Aber man muss den Willen dazu haben, es
sich anzueignen.*

*Die geistige Welt ragt in unsere Welt herein. Alles ist durchsetzt von
der geistigen Welt. Im Sinnlichen ist überall auch ein Übersinnliches.
Den Menschen muss ganz besonders interessieren jenes
Übersinnliche, das mit seiner eigenen sinnlichen Natur zu tun hat.
Nun bitte ich Sie, beachten Sie das Folgende ja recht gut, denn es ist
eine hervorragend wichtige Vorstellung.*

*Wir Menschen gliedern uns nach Leib, Seele und Geist, aber damit
ist unsere Wesenheit lange nicht erschöpft. Unser Leib, unsere
Seele, unser Geist sind gewissermaßen dasjenige, das uns zunächst
als unser Bewusstsein angeht; aber es ist nicht alles dasjenige, was
mit unserem Dasein in Beziehung steht. Keineswegs! Das, was ich
jetzt sage, hangt mit gewissen Geheimnissen des Menschwerdens,
der Menschennatur zusammen, die auch heute bekannt und immer
bekannter werden müssen.*

*Wenn der Mensch durch die Geburt ins irdische Dasein hereintritt,
dann hat er, indem er seinen physischen Leib hat, nicht nur die
Möglichkeit, seiner eigenen Seele ihr Dasein zu geben - ich bitte Sie,
das wohl zu berücksichtigen -, sondern dieser physische Leib, ihn
kennt ja der Mensch durchaus nicht ganz, was gehen da alles für
Dinge vor im physischen Leib, von denen der Mensch nichts weiß! Er
lernt ja allmählich erst kennen, und zwar noch dazu auf eine recht
unzukömmliche Weise, durch Anatomie, Physiologie das, was in
diesem Leib vorgeht. Wenn man warten musste mit der Ernährung,
bis man den Ernährungsvorgang begriffen hätte, man könnte nicht
einmal sagen, die Menschen müssten verhungern; denn das ist gar
nicht denkbar, dass man etwas weiß von dem, was die Organe zu
tun haben, um die Nahrung zuzubereiten für den Organismus. Also
der Mensch kommt recht sehr mit seinem Organismus, mit dem er
sich bekleidet, in diese Welt herein, ohne dass er mit seiner Seele
hinunterlangt in diesen Organismus. Dafür ist aber auch
Gelegenheit vorhanden, dass kurze Zeit bevor wir geboren werden -
nicht sehr lange bevor wir geboren werden -, außer unserer Seele
noch ein anderes geistiges Wesen Besitz ergreift von unserem Leib,*

214

von dem unterbewussten Teil unseres Leibes. Das ist schon mal so: kurze Zeit bevor wir geboren werden, durchsetzt uns ein anderes, wir würden nach unserer Terminologie heute sagen, ein ahrimanisches Geisteswesen. Das ist ebenso in uns wie unsere eigene Seele. Diese Wesenheiten, welche ihr Leben gerade dadurch zubringen, dass sie die Menschen selber dazu benützen, um da sein zu können in der Sphäre, in der sie da sein wollen, diese Wesenheiten haben eine außerordentlich hohe Intelligenz und einen ganz bedeutsam entwickelten Willen, aber gar kein Gemüt, nicht das, was man menschliches Gemüt nennt. - Und wir schreiten schon so durch unser Leben, dass wir unsere Seele haben und einen solchen Doppelgänger, der viel gescheiter ist, sehr viel gescheiter ist als wir, sehr intelligent ist, aber eine mephistophelische Intelligenz hat, eine ahrimanische Intelligenz hat, und dazu einen ahrimanischen Willen, einen sehr starken Willen, einen Willen, der den Naturkräften viel näher steht als unser menschlicher Wille, der durch das Gemüt reguliert wird.

Im 19. Jahrhundert hat die Naturwissenschaft entdeckt, dass das Nervensystem von elektrischen Kräften durchsetzt ist. Sie hatte Recht, diese Naturwissenschaft. Aber wenn sie glaubte, wenn die Naturforscher glauben, dass die Nervenkraft, die zu uns gehört, die für unser Vorstellungsleben die Grundlage ist, irgendwie mit elektrischen Strömen zu tun hat, welche durch unsere Nerven gehen, so haben sie eben unrecht. Denn die elektrischen Ströme, das sind diejenigen Kräfte, die von dem Wesen, das ich eben jetzt geschildert habe, in unser Wesen hineingelegt werden, die gehören unserem Wesen gar nicht an: wir tragen schon auch elektrische Ströme in uns, aber sie sind rein ahrimanischer Natur.

Diese Wesenheiten von hoher Intelligenz, aber rein mephistophelischer Intelligenz, und von einem der Natur mehr verwandten Willen, als es für den menschlichen Willen gesagt werden kann, die haben einmal aus ihrem eigenen Willen heraus beschlossen, nicht in jener Welt leben zu wollen, in der sie durch die weisheitsvollen Götter der oberen Hierarchie zu leben bestimmt waren. Sie wollten die Erde erobern, sie brauchen Leiber; eigene Leiber haben sie nicht: sie benützen so viel von den menschlichen

Leibern, als sie benützen können, weil die menschliche Seele eben nicht ganz den menschlichen Leib ausfüllen kann.

Diese Wesenheiten also können, so wie sich der menschliche Leib entwickelt, zu einer bestimmten Zeit bevor der Mensch geboren wird, gewissermaßen in diesen menschlichen Leib hinein, und unter der Schwelle unseres Bewusstseins begleiten sie uns. Sie können nur eines im menschlichen Leben absolut nicht vertragen: sie können nämlich den Tod nicht vertragen. Daher müssen sie diesen menschlichen Leib, in dem sie sich festsetzen, immer auch, bevor er vom Tode befallen wird, verlassen. Das ist eine sehr herbe Enttäuschung immer wiederum, denn sie wollen gerade das sich erobern: in den menschlichen Leibern zu bleiben über den Tod hinaus. Das wäre eine hohe Errungenschaft im Reiche dieser Wesenheiten; das haben sie zunächst nicht erreicht.

Wäre das Mysterium von Golgatha nicht geschehen, wäre der Christus nicht durch das Mysterium von Golgatha gegangen, so wäre es längst so auf der Erde, dass diese Wesenheiten sich die Möglichkeit erobert hätten, im Menschen auch drinnen zu bleiben, wenn dem Menschen der Tod karmisch vorbestimmt ist. Dann hätten sie überhaupt über die menschliche Entwickelung auf der Erde den Sieg davongetragen, und sie wären Herren der menschlichen Entwickelung auf der Erde geworden.

Das ist etwas von einer ungeheuer tiefgehenden Bedeutung: einzusehen diese Zusammenhänge zwischen dem Durchgehen des Christus durch das Mysterium von Golgatha und diesen Wesenheiten, die den Tod in der Menschennatur erobern wollen, aber ihn heute noch nicht vertragen können; die sich immer hüten müssen, im Menschenleibe zu erleben die Stunde, wo der Mensch vorbestimmt hat zu sterben, hüten müssen, seinen Leib über diese Todesstunde hinaus zu erhalten, das Leben seines Leibes über diese Todesstunde hinaus zu verlängern.

Auch über diese Sache, über die ich jetzt spreche, sind gewisse okkulte Brüderschaften längst unterrichtet, kennen die Dinge sehr gut und haben sie - wiederum wollen wir das Recht nicht untersuchen - der Menschheit vorenthalten. Heute ist die Sache so, dass es unmöglich ist, die Menschen nicht allmählich auszurüsten mit solchen Begriffen, die sie brauchen, wenn sie durch die Pforte des Todes geschritten sind. Denn alles das, was der Mensch hier erlebt, auch was er unter der Schwelle des Bewusstseins erlebt, das braucht er nach dem Tod, weil er zurückblicken muss auf dieses Leben und ihm dieses Leben ganz verständlich sein muss im Rückblicke, und weil es das Schlimmste ist, wenn er dieses nicht kann. Man hat aber keinen genügenden Begriff, um im Rückblicke dieses Leben zu verstehen, wenn man ein Wesen nicht beleuchten kann, das solchen Anteil nimmt an unserem Leben wie dieses ahrimanische Wesen, das vor unserer Geburt Besitz von uns ergreift und immer da ist, immer im Unterbewussten vor uns herumfiguriert, wenn man nicht immer wiederum Licht darauf hinwerfen kann. Denn Weisheit wird Licht nach dem Tode.

Diese Wesen sind aber überhaupt sehr wichtig für das menschliche Leben, und ihre Kenntnis muss allmählich die Menschen ergreifen und wird die Menschen ergreifen. Sie muss nur auf die richtige Weise die Menschen ergreifen; sie darf nicht nur etwa von solchen okkulten Brüderschaften in der Menschheit verbreitet werden, die eine Macht-
frage daraus machen, und die dadurch ihre eigene Macht erhöhen wollen, und sie darf vor allen Dingen nicht ferner behütet werden zur Erhöhung der Macht gewisser egoistisch wirkender Brüderschaften. Die Menschheit strebt nach allgemeinem Wissen, und das Wissen muss ausgebreitet werden. Denn nicht mehr kann es in der Zukunft vom Helle sein, wenn okkulte Brüderschaften solche Dinge zur Ausbreitung ihrer Macht verwenden können. Die Kenntnis dieser Wesenheiten werde in den nächsten Jahrhunderten immer mehr und mehr die Menschen ergreifen müssen. Der Mensch wird in den nächsten Jahrhunderten Immer mehr und mehr wissen müssen, dass er einen solchen Doppelgänger in sich trägt, einen solchen ahrimanischen, mephistophelischen Doppelgänger in sich trägt. Der Mensch muss es wissen. Heute entwickelt allerdings der Mensch schon eine ganze Anzahl von Begriffen, die aber eigentlich blind sind, weil der Mensch doch noch nichts Rechtes mit ihnen anzufangen weiß. Begriffe, sage ich, entwickelt der Mensch heute, die erst auf eine richtige Basis gestellt werden können, wenn sie mit

dem, was als Tatsache ihnen zugrunde liegt, zusammengebracht werden.

Und hier eröffnet sich etwas, was in der Zukunft wirklich getrieben werden muss, wenn nicht das Menschengeschlecht unendlich Hemmendes, unendlich Schreckliches eigentlich erleben soll. Denn dieser Doppelgänger, von dem ich gesprochen habe, der ist nichts mehr und nichts weniger als der Urheber aller physischen Krankheiten, die spontan aus dem Innern hervortreten, und ihn ganz kennen, ist Organische Medizin. Die Krankheiten, die spontan, nicht durch äußere Verletzungen, sondern spontan von innen heraus im Menschen auftreten, sie kommen nicht aus der menschlichen Seele, sie kommen von diesem Wesen. Er ist der Urheber aller Krankheiten, die spontan aus dem Innern hervortreten; er ist der Urheber aller organischen Krankheiten. Und ein Bruder von ihm, der allerdings nicht ahrimanisch, sondern luziferisch geartet ist, der ist der Urheber aller neurasthenischen und neurotischen Krankheiten, aller Krankheiten, die eigentlich keine Krankheiten sind, die nur, wie man sagt, Nervenkrankheiten, hysterische Krankheiten und so weiter sind. So dass die Medizin geistig werden muss nach zwei Seiten hin. Dass das gefordert wird, das zeigt sich heute - ich habe darüber in Zürich gesprochen - durch das Hereinbrechen solcher Anschauungen wie der Psychoanalyse und dergleichen, wo man mit geistigen Entitäten schon wirtschaftet, aber mit unzulänglichen Erkenntnismitteln, so dass man gar nichts anfangen kann mit den Erscheinungen, die immer mehr und mehr in das menschliche Leben hereinbrechen werden. Denn gewisse Dinge müssen ja notwendig geschehen, und auch dasjenige, was nach der einen Richtung hin schädlich ist, es muss geschehen, weil der Mensch dieser Schädlichkeit ausgesetzt werden muss, um sie zu überwinden und dadurch gerade Kraft zu gewinnen.

Um nun solche Dinge voll zu verstehen, wie ich sie jetzt angeführt habe, dass dieser Doppelgänger eigentlich der Urheber von allen Krankheiten ist, die organische Grundlage haben, die nicht bloß funktionell sind, um das voll zu verstehen, muss man aber noch viel mehr wissen. Man muss wissen zum Beispiel, dass unsere ganze

Erde nicht das tote Produkt ist, wie es heute die Mineralogie oder die Geologie meint, sondern ein lebendiges Wesen ist. Mineralogie oder Geologie kennt ja von der Erde so viel, als man vom Menschen kennen würde, wenn man nur das Knochensystem kennen würde. Denken Sie sich nur einmal: Sie würden gar niemals fähig sein, durch irgendwelche Sinne die Menschen zu sehen, sondern es würde nur Röntgenaufnahmen von Menschen geben und man würde von jedem, der einem bekannter ist, nur das Knochensystem kennen: dann würden Sie vom Menschen so viel kennen, als die Geologen und überhaupt die Wissenschaft von der Erde kennt. Denken Sie sich, Sie würden hier hereingehen und von all den verehrten Herrschaften, die Sie hier finden, nichts anderes als die Knochen sehen, dann hätten Sie so viel Bewusstsein von all den Gegenwärtigen hier, als die Wissenschaft heute von der Erde hat. Die Erde, die man also nur als Knochensystem kennt, die ist ein lebendiger Organismus, und als lebendiger Organismus wirkt sie auf die Wesen, die auf ihr herumwandeln, nämlich auf die Menschen selber. Und so wie der Mensch differenziert ist in Bezug auf die Verteilung seiner Organe über den Leib, so ist die Erde auch differenziert in Bezug auf dasjenige, was sie lebendig aus sich herausentwickelt und womit sie die Menschen beeinflusst, die auf ihr herumwandeln. Ich meine, Sie sind sich dessen bewusst wenn Sie denken, so werden Sie nicht gerade den rechten Zeigefinger oder die linke große Zehe anstrengen, sondern Ihren Kopf; Sie wissen ganz genau, Sie denken nicht mit Ihrer rechten großen Zehe, Sie denken mit dem Kopf. Also die Dinge verteilen sich im lebendigen Organismus, der ist differenziert. So ist auch unsere Erde differenziert. Ein Wesen, das etwa überall das gleiche auf seine Bewohner hinaufstrahlt, ist unsere Erde durchaus nicht, sondern auf den verschiedensten Gebieten der Erde wird ganz Verschiedenes hinaufgestrahlt. Und da gibt es verschiedene Kräfte: magnetische, elektrische, aber auch viel mehr in das Gebiet des Lebendigen heraufgehende Kräfte, die aus der Erde heraufkommen, und die den Menschen beeinflussen in der mannigfaltigsten Weise in den verschiedensten Punkten der Erde, also nach der geographischen Gestaltung in verschiedener Weise den Menschen beeinflussen.

Das ist eine sehr wichtige Tatsache. Denn das, was der Mensch zunächst ist an Leib, Seele und Geist, das hat eigentlich wenig direkten Bezug zu diesen von der Erde heraufwirkenden Kräften. Aber der Doppelgänger, von dem ich gesprochen habe, der hat vorzugsweise Bezug zu diesen von der Erde aus aufströmenden Kräften. Und indirekt, mittelbar steht der Mensch nach Leib, Seele und Geist mit der Erde in Beziehung und dem, was sie ausstrahlt an den verschiedenen Punkten dadurch, dass sein Doppelgänger die intimsten Beziehungen hegt zu demjenigen, was da heraufströmt. Diese Wesen, die als solche ahrimanisch-mephistophelische Wesen von dem Menschen eine kurze Zeitstrecke, bevor er geboren ist, Besitz ergreifen, die haben ihre ganz besondere Geschmacksnatur. Da gibt es solche Wesenheiten, denen ganz besonders die östliche Halbkugel, Europa, Asien, Afrika gefallen; die wählen sich solche Menschen, die dort geboren werden, um ihre Leiber zu benützen. Andere wählen sich Leiber, die auf der westlichen Halbkugel, in Amerika geboren werden. Dasjenige, was wir Menschen in einem schwachen Abbilde als Geographie haben, das ist für diese Wesenheiten lebendiges Prinzip ihres eigenen Erlebens; danach richten sie ihren Wohnsitz ein.

Und daraus ersehen Sie weiter, dass eine der wichtigsten Aufgaben der Zukunft sein wird, wieder weiterzupflegen dasjenige, was ab gerissen ist: geographische Medizin, medizinische Geographie. Bei Paracelsus ist es aus der alten atavistischen Weisheit heraus abgerissen; seither ist es wenig gepflegt worden wegen der materialistischen Anschauungen. Es wird wieder Platz greifen müssen; und manche Dinge werden erst wiederum erkannt werden, wenn man den Zusammenhang des krankmachenden Wesens im Menschen mit der Erdengeographie, mit all den Fusionen, mit all den Ausstrahlungen, die je nach den verschiedenen Gegenden der Erde von dieser Erde herauskommen, kennenlernen wird. Also wichtig ist es schon, dass der Mensch mit diesen Dingen bekannt wird, denn sein Leben hängt ja davon ab. Er ist ja durch diesen Doppelgänger in einer ganz bestimmten Weise hineingestellt in das Erdendasein, und dieser Doppelgänger, der hat sein Wohnhaus in ihm selbst, in dem Menschen.

Nun, so unendlich wichtig geworden ist eigentlich alles das erst im fünften nachatlantischen Zeitraum und wird besonders wichtig werden schon für die allernächste Zukunft für die Menschen. Daher muss auch Geisteswissenschaft jetzt verbreitet werden. Und sie ist jetzt besonders wichtig, weil diese jetzige Zeit den Menschen aufruft dazu, in bewusster Weise sich mit diesen Dingen auseinanderzusetzen, in bewusster Weise sich zu diesen Dingen ein Verhältnis zu geben. Der Mensch muss stark werden in dieser unserer Epoche, um sein Dasein zu diesen Wesenheiten zu regeln. Diese Epoche trat ein im 15. Jahrhundert, denn unser jetziger Zeitraum beginnt 1413; der vierte nachatlantische Zeitraum, der griechisch-lateinische, beginnt 747 vor dem Mysterium von Golgatha, dauert bis 1413: das ist die Zeit, wo ein schwacher Einschnitt geschieht, 1413. Seit jener Zeit haben wir die fünfte nachatlantische Zeit, in der wir drinnen leben, und die allmählich erst ihre Charaktereigentümlichkeiten in unserer Zeit so ganz herausbringt, aber sie haben sich vorbereitet seit dem 15. Jahrhundert. In der vierten nachatlantischen Zeit, da war es vorzugsweise die Verstandes- und Gemütsseele, die sich entwickelte; jetzt ist es die Bewußtseinsseele, die sich entwickelt in der Gesamtmenschheitsentwickelung. Als der Menscb eingetreten ist in dieses Zeitalter, da war es seine besondere Schwachheit, auf welche die führenden geistigen Wesenheiten Rücksicht nehmen mussten gegenüber diesem Doppelgänger. Hätte der Mensch da viel in sein Bewusstsein hereingenommen von alldem, was zusammenhängt mit diesem Doppelgängerwesen, ja, dann wäre es den Menschen schlecht, recht schlecht gegangen. Schon die Jahrhunderte her vor dem 14. Jahrhundert mussten die Menschen vorbereitend davor geschützt werden, um recht wenig aufzunehmen, was irgendwie erinnerte an diesen Doppelgänger. Daher ist auch die Erkenntnis dieses Doppelgängers, die durchaus in älteren Zeiten da war, verlorengegangen. Man musste die Menschen davor beschützen ja nichts aufzunehmen, also nicht nur die Theorie von diesem Doppelgänger nicht aufzunehmen, sondern möglichst wenig mit Dingen in Berührung zu kommen, die mit diesem Doppelgänger etwas zu tun haben.

Dazu bedurfte es einer ganz speziellen Veranstaltung. Die Sache, die sich da entwickelt, müssen Sie versuchen zu begreifen: In den Jahrhunderten, die vorangingen dem 14. Jahrhundert, da mussten die Menschen geschützt werden vor dem Doppelgänger; er musste allmählich aus dem Gesichtskreise der Menschen heraus und durfte erst allmählich wieder hereinkommen jetzt, wo der Mensch sein Verhältnis zu ihm regeln muss. Das bedurfte wirklich einer recht bedeutsamen Veranstaltung, die nur auf die folgende Weise erreicht werden konnte: So allmählich, seit dem 9., 10. Jahrhunderte, richtete man in Europa die Verhältnisse so ein, dass die europäischen Menschen einen gewissen Zusammenhang verloren, den sie früher gehabt haben, einen Zusammenhang, der für die früheren, noch für die Menschen des 7., 6. nachchristlichen Jahrhunderts wichtig war. Es wurde nämlich - vom 9. Jahrhundert angefangen, vom 12. Jahrhundert ab dann besonders ausgesprochen - eingestellt der gesamte Schiffahrtsverkehr nach Amerika hinüber, wie er eben dazumal war, mit der Art von Schiffen, die man hatte. Das mag Ihnen sonderbar klingen! Sie werden sagen: Wir haben ja in der Geschichte so etwas nie gehört. - Ja, die Geschichte ist eben in vieler Beziehung wirklich eine Fable convenue, eine Legende; denn in den älteren Jahrhunderten der europäischen Entwickelung fuhren die Schiffe von Norwegen aus, vom damaligen Norwegen aus immer nach Amerika hinüber. Man hat es natürlich nicht Amerika genannt, es hatte dazumal andere Namen. In Amerika wusste man dasjenige Gebiet, wo insbesondere jene magnetischen Kräfte aufsteigen, welche die Menschen in Beziehung bringen zu diesem Doppelgänger. Denn die deutlichsten Beziehungen zum Doppelgänger gehen aus von demjenigen Gebiete der Erde, das vom amerikanischen Kontinente bedeckt ist; und in den älteren Jahrhunderten fuhr man mit norwegischen Schiffen hinüber nach Amerika und studierte da drüben Krankheiten. Von Europa aus wurden in Amerika gewissermaßen die unter dem Einflusse des Erdenmagnetismus bewirkten Krankheiten studiert. Und der geheimnisvolle Ursprung der älteren europäischen Medizin, der ist da zu suchen. Da konnte man den Verlauf beobachten, den man nicht hätte beobachten können in Europa, wo die Menschen empfindlicher waren gegen die Einflüsse des Doppelgängers. Man musste allmählich - und das Wesentliche tat dazu die römisch-katholische Kirche durch ihre Edikte -, man musste allmählich über den Zusammenhang mit Amerika Vergessenheit bringen. Und erst nachdem der fünfte nachatlantische Zeitraum eingetreten war, wurde Amerika auf physisch-sinnliche Weise wieder entdeckt. Das ist aber nur eine Wiederentdeckung, die allerdings so bedeutsam aus dem Grunde ist, weil die Mächte, die am Werke waren, es tatsächlich erreicht haben, dass in den Urkunden nirgends sehr viel gemeldet wird von den alten Beziehungen Europas zu Amerika. Und da wo es gemeldet wird, da erkennt man es nicht, da weiß man nicht, dass sich die Dinge auf den Zusammenhang von Europa und Amerika in alten Zeiten beziehen. Die Besuche waren allerdings mehr Besuche. Dass die Europäer selber dann amerikanisches Volk werden - wie man heute sagt, wo man den Ausdruck Volk mit Nation missverständlicher Weise verwechselt -, amerikanisches Volk geworden sind, das war erst nach der physischen Entdeckung Amerikas, physischen Neuentdeckung Amerikas möglich. Es waren vorher eher Besuche, die man ausführte, um zu studieren, wie an der andersartigen indianischen Rasse der Doppelgänger eine ganz besondere Rolle spielt.

Europa musste eine Zeitlang, vor dem Beginn der Entwickelung der fünften nachatlantischen Zeit, vor dem Einflusse der westlichen Welt
geschützt werden. Und das ist die bedeutsame historische Einrichtung, die bedeutsame historische Veranstaltung, die gepflogen wurde von den weisheitsvollen Weltenmächten: Europa musste eine Zeitlang geschützt werden vor allen diesen Einflüssen, und es hätte nicht geschützt werden können, wenn man nicht in den Jahrhunderten vor dem 15. Jahrhundert die europäische Welt zugesperrt hätte, ganz abgeschlossen hätte von der amerikanischen.

Nun, man musste sich eben bemühen, eine Zeitlang in den vorbereitenden Jahrhunderten etwas in die europäische Menschheit hereinzutragen, das der feineren Sensitivität Rechnung trug. Ich möchte sagen: der Verstand, der vorzugsweise Platz greifen sollte in

223

dieser fünften nachatlantischen Zeit, der musste in seinem ersten
Auftreten ganz besonders geschont werden. Dasjenige, was ihm
geoffenbart werden sollte, das musste ganz besonders fein an ihn
herangebracht werden. Manchmal war diese Feinheit natürlich
auch eine solche wie die Feinheit der Erziehung, wo man natürlich
auch tüchtige Bestrafungsmittel anwendet. Aber das alles, was ich
meine, bezieht sich ja auf größere historische Impulse.

Und so kam es denn, dass insbesondere irische Mönche es waren,
unter dem Einfluss der sich dort ausbildenden reinen christlich-
esoterischen Lehre, die so wirkten, dass man in Rom die
Notwendigkeit einsah, Europa vor der westlichen Halbkugel
abzuschließen. Denn von Irland aus wollte diese Bewegung gehen,
über Europa das Christentum in einer solchen Weise auszubreiten in
diesen Jahrhunderten vor dem fünften nachatlantischen Zeitraum,
dass man nicht gestört wurde durch alles dasjenige, was heraufkam
aus dem Unterirdischen der Erde aus der westlichen Halbkugel.
Unwissend halten sollte man Europa vor all den Einflüssen auf der
westlichen Halbkugel.

Und es liegt nahe, gerade hier einmal über diese Verhältnisse zu
sprechen. Denn Columban und sein Schüler Gallus, sie waren
wesentliche Individualitäten in jenem großen, bedeutsamen
Missionsweg, der seine Erfolge in der Christianisierung Europas
dadurch wirksam zu machen versuchte, dass er Europa dazumal wie
mit geistigen Wänden umgab und keinen Einfluss hereinkommen
ließ von der Seite, die ich angedeutet habe. Und solche
Individualitäten, wie Columban und sein Schüler Gallus, von dem
dieser Ort hier seine Begründung und seinen Namen hat, sie sind
diejenigen, die vor allen Dingen eingesehen haben: die zarte Pflanze
der Christianisierung, sie kann in Europa nur ausgebreitet werden,
wenn man Europa gleichsam mit einem Zaun umgibt in geistiger
Beziehung. Ja, hinter den Vorgängen in der Weltgeschichte liegen
tiefe, bedeutungsvolle Geheimnisse. Und die Geschichte, die in den
Schulen gelehrt wird und gelernt wird, ist vielfach nur eine Fable
convenue; denn zu den wichtigsten Tatsachen im Verständnisse der
neueren Zeit in Europa gehört dieses, dass von den Jahrhunderten
an, von denen von Irland aus die Verbreitung der Christianisierung

in Europa ging, bis namentlich ins 12. Jahrhundert, zugleich gearbeitet wurde daran, dass gerade die päpstlichen Edikte allmählich die Schiffahrt zwischen Europa und Amerika verpönt haben, aufgehoben haben, so dass der Zusammenhang mit Amerika für Europa vollständig vergessen worden ist. Man brauchte dieses Vergessen, damit die ersten Zeiten, in denen sich in Europa vorbereiten sollte der fünfte nachatlantische Zeitraum, in der richtigen Weise sich abwickeln konnten. Und erst dann, als die materialistische Zeit nun begann, da wurde Amerika neuerdings wiederum entdeckt, so wie man es heute erzählt: westlich - östlich; da wurde Amerika entdeckt unter dem Einiluß der Goldgier, unter dem Einfluss der rein materialistischen Kultur, mit welcher der Mensch eben in der fünften nachatläntischen Zeit zu rechnen hat, mit der er sich in das entsprechende Verhältnis zu setzen hat. Diese Dinge sind wirkliche Geschichte. Und diese Dinge, denke ich auch, klären auf über dasjenige, was wirklich ist. Die Erde ist wirklich etwas, was lebendiges Wesen genannt werden muss. Nach geographischen Differenzierungen strömen die verschiedensten Kräfte aus den verschiedensten Territorien nach oben. Deshalb müssen die Menschen nicht nach Territorien geschieden sein, sondern voneinander annehmen dasjenige, was auf jedem Territorium als das Gute und als das Große, und gerade nur dort geschaffen werden kann. Deshalb ist eine geisteswissenschaftliche Weltanschauung darauf bedacht, etwas zu schaffen, was von allen Nationen von allen Gebieten wirklich angenommen werden kann. Denn die Menschen müssen im gegenseitigen Austausch ihrer geistigen Güter vorwärtsschreiten. Das ist das, worauf es ankommt. Dagegen entsteht von einzelnen Territorien aus sehr leicht das Bestreben, Macht und Macht und Macht zu erhöhen. Und die große Gefahr, dass in einseitiger Weise die Entwickelung der neueren Menschheit vorwärtsschreitet, die kann man nur beurteilen aus den konkreten, aus den wirklichen konkreten Verhältnissen heraus, wenn man weiß, wie die Erde ein Organismus ist, wenn man weiß, was eigentlich geschieht von den verschiedenen Punkten der Erde aus. Im Osten Europas ist verhältnismäßig wenig Neigung rein durch das, was von der Erde ausströmt, denn das Russentum zum Beispiel

225

hängt wohl innig zusammen gerade durch den Boden, aber es nimmt ganz besondere Kräfte aus dem Boden heraus auf, und zwar Kräfte, die nicht von der Erde kommen. Das Geheimnis der russischen Geographie besteht darinnen, dass das, was der Russe von der Erde aufnimmt, zuerst das der Erde mitgeteilte Licht ist, das von der Erde wieder zurückgeht. Also der Russe nimmt eigentlich aus der Erde dasjenige auf, was aus den äußeren Regionen zu der Erde erst hinströmt; der Russe liebt seine Erde, aber er liebt sie eben aus dem Grunde, weil sie ihm ein Spiegel ist des Himmels. Dadurch aber hat der Russe, wenn er noch so territorial gesinnt ist, in dieser territorialen Gesinnung etwas - wenn es auch heute noch auf einer kindlichen Stufe ist - außerordentlich Kosmopolitisches: weil die Erde, indem sie sich durch den Weltenraum bewegt, mit allen möglichen Partien des Erdenumkreises in Beziehung kommt. Und wenn man nicht dasjenige in die Seele aufnimmt, was von unten nach oben strömt in der Erde, sondern dasjenige, was von oben nach unten und wiederum hinaufströmt, dann ist es etwas anderes, als wenn man aufnimmt das, was - direkt von der Erde ausströmend - in eine gewisse Verwandtschaft zur Menschennatur gesetzt wird. Das aber, was der Russe an seiner Erde liebt, womit er sich durchdringt, das gibt ihm manche Schwäche, aber auch vor allen Dingen eine gewisse Fähigkeit, jene Doppelgängernatur zu überwinden, von der ich Ihnen vorhin gesprochen habe. Daher wird er berufen sein, in dem Zeitalter die wichtigsten Impulse zu liefern, in welchem diese Doppelgängernatur endgültig bekämpft werden muss, in der sechsten nachatlantischen Kulturperiode.

Aber ein gewisser Teil des Erdbodens zeigt die meiste Verwandtschaft mit jenen Kräften. Wenn der Mensch sich dorthin versetzt, kommt er in ihr Bereich; sobald er dort weggeht, ist es ja wieder nicht so, denn das sind geographische, das sind nicht ethnographische, nicht nationale, sondern das sind rein geographische Dinge. Dasjenige Gebiet, wo am meisten Einfluss hat auf den Doppelgänger das, was von unten heraufströmt, und wo es dadurch, dass es beim Doppelgänger am meisten Verwandtschaft eingeht mit dem Ausströmenden, also sich auch wieder der Erde mitteilt, das ist dasjenige Erdengebiet, wo die meisten Gebirge nicht von Westen nach Osten, in der Querrichtung hin, sondern wo die Gebirge hauptsächlich von Norden nach Süden gehen - denn das hängt auch mit diesen Kräften zusammen -, wo man den magnetischen Nordpol in der Nähe hat. Das ist das Gebiet, wo vor allen Dingen Verwandtschaft entwickelt wird mit der mephistophelisch-ahrimanischen Natur durch die äußeren Verhältnisse. Und durch diese Verwandtschaft wird vieles bewirkt in der fortschreitenden Entwickelung der Erde. Der Mensch darf heute nicht blind durch die Entwickelung der Erde gehen; er muss solche Verhältnisse durchschauen. Europa wird sich zu Amerika nur dann in ein richtiges Verhältnis setzen können, wenn solche Verhältnisse durchschaut werden können, wenn man weiß, welche geographischen Bedingtheiten von dorther kommen. Sonst aber, wenn Europa fortfahren wird, in diesen Dingen blind zu sein, dann wird es mit diesem armen Europa so gehen, wie es mit Griechenland gegenüber Rom gegangen ist. Das darf nicht sein; die Welt darf nicht geographisch amerikanisiert werden. Aber das muss erst verstanden werden. Die Dinge dürfen nicht so unernst genommen werden, wie sie heute vielfach genommen werden. Denn sehen Sie, die Dinge beruhen in tiefen Gründen, und Erkenntnisse sind heute notwendig, nicht bloß Sympathien und Antipathien, um eine Stellung zu gewinnen in dem Zusammenhange, in den die gegenwärtige Menschheit auf eine so tragische Weise hineingestellt ist. Das sind die Dinge, die wir hier noch genauer besprechen können; in öffentlichen Vorträgen können sie nur angedeutet werden. Gestern habe ich aufmerksam gemacht, wie es notwendig ist, dass dasjenige, was Geisteswissenschaft genannt wird, wirklich auch in die sozialen und in die politischen Begriffe hineindringt. Denn Amerikas Bestreben geht darauf hinaus, alles zu mechanisieren, alles in das Gebiet des reinen Naturalismus hineinzutreiben, Europas Kultur nach und nach vom Erdboden auszulöschen. Es kann nicht anders. Selbstverständlich sind das geographische Begriffe, nicht völkische Begriffe. Man braucht nur an Emerson zu denken, um zu wissen, dass hier nichts als Charakteristik eines Volkes gemeint ist. Aber Emerson war eben ein durch und durch europäisch gebildeter

Mensch. Nicht wahr, das sind ja zwei entgegengesetzte Pole, die sich entwickeln.

Gerade unter solchen Einflüssen, wie sie heute charakterisiert werden, entwickeln sich Menschen wie Emerson, die sich dadurch so entwickeln, dass sie die volle Menschlichkeit entgegenstellen dem Doppelgänger, oder es entwickeln sich Menschen wie Woodrow Wilson, die nur eine Umhüllung des Doppelgängers sind, durch die der Doppelgänger selbst ganz besonders wirkt, die im wesentlichen eigentlich Verleiblichungen desjenigen sind, was amerikanische geographische Natur ist.

Diese Dinge hängen nicht mit irgendeiner Sympathie oder Antipathie, nicht mit irgendeiner Parteigängerei zusammen; diese Dinge hängen lediglich mit den Erkenntnissen über die tieferen Gründe dessen, was von den Menschen im Leben durchlebt wird, zusammen. Aber es wird sehr wenig der Menschheit zum Heile gereichen, wenn sie sich nicht Aufklärung verschaffen will über dasjenige, was eigentlich wirksam ist in den Dingen. Und heute ist es sehr notwendig, wiederum anzuknüpfen an manches, was eben gerade um die Wende auch abgerissen werden musste, als man den Weg nach Amerika versperrt hat. Und wie ein Symbolum möchte ich es hinstellen, was Sie hier so vielfach erleben und empfinden können, wie ein Symbolum solche Menschen wie Gallus. Sie mussten sich einen Boden für ihr Wirken schaffen durch den Zaun, den sie aufgerichtet haben. Solche Dinge muss man verstehen. Geisteswissenschaft wird erst wirkliches geschichtliches Verständnis schaffen. Aber Sie sehen: Vorurteil über Vorurteil wird sich natürlich erheben. Denn wie könnte man anders denken, als dass Erkenntnisse auch anfangen würden, parteisch zu werden! Aber das war mit einer der Gründe, die eigentlich zu den Feigheiten gehören, warum gewisse okkulte Brüderschaften mit diesen Dingen zurückgehalten haben. Aus dem einfachen Grunde haben sie zurückgehalten, weil die Erkenntnisse vielfach den Menschen unbequem sind, sie möchten nicht allgemein menschlich werden, und insbesondere diejenigen nicht, die Anlage haben, sich mit den geographischen Ausströmungen zu verbinden.

Die Fragen des öffentlichen Lebens werden schon allmählich

Erkenntnisfragen werden, herausgehoben werden aus jener Atmosphäre, in die sie heute durch die überwiegende Majorität der Menschheit hineingedrängt worden sind: aus der bloßen Sphäre der Sympathien und Antipathien. In bezug auf das Wirksame werden ja allerdings nicht Majoritäten entscheiden. Aber dieses Wirksame wird nur wirksam werden können, wenn die Menschen nicht davor zurückschrecken werden, wichtige Dinge in ihr Bewusstsein aufzunehmen.

So wie ich heute hier gesprochen habe, weil, ich möchte sagen, der Genius loci dieses Ortes das von mir verlangt, hat sich Ihnen an einem besonderen Beispiel gezeigt, dass es für den Menschen der Gegenwart nicht mehr genügt, um Geschichte zu kennen, die gebräuchlichen Schuhlbücher in die Hand zu nehmen, denn da erfährt man jene Fable convenue, welche man heute Geschichte nennt. Was erfährt man denn da über die wichtigen, namentlich in den dunklen Ursprüngen der Medizin liegenden Verkehrswege, die noch in den ersten christlichen Jahrhunderten von Europa nach Amerika geführt haben? Aber was da ist, hört nicht auf, wirklich zu sein, dadurch dass die Menschen später ihr Bewusstsein davor blind machen wie der Vogel Strauß, der den Kopf in den Sand steckt, um nicht zu sehen, und dann glaubt, das, was er nicht sieht, ist auch nicht da. - Manches andere noch ist einfach durch die Fable convenue, die man Geschichte nennt, für die Menschen verhüllt, manches, was dem Menschen der Gegenwart in seiner Wirksamkeit recht nahesteht. Und manches andere noch wird durch die Geisteswissenschaft zutage treten über den geschichtlichen Verlauf der Menschheit. Denn die Menschen wollen aufgeklärt sein über ihr eigenes Schicksal, über den Zusammenhang ihrer Seele mit ihrer geistigen Entwickelung.

Nun, vieles von dem, was geschichtlich verlorengegangen ist, wird erst die Geisteswissenschaft heben können. Sonst wird sich die Menschheit entschließen müssen, unwissend zu bleiben über sehr, sehr naheliegende Dinge. Und über die Gegenwart wird sie, trotzdem der Mensch der Gegenwart ja heute über alles unterrichtet wird - aber wie unterrichtet wird -, über die Gegenwart wird die Menschheit nur vom geisteswissenschaftichen Standpunkte *aus sich ein Urteil bilden können. Denn zwar wird die Menschheit heute durch - nun ja, mit Respekt zu vermelden, man sagt immer, wenn man Unanständiges ausspricht: mit Respekt zu vermelden, nicht wahr -, zwar wird die Menschheit heute von allen Angelegenheiten durch, mit Respekt zu vermelden, die Presse unterrichtet; aber sie wird durch die Presse so unterrichtet, dass ihr gerade das Wesentliche, das Wahre, das Reale, dasjenige, worauf es ankommt, verhüllt wird.*

Und bis zu diesem Grade von Wirklichkeitserkenntnis muss der Mensch schon kommen. Auch das ist wiederum durchaus nicht etwas, was gegen die Presse persönlich oder unpersönlich gerichtet ist, sondern es ist durchaus etwas, was so gemeint ist, dass es zusammenhängt mit den wirksamen Kräften der Gegenwart und gar nicht anders sein kann. Die Dinge können nicht anders sein, aber ein Bewusstsein müssen die Menschen davon haben. Das ist ja gerade der große Irrtum, dass man glaubt, man müsse die Dinge kritisieren, während man sie charakterisieren muss. Das ist das, worauf es ankommt.

Nun, ich versuchte, Ihnen heute ein Bild zu geben von mancherlei wirksamen Impulsen, die im einzelnen Menschen und in der Gesamtmenschheit sind. Abgesehen von dem einzelnen, über das ich gesprochen habe, wollte ich durch die Art der Impulse, die ich berührt habe, vor allen Dingen ein Gefühl davon hervorrufen, wie der Mensch aufmerksam darauf sein soll, dass er mit seinem Gesamtwesen eingebettet ist in eine konkrete geistige Welt mit konkreten geistigen Wesenheiten und konkreten geistigen Kräften. Nicht nur, dass wir hinaufwachsen in die Welt, in die wir selbst nach dem Tode eintreten und zwischen dem Tod und einer neuen Geburt darin leben, sondern auch, indem wir hier in der physischen Welt sind, können wir diese physische Welt nur verstehen, wenn wir die geistige Welt zu gleicher Zeit mitverstehen.

Die Medizin kann nur bestehen, wenn sie eine geistige Wissenschaft ist. Denn Krankheiten kommen von einem geistigen Wesen, welches nur den menschlichen Leib benutzt, um seine Rechnung zu finden, die es nicht findet an dem Orte, der ihm zugeteilt ist von der weisheitsvollen Weltenführung, gegen die es sich aufgelehnt hat, wie ich es Ihnen gezeigt habe; ein Wesen, das eigentlich ein ahrimanisch-mephistophelisches Wesen in der menschlichen Natur ist, das vor der Geburt in den menschlichen Leib als in seinen Wohnort einzieht, und das nur diesen menschlichen Leib verläßt, weil es den Tod nicht vertragen darf unter seinen gegenwärtigen Verhältnissen, welches den Tod auch nicht erobern kann. Krankheiten kommen davon, dass dieses Wesen in dem Menschen wirkt. Und wenn Heilmittel verwendet werden, so hat das den Sinn, dass aus der äußeren Welt diesem Wesen dasjenige gegeben wird, was es sonst durch den Menschen sucht. Füge ich dem menschlichen Leib ein Heilmittel zu, wenn dieses ahrimanisch-mephistophelische Wesen wirkt, so gebe ich ihm etwas anderes; ich streichle dieses Wesen gewissermaßen, ich söhne es aus, damit es abläßt vom Menschen und sich befriedigt an dem, was ich ihm in den Rachen werfe als Heilmittel.

Aber alle diese Dinge sind im Anfange. Medizin wird eine geistige Wissenschaft werden. Und wie man in alten Zeiten die Medizin als geistige Wissenschaft gekannt hat, wird man sie als geistige Wissenschaft wiedererkennen.

Nun, allerdings auch diese Gefühle werde ich in Ihnen hervorgerufen haben, dass es nötig ist, nicht nur ein paar Begriffe sich aus der Geisteswissenschaft anzueignen, sondern sich hineinzufühlen; denn man fühlt sich dadurch wirklich zugleich hinein in die menschliche Wesenheit. Und heute ist die Zeit gekommen, wo einem vieles wie Schuppen von den Augen fallen wird, auch zum Beispiel mit Bezug auf die äußere Geschichte, von der ich in Zürich vor ein paar Tagen bewiesen habe, oder gezeigt habe wenigstens, dass sie von den Menschen nicht äußerlich angeschaut wird, sondern geträumt wird in Wirklichkeit, dass man sie nur versteht, wenn man sie aus dem Traum der Menschheit auffaßt, nicht als irgend etwas, was im Äußeren sich vollzieht.

Diese Dinge also, sie werden hoffentlich auch weitergetragen von jener Kraft, die die Menschheit noch in einem recht kleinen Teil, allzu kleinen Teil ergriffen hat in dem, was wir die anthroposophische Bewegung nennen. Aber diese anthroposophische Bewegung, sie wird doch mit dem zusammenhängen, was die Menschheit zu ihren wichtigsten Angelegenheiten in der Zukunft wird führen müssen. Und wir dürfen schon öfter erinnern an jenes Gleichnis, das ich oftmals schon gebraucht habe. Die ganz gescheiten Leute draußen, die denken: Na, diese Anthroposophen, Theosophen, das ist solch eine Sekte mit allerlei phantastischem Zeug, mit allerlei Narrheiten im Kopfe, mit dem sich der aufgeklärte Teil der Menschheit nur ja nicht gemein machen muss! - Oh, dieser «aufgeklärte Teil der Menschheit», er denkt heute, wenn auch durch die Zeit modifiziert, so ähnlich über diese unterirdischen sektiererischen Konventikel unter Anthroposophen und Theosophen, wie die Römer gedacht haben, die vornehmen Römer, als das Christentum sich ausgebreitet hat. Damals mussten nur die Christen wirklich physisch in den Katakomben unten sein, und oben spielten sich diejenigen Dinge ab, welche von den vornehmen Römern als das einzig Richtige angesehen wurden, während die phantastischen Christen unten waren. - Nach ein paar Jahrhunderten war das anders. Das Römertum war weggefegt und dasjenige, was unten in den Katakomben war, war hinaufgegangen. Das, was die Kultur beherrscht hatte, war ausgerissen worden.

Solche Vergleiche müssen unsere Kraft stärken; solche Vergleiche müssen sich in unsere Seele hineinleben, so dass wir aus ihnen Kraft finden, weil wir ja selbst noch in kleinen Kreisen wirken müssen. Aber die Bewegung, die durch diese anthroposophische Strömung charakterisiert wird, sie muss jene Kraft entwickeln, die auch wirklich nach oben kommen kann. Oben findet sie allerdings für ihren geistigen Boden wenig Verständnis.

Aber trotzdem müssen wir immer wieder und wieder zurückdenken an so etwas, wie dieses römische Katakombentum der ersten Christen war, das trotzdem es in noch viel stärkerem Maße etwas Unterirdischeres war als dasjenige, was heute die anthroposophische Bewegung ist, doch den Weg an die Oberfläche gefunden hat. Und manche von denen, welche innerhalb dieser anthroposophischen Bewegung sich auseinanderzuset2en haben mit spirituellen Begriffen, sie haben ja schon die Möglichkeit gefunden, in der Sphäre, in der sich diese spirituellen Begriffe, die hier Weisheit sind, als Licht entfalten, mit diesem Lichte zu rechnen. Und wir dürfen es immer wiederum sagen, wie unter der Mitgliedschaft, die mitwirkt an der anthroposophischen Bewegung, uns immer gleichstehen diejenigen, die hier in der physischen Welt, und diejenigen, die schon drüben in der übersinnlichen Welt sind, die schon die Pforte des Todes durchschritten haben und heute schon Bewahrheiter sind dessen, was hier als spirituelle Weisheiten erworben wird. Wir haben in dieser Beziehung ja auch schon an mancherlei, ich möchte sagen, übersinnlich wohnende

Mitgliederseelen zu denken. In diesem Augenblicke gedenke ich - weil sich wiederum in diesen Tagen jährt der physische Todestag, der übersinnliche Geburtstag für das geistige Leben - unserer treuen Mitarbeiterin am Dornacher Bau, Fräulein Sophie Stinde. Es handelt sich darum, meine lieben Freunde, wenn wir wirklich drinnen stehen wollen in der positiven anthroposophischen Bewegung, uns zu vertiefen für die Empfindung: durch dasjenige, was real mit uns verbunden ist, den konkreten Begriff über die geistige Welt aufzunehmen. Nun, meine lieben Freunde, es sind jetzt schwere Zeiten. Man weiß, wie schwer es sein wird, über die nächsten Zeiten hinwegzukommen. Wie sich auch die Verhältnisse gestalten mögen für unser Zusammensein auf dem physischen Plane, wie lange oder wie kurz es auch dauern möge, bis wir uns wiederum hier finden auf diese Weise,

lassen Sie mich Ihnen sagen, dass wir trotzdem - wie das ja zur Bewährung und Kräftigung unseres geisteswissenschaftlichen Strebens sein muss - zusammen fühlen, zusammen denken wollen, wenn wir auch räumlich auseinander sind. Wir wollen als geisteswissenschaftlich Strebende immer zusammen sein.

an so etwas, wie dieses römische Katakombentum der ersten Christen, war, das, trotzdem es in noch viel stärkerem Maße etwas Unterirdisches war als dasjenige, was heute die anthroposophische Bewegung ist, doch den Weg an die Oberfläche gefunden hat. Und manche von denen, welche innerhalb dieser anthroposophischen Bewegungsich auseinanderzusetzen haben mit *spirituellen Begriffen, sie haben ja schon die Möglichkeit gefunden, in der Sphäre, in der sich diese spirituellen Begriffe, die hier Weisheit sind, als Licht entfalten, mit diesem Lichte zu rechnen. Und wir dürfen es immer wiederum sagen, wie unter der Mitgliedschaft, die mitwirkt an der anthroposophischen Bewegung, uns immer gleichstehen diejenigen, die hier in der physischen Welt, und diejenigen, die schon drüben in der übersinnlichen Welt sind, die schon die Pforte des Todes durchschritten haben und heute schon Bewahrheiter sind dessen, was hier als spirituelle Weisheiten erworben wird. Wir haben in dieser Beziehung ja auch schon an mancherlei, ich möchte sagen, übersinnlich wohnende Mitgliederseelen zu denken. In diesem Augenblicke gedenke ich - weil sich wiederum in diesen Tagen jährt der physische Todestag, der übersinnliche Geburtstag für das geistige Leben - unserer treuen Mitarbeiterin am Dornacher Bau, Fräulein Sophie Stinde. Es handelt sich darum, meine lieben Freunde, wenn wir wirklich drinnenstehen wollen in der positiven anthroposophischen Bewegung, uns zu vertiefen für die Empfindung: durch dasjenige, was real mit uns verbunden ist, den konkreten Begriff über die geistige Welt aufzunehmen. Nun, meine lieben Freunde, es sind jetzt schwere Zeiten. Man weiß, wie schwer es sein wird, über die nächsten Zeiten hinwegzukommen. Wie sich auch die Verhältnisse gestalten mögen für unser Zusammensein auf dem physischen Plane, wie lange oder wie kurz es auch dauern möge, bis wir uns wiederum hier finden auf diese Weise, lassen Sie mich Ihnen sagen, dass wir trotzdem - wie das ja zur Bewährung und Kräftigung unseres geisteswissenschaftlichen Strebens sein muss - zusammen fühlen, zusammen denken wollen, wenn wir auch räumlich auseinander sind. Wir wollen als geisteswissenschaftlich Strebende immer zusammen sein.*

Etwas zur Quantenphysik, Atomkraft und Radioaktivität.

Christus, Dämonen (luziferisch, azurisch und ahrimanisch), die 8. Sphäre und die Quantenphysik.

Kann sie das Problem oder das Rätsel der Dunklen Energien lösen?

Heute ist die Verbindung zwischen Christus, Dämonen (Luziferisch, Azurisch und Ahrimanisch), der 8. Sphäre und der Quantenphysik von höchstem Interesse und Wichtigkeit.

Albert Einstein hatte ein tiefes Gefühl oder eine Intuition davon, als er sagte: «Gott spielt nicht mit Würfeln». Er fühlte, dass die Quantenphysik etwas mitbrachte was anders war als das alte Bild von Gott.
Was bringt Teilchen, die aus einem Vakuum kommen, also aus einer nichtmateriellen Existenz, in diese Welt? Woher kommen sie?

Paul Emberson hat in seinem dreibändigen Werk "Von Gondishapur nach Silicon Valley" diese Frage aufgegriffen. Seine Schlussfolgerung ist, dass unsere Arbeit mit Elementarteilchen und der Quantenphysik eine direkte Öffnung zwischen unserer Welt, der dämonischen Azurik und der 8. Sphäre erzeugen kann. Warum können wir sagen, dass die Quantenphysik ein Portal für die Geistige Welt und insbesondere ein Portal für die Welt der Widersacher ist?

Einige der Entdeckungen, die in der Quantenphysik gemacht wurden, sind im Wesentlichen spirituell:

1. Verschränkung; Teilchen gleichen Ursprungs sind für immer miteinander verbunden. Dies ist ein spirituelles Gesetz, kein Gesetz der physischen Welt.
2. Nicht-Lokalität; ein Teilchen kann überall und nirgendwo sein, bis es auftaucht. Dies ist auch eines der Grundgesetze der Spirituellen Welt. Manche Wissenschaftler drücken dieses Phänomen sogar folgendermaßen aus: "Die Elementarteilchen meiden den Betrachter

tatsächlich, sobald der Betrachter das Teilchen sehen kann".

3. Die Verschränkung zwischen Teilchen ist unmittelbar, Zeit spielt keine Rolle. Auch das ist auch ein Gesetz der Spirituellen Welt.

Dies zeigt, dass wir es in der Quantenphysik mit einem Zwischenbereich der physischen Welt und der spirituellen Welt zu tun haben.

Es zeigt und beschreibt auch die Probleme, die ich bei der Behandlung von Krebs bekommen habe, nachdem ich in der Lage war, die dämonischen Elementare zu "sehen", die an der Entwicklung von Krebs beteiligt sind.

Mit dieser Einsicht werden auch die Kontroversen zwischen Niels Bohr und Albert Einstein verschwinden. Es gibt keinen Zufall. Es ist nur so, dass wir die Gesetze der Geistigen Welt noch nicht angenommen haben.

Was weiter von der geistigen Welt in die physische Welt hineinreicht, hängt wahrscheinlich mit der Welt der "Widersacher" zusammen, wie im Kapitel über Kornkreise beschrieben.

Wenn wir LED-Licht, Quantencomputer und andere quantenphysikalische Erfindungen benutzen, werden wir uns der azurischen Welt öffnen, genauso wie wir uns mit Elektrizität der ahrimanischen Welt öffnen und wenn wir mit Magnetismus hantieren, öffnen wir uns der luziferischen Welt .

Einige Prinzipien und Unklarheiten in der Quantenphysik werden durch die Geisteswissenschaft leichter verstanden.

Die folgenden sechs Prinzipien in der Physik können viel über die Beobachtungen von Elementalen und Dämonen sagen.

Die sechs Prinzipien sind:

1. Die Lichtgeschwindigkeit (konstant in allen Richtungen).
2. Das Äquivalenzprinzip (innerhalb der Schwerkraft).
3. Das kosmologische Prinzip (Kosmos ist in allen Richtungen gleich).
4. Quantisierung (alle Dinge sind in kleine Mengen oder Pakete unterteilt).
5. Ungewissheit (bevor wir ein Elemental sehen, wissen wir nicht, was oder wo es ist).
6. Welle-Teilchen-Dualität (alle Dinge sind beides, sowohl Teilchen als auch Wellen).

Die Quantisierung besagt, dass alles aus minimalen Paketen besteht. Sie sind Elementale der ersten Stufe oder Ebene. Die Unschärferelation besagt, dass je mehr du das Elementarteilchen (Wesen) "siehst", desto weniger kannst du vorhersagen, wohin es geht. Tatsächlich sagen einige, dass je mehr du das Elementarteilchen siehst, desto mehr kann es und wird es dich meiden. Genau das erlebte ich in meiner Krebstherapie, als der Krebs anfing, mich zu meiden. Das passierte, als ich anfing, die Krebselemente zu "sehen".
Die Verschränkung wird auch durch die elementare spirituelle Sichtweise erklärt. Die Elementale sind in der geistigen Welt zusammen und als solche für immer verbunden. Dort sind Zeit und Entfernung nicht existent. Auch die Lichtgeschwindigkeit ist keine Beschränkung. Die Schranke ist die Grenze zwischen der physischen und der geistigen Welt.

Dunkle Energie.
Ich habe oft beobachtet, dass die dämonische Welt, die Welt der Horden von ahrimanischen und luziferischen Wesen, eine gewisse physische Wirkung auf die materielle Welt hat. Wir haben dies sowohl bei der Erstellung von Kornkreisen als auch bei der Tätigkeit der Poltergeister gesehen. Wir haben auch gesehen, dass die in der

Quantenphysik gefundenen Gesetze Auswirkungen der Geistigen Welt sind.

Ein Effekt, den ich gesehen habe, ist, dass die Geistige Welt eine gewisse Anziehungskraft auf die physische und materielle Welt ausübt.

Kann dieser Zug die fehlende Schwerkraft oder "Masse" erklären, nach der Wissenschaftler suchen, um das Verhalten des Kosmos zu erklären?

Wie Dämonen sich von vermeintlich guten Handlungen oder Fähigkeiten ernähren können und immer noch Krankheit oder Elend schaffen.

Um zu verstehen, wie vermutlich gute Handlungen von den dunklen Mächten (zumindest teilweise) genutzt werden können, ist es wichtig zu wissen, dass, wenn jemand dir etwas Spirituelles, ein energetisches Verfahren oder ein Heilungsritual beigebracht hat, du für immer an diese Person gebunden bist . In Anerkennung dieser okkulten Tatsache sagte Rudolf Steiner seinen Anhängern, wenn du nur einen seiner Vorträge gelesen hättest, wären sowohl du als auch er für immer miteinander verbunden. Wenn dann Personen, die über diese Tatsache Bescheid wissen, Meditationstechniken, Heilverfahren, Herstellung von Medikamenten usw. lehren, können sie, wenn sie wissen wie, Energie aus allen Handlungen, die nach ihren Anweisungen getan werden, "ziehen". Die Schüler sind für immer an ihre Lehrer gebunden, und die Anführer können deren Energie nach Belieben verwenden; zumindest einen Teil der Energie (wie zwischen dem Ring und seinem Meister in "Herr der Ringe" beschrieben).

Wie in der Einleitung erwähnt, können bestimmte dunkle oder schwarze Bruderschaften oder esoterische Gruppen Dämonen benutzen, die ihnen helfen ihre Aufgabe zu erfüllen. Sie arrangieren es so, dass "ihre" Dämonen von riesigen Mengen an Energie gespeist werden. Ich habe diese Gruppen mehrmals bei ihrer Arbeit beobachten können. Einige verbergen ihren Ursprung und ihre

Absicht sehr gut, andere weniger. Eine Gruppe teilt offen mit, dass sie die ätherische Energie, die von ihren Mitgliedern gewonnen wird, für gute und selbstlose Taten und Absichten nutzt und sie für geheime Handlungen verwendet, die von den Führern der Gruppe (Damanhur[22]) ausgeführt werden. Andere Gruppen verbergen ihre Absichten sehr gut und

jagen sogar diejenigen, die sie verraten (Thule[23]). Andere Gruppen agieren wiederum ganz offen, haben aber "Filialen", die ihre

---

[22] **Die Föderation von Damanhur**, oft einfach Damanhur genannt, ist eine Gemeinde, Ökodorf und spirituelle Gemeinschaft in der Region Piemont in Norditalien etwa 50 km nördlich der Stadt Turin. Es liegt in den Ausläufern der Alpen im Chiusella-Tal und grenzt an den Nationalpark Gran Paradiso. Die Gemeinschaft hat eine eigene Verfassung und Währung, den Credito. Damanhur ist nach der ägyptischen Stadt Damanhur benannt, in der sich ein Tempel für Horus befand. Es wurde 1975 von Oberto Airaudi mit rund 24 Anhängern gegründet, und im Jahr 2000 war die Zahl auf 800 angewachsen. Die Gruppe hat eine Mischung aus New Age und neopaganischem Glauben. Sie erlangten 1992 Berühmtheit durch die Enthüllung ihrer geheimen Ausgrabung eines ausgedehnten unterirdischen Tempels, der Temple of Humankind, die 1978 unter vollständiger Geheimhaltung begonnen wurde. Die italienischen Behörden haben angeordnet, die Bauarbeiten einzustellen, da sie ohne Baugenehmigung errichtet worden waren, obwohl die Arbeiten fortgesetzt werden konnten. Später wurde eine rückwirkende Genehmigung erteilt. Damanhur's Unterstützer behaupten, dass das Wachstum und die Aktivität der Gemeinschaft die Gegend revitalisiert hat. Die Föderation von Damanhur hat Zentren in Europa, Amerika und Japan.

[23] **Die Thule-Gesellschaft**, ursprünglich die Studiengruppe für germanisches Altertum, war eine deutsche Okkultisten- und völkische Gruppe, die nach dem Ersten Weltkrieg in München gegründet wurde und nach einem mythischen nordischen Land in griechischer Sprache benannt wurde. Die Gesellschaft ist vor allem als die Organisation zu werten, die die Deutsche Arbeiterpartei (DAP) förderte, die später von Adolf Hitler in die Nationalsozialistische Deutsche Arbeiterpartei (NSDAP) umgewandelt wurde. Laut Hitler-Biograph Ian Kershaw liest sich die "Mitgliederliste der Organisation ... wie ein Who is Who der frühen Nazi-Sympathisanten und führenden Persönlichkeiten in München", darunter Rudolf Hess, Alfred Rosenberg, Hans Frank, Julius Lehmann, Gottfried Feder, Dietrich Eckart, und Karl Harrer. Allerdings behauptet Nicholas Goodrick-Clarke, dass zwar Hans Frank und Rudolf Hess Thule-Mitglieder gewesen seien, aber andere

Handlungen unter dem Deckmantel eines "Instituts" oder einer "Stiftung" oder dergleichen (Scientologen) ausführen.

Ich werde kurz einige Methoden beschreiben, die diese Gruppen verwenden.

1. **Die esoterische Thule Gruppe in Deutschland** mit Wurzeln weit zurück in die Nazi-Kreise, haben eine umfangreiche Schule in Skandinavien namens "Heilschule Scandinavicum" gegründet, in der viele Naturheiler in Skandinavien ausgebildet werden, als Reflexzontherapeuten, Akupunkteure, Homotoxikologen und Homöopathen, Neuraltherapeuten und Pflanzentherapeuten. Wenn sich die Energie während der Behandlung von Patienten verändert oder bewegt, ist es relativ einfach, einen Teil der Energie während solcher Behandlungen zu "stehlen".

2. **Die Damanhur-Gruppe in Italien** schickt ihre Mitglieder um die ganze Erde, um spezielle Steinlabyrinthe zu bauen. Dieses Labyrinth müssen alle Teilnehmer mit einem bestimmten magischen Symbol betreten, das einen Teil ihrer Energie auf den Anführer in Damanhur

---

führende Nazis seien nur eingeladen worden, bei Thule-Treffen zu sprechen, aber sie waren keine Mitglieder dieser Gesellschaft. Johannes Hering: "Es gibt keine Beweise dafür, dass Hitler jemals die Thule-Gesellschaft besucht hat." Die Thule-Gesellschaft war ursprünglich eine "deutsche Studiengruppe" unter der Leitung von Walter Nauhaus, einem im Ersten Weltkrieg verwundeten Veteran. Er war Kunststudent in Berlin und Gründer des Germanenordens, einen geheimen Verein, im Jahr 1911 gegründet und wurde offiziell im folgenden Jahr benannt. 1917 zog Nauhaus nach München; seine Thule-Gesellschaft sollte ein Deckname für den Münchener Zweig des Germanenordens sein, aber die Ereignisse entwickelten sich infolge eines Schismas im Orden anders. 1918 wurde Nauhaus in München von Rudolf von Sebottendorf (oder von Sebottendorff) kontaktiert, einem Okkultisten und neugewählten Oberhaupt der bayerischen Provinz des schismatischen Ablegers "Germanenorden Walvater des Heiligen Grals". Die beiden Männer wurden zu einer Rekrutierungskampagne, und Sebottendorff adoptierte Nauhaus 'Thule Society als Deckname für seine Münchner Loge des Germanenorden Walvater mit einer feierlichen Einweihung am 18. August 1918.

überträgt. Sie manipulieren auch die Bäume so, dass sie in der Lage sind, ihnen Energie zu abzuziehen, um sie dann an einen bestimmten Ort in den Alpen Italiens zu transferieren, wo sie von ihrem / ihren Anführer / n frei genutzt werden können.

3. **In Auroville[24] in Indien** wurde nach den ausführlichen Anweisungen von "The Mother" eine bestimmte Meditationshalle gebaut. Diese goldene Kuppel ist als goldener "Transformator" oder "Kondensator" konstruiert, und die transformierte und gespeicherte Energie wird durch ein Loch in der Kuppel hinaus in den Kosmos geleitet. An diesen Instituten werden bestimmte Meditations-Techniken besonders ausgesuchten Personen auf der ganzen Welt gelehrt; Personen, die sie für wichtig im Sinne ihre Aufgabe halten. Wenn diese Techniken durchgeführt werden, fühlen sich die

---

[24] **Auroville** (Stadt der Morgenröte) ist eine experimentelle Gemeinde im Bezirk Viluppuram, hauptsächlich im Bundesstaat Tamil Nadu, Indien mit einigen Teilen im Union Territory Puducherry in Südindien. Es wurde 1968 von Mirra Alfassa (bekannt als "die Mutter") gegründet und vom Architekten Roger Anger entworfen. Wie in der ersten öffentlichen Botschaft von Alfassa im Jahre 1965 erwähnt, möchte Auroville eine universelle Stadt sein, in der Männer und Frauen aller Länder in Frieden und fortschrittlicher Harmonie leben können, vor allem in den Glaubensrichtungen, in der Politik und in allen Nationalitäten. Der Zweck von Auroville ist es, menschliche Einheit zu verwirklichen. Auroville (Stadt der Morgenröte) hat seine Ursprünge in der französischen Sprache, "aurore" bedeutet Dämmerung und "ville" bedeutet Stadt. Außerdem ist es nach Sri Aurobindo (1872-1950) benannt. Die Sri Aurobindo Society in Pondicherry verabschiedete auf ihrer Jahreskonferenz 1964 mit Mirra Alfassa als Exekutivpräsidentin eine Resolution zur Gründung einer Stadt, die der Vision Sri Aurobindos gewidmet ist. Alfassa war spiritueller Mitarbeiter von Sri Aurobindo, der glaubte, dass "der Mensch ein Übergangs-Wesen ist". Alfassa erwartet, dass diese experimentelle "universelle Gemeinde" wesentlich zum "Fortschritt der Menschheit in Richtung ihrer großartigen Zukunft beitragen wird, indem sie Menschen guten Willens und Strebens nach einer besseren Welt zusammenbringt". Alfassa glaubte auch, dass eine solche universelle Gemeinde entscheidend zur indischen Renaissance beitragen wird (Ref. Mother's Agenda, Bd. 9, dt.3.02.68).

Meditierenden gut und entstresst, aber 10% der Energie werden der Mutterorganisation "gespendet".

4. Von der von L. Ron Hubbard erschaffenen Scientology-Stiftung[25] (oder den Kräften oder Entitäten, die hinter ihm stehen) haben einige Leute ganz bestimmte "Institute" an bestimmten Universitäten in den USA gegründet[26].

---

[25] **Scientology** ist eine Sammlung von religiösen Überzeugungen und Praktiken, die 1954 vom amerikanischen Autor L. Ron Hubbard (1911-86) entwickelt wurde. Hubbard entwickelte zunächst ein Programm mit Ideen namens Dianetik, das über die Dianetik-Stiftung verbreitet wurde. Die Stiftung ging bald Konkurs und Hubbard verlor die Rechte an seiner wegweisenden Publikation Dianetik: Die moderne Wissenschaft der geistigen Gesundheit von 1952. Er hat dann das Programm als Religion bezeichnet und nannte sie in Scientology, Beibehaltung der Terminologie, Lehren, die E-Meter, und die Praxis des Auditings. Innerhalb eines Jahres erhielt er die Rechte an der Dianetik zurück und behielt beide Fächer unter dem Dach der Scientology Kirche. Hubbard beschreibt die Etymologie des Wortes Scientology als vom lateinischen Wort "scio" herkommend, was "wissen oder unterscheiden" bedeutet, und das griechische Wort "logos", was "das Wort oder die äußere Form bedeutet, durch die der innere Gedanke ausgedrückt und öffentlich gemacht wird". Hubbard schreibt: „So bedeutet Scientology Wissen über das Wissen oder Wissenschaft des Wissens". Hubbards Gruppen sind auf erhebliche Widerstände und Kontroversen gestoßen. Im Januar 1951 erhob das New Jersey Board of Medical Examiners Klage gegen die Dianetics Foundation wegen des Vorwurfs, Medizin ohne Lizenz zu unterrichten. Hubbards Anhänger beteiligten sich an einem Programm der kriminellen Infiltration der US-Regierung. Hubbard-inspirierte Organisationen und ihre Einteilung sind oft ein Streitpunkt. Deutschland klassifiziert Scientology-Gruppen als "verfassungsfeindliche Sekte". In Frankreich wurden sie in einer einigen parlamentarischen Lesung als gefährlicher Kult eingestuft. einer wachsenden Anzahl von Erleuchtungsschulen und metaphysischen Institutionen beigetragen. Nach dem Tod von Lewis 1995, seine Frau, Vr. Rt. Pfarrerin Dr. Susan Hull Bostwick übernahm die Leitung des Instituts und der Kirche. Ihre Lehren basieren auf Scientology. Lewis Bostwick hatte einen Streit mit

[26] **Das Berkeley Psychic Institute (BPI)** ist eine Schule für spirituelle Entwicklung, 1973 von Lewis S. Bostwick in Berkeley, Kalifornien gegründet und ist auch der Sitz des Seminars der Kirche des Göttlichen Mannes. Lewis S. Bostwick war ein früher Mitarbeiter von Hubbard, dem Gründer von Scientology. Das Institut hat Tausenden von Menschen beigebracht, Auren zu lesen und Channeling zu lernen,

5. Reiki-Heilung ist eine Art von Heilung, die von einem japanischen Buddhisten namens Usui aus der spirituellen Welt "empfangen" wurde. Ich weiß nicht, von welcher Art Geistern diese Methode stammt, aber es scheint mir, dass die Praxis dieser Techniken die Anwender nach dem Tod in der materiellen Welt gefangen hält. Ich habe beobachtet, wie Praktizierende jahrelang nach dem Tod in der Falle sitzen und versuchen, frei zu werden, aber unfähig waren zu entkommen.

Dämonen können sich auch vom Karma der Sprachen ernähren (Hassdämonen).

Hier werde ich für den Leser einige Eindrücke von einer Woche mit Robert Powell und Estelle Isaacson vermitteln, die ich in den Grals in Hohwald in Frankreich auf den Spuren Parsifals verbracht habe.

Es gibt unendlich viel, was man nach dieser Woche mit Robert Powell und Estelle Isaacson und etwa 60 anderen Gralsuchern aus vielen Ländern der Welt sagen könnte. Die Tage waren gefüllt mit kosmisch-

---

eine der beliebtesten Klassen ist das Clairvoyant Training Programm. Das Institut hat progressive Ideen zur interreligiösen Bewegung beigetragen und hat auch zu Ron Hubbard, weshalb BPI jetzt auf der schwarzen Liste von Scientology steht.

[38]**Reiki** ist eine Form der alternativen Medizin, die 1922 vom japanischen Buddhisten Mikao Usui entwickelt wurde. Seit ihrer Entstehung in Japan wurde Reiki in verschiedene kulturelle Traditionen auf der ganzen Welt angepasst. Reiki-Praktizierende verwenden eine Technik, die Palm-Heilung oder Hand-On-Heilung genannt wird, durch die angeblich vom Praktiker zum Patienten eine "universelle Energie" durch die Handflächen auf den Körper übertragen wird, um emotionale oder körperliche Heilung zu fördern. Reiki ist Pseudowissenschaft. Es basiert auf Qi ("Chi"), von denen die Praktizierenden behaupten, dass es eine universelle Lebenskraft ist, obwohl es keinen empirischen Beweis dafür gibt, dass eine solche Lebenskraft existiert. Klinische Forschung hat nicht gezeigt, dass Reiki als medizinische Behandlung für jeden medizinischen Zustand wirksam ist. Die American Cancer Society, Cancer Research UK und das National Center for Complementary and Integrative Health mahnen, dass Reiki kein Ersatz für konventionelle Behandlung sein sollte.

eurythmischen Tänzen, Vorträgen, Gesprächen, Exkursionen und Spaziergängen in Parsifals, Amfortas, Hertzeloide und Titurels uralter Landschaft zwischen Odilienberg und Arlesheim. Elementare Wesen, Drachen und Dämonen waren auch diese Woche anwesend, aber ich werde deren Beschreibungen für eine andere Gelegenheit zurückstellen.

Dennoch möchte ich hier etwas teilen und etwas sagen über den zweiten Aspekt von Parzifals Unvermögen die richtige Frage zu stellen; es war nämlich Anfortas Unvermögen die richtige Antwort zu geben.
Vorher erklärte ich ausführlich die ahrimanischen und luziferischen Dämonen. Diese dämonischen Strukturen in unserem Organismus hängen weitgehend von den menschlichen, individuellen und allgemeinen karmischen Spuren der Erde ab. Diese Spuren wurden durch alle Zeitalter als das Weben der Norns beschrieben. Rudolf Steiner beschreibt sie in "Geographischer Medizin" als Krankheit hervorrufende Erdstrahlung, geomantisch / Geomantie. Die kosmisch-karmischen Netzwerke oder

"Gitter" dieser Erde können von "Haus – und Erdstrahl- Reiniger" auf verschiedene Art manipuliert und / oder bearbeitet werden, um abgeschaltet zu werden; aber nach meiner Erfahrung ist der einzige Weg oder die einzige Methode, die dämonisch-pathologische Erdkraft nach deren Richtigkeit und deren Ursprung zu fragen und um Vergebung zu bitten, da wir Menschen die Dämonisierung dieser Kräfte verursacht haben. Meiner Erfahrung nach haben immer menschliche Handlungen dieses Netzwerk geschaffen, das viele "Erdstrahlung" nennen. Dieser zweite Aspekt der Beziehung von Parsifal und Anforta (die Antwort), der nicht so oft diskutiert wird wie der erste Aspekt (die Frage), wurde mir während dieser Woche klar, besonders als Robert Powell all seine Vorträge und Überlegungen in beiden Sprachen ausführte sowohl in Englisch und in Deutsch. Ich bemerkte, dass die Präsenz der ahrimanischen Dämonen, deren Existenz Robert auch kannte, und deren Aufgabe es war, sein Werk für Christus zu verhindern, jedes Mal, wenn Robert Deutsch sprach, stärker und größer wurde. Ich war mir bewusst, dass dieses Gebiet in Frankreich während des Zweiten Weltkrieges mehrere Konzentrationslager beherbergte und dass der Hass auf Deutsch in diesem Gebiet groß war und die dämonischen Kräfte der 9. Schicht der Erde genährt und angeregt hatte. Hass war entstanden. Ich fand auch heraus, dass die dämonischen Kräfte, die sich der Mission des Christus und der Anthroposophie entgegenstellen sollten, gezielt Deutsch als ihre Sprache durch Hitlers "Drittes Reich" gewählt hatten, um dem deutschsprachigen Schwerpunkt der Anthroposophie entgegenzuwirken. Nur eine intensive und beabsichtigte eurythmische Anrufung der zweiten Engelshierarchie konnte dieser dämonischen Macht entgegenwirken.

Über die tieferen Schichten des Körpers und der Erde. Der Ursprung der Strahlung, die die Dämonen, die Ahrimanischen Wesen und "den Doppelgänger" füttert.

Um diesen Teil zu verstehen, werde ich mich zunächst auf meine Untersuchungen zu den Schichten des menschlichen Körpers beziehen.

Bei der Pulsdiagnose gibt es 12 Schichten zwischen der Haut und dem Zentrum des Herzens, durch die wir hindurchgehen müssen. Die meisten meiner Schüler hören nach der 5. - 6. - 7. - 8. Schicht auf und betreten nicht das Herz. Wir brauchen ein wenig Kraft, um in das Herz einzutreten, ein bisschen Mut, einen kleinen Stoß.

Ich werde hier auf die 12 Schichten des Körpers hinweisen;

• Die äußeren Schichten (1. - 2.) beziehen sich auf den Astralkörper
• Dann (2. - 3. - 4.) auf den materiellen Körper (3. ist unser eigener physischer, materieller Körper, 4. parasitäre materielle Körper)
• Die 5. - 6. - 7. - 8. Schicht bezieht sich auf den Ätherkörper (die 4 Äther).
Die 8. berührt das Perikard und die 9. berührt das Endokard, wo wir in der
Therapie auf die meisten Hindernisse stoßen.
• Die inneren Schichten (9. - 10. - 11. - 12.) sind im Herzen und beziehen
sich auf das "Ich". Das untere Ich bis zur 9., das mittlere Ich bis zur 10.,
das höhere Ich bis zur 11. und das kosmische ICH, das
Christusbewusstsein, bis zur 12., wo wir in der Mitte des Herzens sind, das
Lamm (Widder)

Wir können auch die Schichten im Herzen als die zukünftigen Möglichkeiten der menschlichen spirituellen Entwicklung betrachten, besonders in Bezug auf den weiblichen Teil der höheren "Ichs". Diese Schichten beziehen sich auch auf die zukünftige Entwicklung der tieferen Schichten der Erde selbst, die heute böse sind, aber in Zukunft durch die Vereinigung der göttlichen Mutter und des göttlichen Vaters zum Guten gewandelt werden können.

Wenn wir in der Mitte des Herzens sind, haben wir vielleicht die Vorstellung (Bilder, die im Kopf auftauchen), an einem Kreuz zu stehen. Dieses Kreuz ist ein wenig unterschiedlich zwischen Mensch, Pferd und Hund.

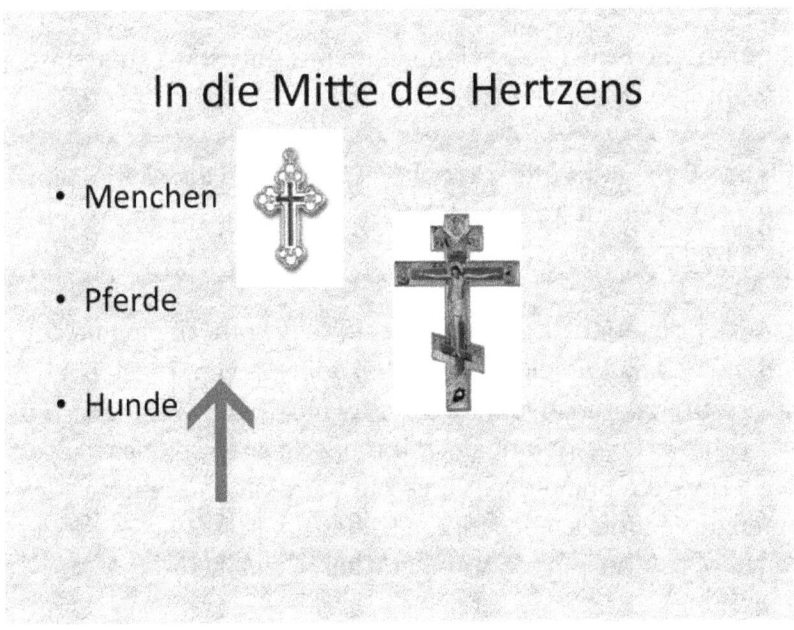

In diesem Bild habe ich versucht zu veranschaulichen, welches Bild Sie sich im Zentrum des Herzens vorstellen könnten.
Eigentlich ist dieses Kreuz mehr als eine Vorstellung, es ist aus wahrer Spiritueller Substanz gemacht.

Auf dem Weg durch die 12 Schichten können wir die verschiedenen Aspekte in diesen Schichten bezüglich Krankheiten oder spirituellen Realitäten diagnostizieren, erfahren und / oder behandeln.

Was Rudolf Steiner über die «Strahlung» oder den Einfluss aus den tieferen Schichten der Erde sagt.

Die Erde besteht aus 9 Schichten (nach Rudolf Steiner).

1. **Mineralische Erde**, wo wir leben und uns entwickeln und unseren Lebensunterhalt verdienen.

2. **Flüssige Erde**, aufgrund des hohen Drucks sind die Materialien hier flüssig. Diese Schicht möchte durch die erste Schicht, um in den Kosmos freigesetzt zu werden.

3. **Dampfende** (oder Luft) **Erde**. Hier sind die Substanzen in einem feuchten Zustand und diese Schicht ist voller Leben. Diese Ebene möchte sich sogar noch mehr als die zweite Ebene erweitern. Sie steht in engem Zusammenhang mit menschlichen Leidenschaften und der Tierwelt, und die ganze Ebene ist gefüllt mit lebendigen Strömen aus animalischen starken Leidenschaften, wie wir sie an Tieren beobachten können (Hunger, Gier, Gewalt, Töten, Verzweiflung).

4. **Wässrige Erde**. Hier sind alle Substanzen in einer Astralform. Die Astralform wird als das Negativ der Materialform angesehen (wie in einem Negativfilm einer altmodischen Fotografie).

5. **Fruchterde**, wo alles reines Leben ist. Alles lebt hier.

Die Schichten 3 - 4 und 5 sind gefüllt mit Leben, ätherischem Leben, genau wie die Schichten 5 - 6 - 7 und 8 im Körper.

6. **Feuer Erde**, die auch in direkter Verbindung mit menschlichen Emotionen steht, besonders "feurigen" Emotionen. Menschliches Leid wird diese Schicht aktivieren und zu vulkanischer Aktivität führen. "Drachen-Energien" finden sich hier auch Ballrog-Energie wie in "Der Herr der Ringe" beschrieben. Die Feuererde steht mit dem Magnetfeld der Erde in Beziehung und steht damit in Zusammenhang mit Luzifer und Erdbeben. Hier haben Vulkane ihren Ursprung, verbunden mit den unkontrollierten Emotionen des Menschen, vor allem Gier und Hass.

7. **Gespiegelte Erde**. Hier wird das unkontrollierte Ego des Menschen genährt. Es wird auch die reflektierende Erde genannt. Hier werden alle natürlichen Kräfte und Gesetze gefunden, aber genau gegenverkehrt. Alle moralischen Impulse werden hier in ihre Gegensätze verwandelt. Alle Farben erscheinen in ihrem Gegensatz, ihrer Komplementärfarbe.

8. **Zersplitternde Erde** (die Schicht, in der alle Zahlen nach Pythagoras ihren Ursprung haben). Alle Lebewesen sind hier in mehrere "Kopien" des Originals zersplittert. Diese Schicht ist auch die Quelle der schwarzen Magie. Alle guten Eigenschaften werden hier in das Gegenteil umgewandelt (wie in der 7. Schicht). Die 8. Schicht ist der Ursprung allen Übels in der Welt.

9. **9. Ebene, der Erdkern**, wo das größte Übel gefunden werden kann. Hier ist der tiefste Ursprung der Schwarzen Magie. Diese Schicht ähnelt dem menschlichen Gehirn und dem menschlichen Herzen. Es enthält sowohl das dämonische "Ich", das niedere "Ich" als auch die Möglichkeiten der höheren "Ichs".

Diese vier Schichten, 6. - 7. - 8. - 9., sind die bösesten Schichten der

Erde.

Die 9. Ebene ist in diese Zusammenhang von großem Interesse. Im Körper verlassen wir auf diese Weise die physische Erde und betreten das Spirituelle Reich (die vier Ebenen des "Ich", Ebene 9 - 10 - 11 und 12). Die 9. Ebene ist eigentlich kein Teil der Erde, sondern ein Teil des Kosmos.
Die 9. Ebene repräsentiert jedoch das untere "Ich", und somit ist diese Ebene auch Teil der bösen Ebenen, 6. - 7. - 8. - 9..

Nach meinen eigenen Untersuchungen gibt es 3 weitere Schichten der inneren Erde. Diese drei Schichten zusammen mit der 9. Schicht ähneln dem inneren Herzen des Menschen.

Auf dem obigen Bild habe ich versucht, zu erläutern, welches vorgestellte Kreuz Sie im Zentrum des Herzens finden könnten. Tatsächlich ist dieses Kreuz mehr als eine Phantasie, ist es doch aus wahrer spiritueller Substanz gemacht.

Auf dem Weg durch die 12 Schichten, die wir diagnostizieren, erfahren und/oder behandeln können, zeigen die verschiedenen Aspekte dieser Schichten betreffende Krankheiten oder spirituelle Realitäten.
Im Herzen des Menschen finden wir die Möglichkeit, das höhere Selbst, das kosmische Bewusstsein und das Christusbewusstsein zu entwickeln. Hier besteht auch die Möglichkeit einer Wiedervereinigung zwischen der göttlichen Mutter und dem göttlichen Vater. Bis heute hat sich das noch nicht entwickelt, also sind die drei letzten Schichten eher Möglichkeiten für die Zukunft.

Die Samen dieser drei Schichten wurden am 4. April, im Jahre 33 nach der Kreuzigung in Golgatha, von Christus selbst gelegt, als er durch die Erde durch alle Schichten ging.
Er erreichte die 9. Schicht, das ultimative Übel, und legte die Samen eines zukünftigen Herzens, eines Herzens, das durch die Handlungen der menschlichen Rasse erschaffen wurde, in Wechselbeziehung mit

der Erschaffung der drei höheren Selbste im Herzen des Menschen.

10. **10te** Schicht die Schicht des menschlichen "Ich" als eine Möglichkeit für die zukünftige Welt.
11. **11te** Schicht die Schicht des menschlichen höheren "Ich" als eine Möglichkeit für die zukünftige Welt.
12. **12te** Schicht die Schicht des Christusbewusstseins, das Christus "Ich" als eine Möglichkeit für die zukünftige Welt.

Dämonische Kräfte aus der 6. und 9. Schicht beeinflussen uns besonders und auch umgekehrt. Wenn wir von Gier und Hass überwältigt werden, wird die Feuererde mit Vulkanausbrüchen und / oder Beben rebellieren. Diese beeinflussenden Kräfte können nur durch die Stärke unserer höheren Ichs konterkariert werden und sind in vielen Punkten gleich wie die Wirkung der höheren Ichs auf die Erd-Strahlung, wie sie als Teil unseres Karma beschrieben wird.

Beide Arten von Einflüssen oder Strahlungen treten durch unsere Füße ein. Um dies zu vermeiden, müssen wir "unsere Füße in Christus waschen", was die tiefere Bedeutung der Fußwaschung ist.

Diese 12 Schichten ähneln den 12 Schichten des Körpers selbst, wie in meinem Buch "Der 7-fache Weg zur Therapie" beschrieben.

Hier beschreibe ich in Kurzfassung die 12 Schichten des Körpers und verweise sie auf die 12 Schichten der Erde und auf die Einflüsse der Dämonischen Reiche.
Im Herzen des Menschen, in dem wir die Möglichkeit haben, das höhere Selbst, das kosmische Bewusstsein und das Christus Bewusstsein zu entwickeln, gibt es auch die Möglichkeit einer Vereinigung zwischen der göttlichen Mutter und dem göttlichen Vater. Bis heute hat sich dies noch nicht entwickelt. So sind die drei letzten Schichten mehr als Möglichkeiten für die Zukunft zu sehen.

	Die Schichten des Körpers (entsprechend Thoresen.)	Die Erdschichten (laut Steiner
1. Schicht	Die Sternenscheide vom Körper	Die physische Erde
2. Schicht	Die Astralen und der physische/materielle Körper	Flüssige Erde, hoher Druck, Ausdehnung
3. Schicht	Der physische/materielle Körper. Wenn das Physische in Spirit umgewandelt wird, zeigt es das Gegenteil. Wenn eine Spirituelle Entität auf eine Richtung zeigt, bedeutet das den anderen Weg.	Feuchte (oder Luft) Erde. Hier sind die Substanzen in einem feuchten Zustand, diese Schicht ist voller Leben. Diese Ebene möchte sich sogar meh als die zweite Ebene erweiterr Es steht in engem Zusammenhang mit Leidenschaften in der Menschen- und Tierwelt, und die ganze Ebene ist gefüllt mit lebendigen Strömen aus starken Leidenschaften. Eine Besonderheit ist jedoch, dass hier alle Emotionen in ihr Gegenteil verwandelt werden, Liebe in Hass und so weiter. Typische luziferische Aktionen
4. Schicht	Die Parasitenkörper in unserem physischen / materiellen Körper und außerirdische physische Körper	Wasser Erde oder Form-Erde. Hier sind alle Substanzen in einer astralen Form. Die astral Form ist das Negativ der materiellen Form, genau wie i

	(Bakterien), die wir zur Verdauung von Nahrungsmitteln verwenden. Fremdkörper tauschen auch DNA mit uns aus, da sie die Quelle der körperlichen Entwicklung sind.	Devachan. Diese astralen Formen sind die Quelle unserer astralen Entwicklung.
5. Schicht	Der Ätherkörper, Wärme-Äther (Infrarot). Auch die physischen und mentalen Narben des Körpers, die aus den Lebenserfahrungen des Lebens in der Wärme entstanden sind.	Frucht Erde wo alles pures Leben ist. Alles lebt hier. Dies ist der "Blaupause" allen Lebens, aber in umgekehrter Form.
6. Schicht	II Der Ätherkörper, Lichtäther (blau = Ahriman, rot = Luzifer) Auch die körperlichen und geistigen Narben des Körpers, die aus dem Leben stammen, vom Leben im Licht.	Feuer Erde, die in direktem Kontakt mit menschlichen Emotionen steht, besonders "feurigen" Emotionen. Menschliches Leid wird diese Schicht stören und zu vulkanischer Aktivität führen. "Drachenenergien" finden Sie hier. Ballrog. Bezogen auf das Magnetfeld der Erde und durch solche auf Luzifer und Erdbeben.
7. Schicht	III Der Ätherkörper, chemische Äther (Ultraviolett). Auch die physischen und mentalen Narben	Spiegelnde Erde oder reflektierende Erde. Hier sind alle natürlichen Kräfte und Gesetze (alle in der Physik verwendeten Gesetze), aber in

	des Körpers, die aus dem Leben stammen, vom Leben in Klängen und / oder Substanzen	ihrem Gegenteil. Alle moralischen Impulse werden hier in ihr Gegenteil verwandelt. Alle Farben erscheinen in ihrer Komplementärfarbe (alle Äth sind hier in ihr Gegenteil umgewandelt).
8. Schicht	Der Ätherkörper, Leben-Äther (Grün). Auch die physischen und mentalen Narben des Körpers, die aus dem Leben stammen, vom Leben in den Lebenskräften.	Zersplitternde Erde (Schicht der Zahlen nach Pythagoras). Alle Lebewesen sind hier in mehrere "Kopien" des Origin zersplittert. Quelle der schwarzen Magie. Alle guten Eigenschaften werden hier in das Gegenteil umgewandelt (7. Schicht). Ursprung alles Bösen in der Welt.
9. Schicht	Das dämonische "Ich", das untere "Ich". Die niedrigeren Leidenschaften, die wir kennen. Kranker Wille..	Der Kern der Erde. Hier ist de Ursprung der Schwarzen Magie. Diese Schicht ähnelt dem menschlichen Gehirn un dem menschlichen Herzen. Es enthält das dämonische "Ich" das untere "Ich"
10. Schicht	Das "Ich", das Ego, der Egoismus. Das "normale" Selbst.	**(Die 10. - 11. - 12. Schicht de Erde sind laut Thoresen, nich Steiner)** Das Ich, das Ego, der Egoismu der durch die Entwicklung de Menschen in eine gute Form des Ichs verwandelt werden kann.
11. Schicht	Das höhere "Ich", Idealismus. Was wir das Über-Ich nennen.	**(Die 10. - 11. - 12. Schicht de Erde sind nach Thoresen, nic nach Steiner beschrieben)**

		Das höhere Ich, Idealismus, der durch die Entwicklung des Menschen in eine gute Form des Ichs verwandelt werden kann.
12. Schicht	Ebene Das Christus "Ich", das Göttliche Bewusstsein, Christus-Bewusstsein.	**(Die 10. - 11. - 12. Schicht der Erde sind laut Thoresen, nicht Steiner)** Das Christus-Ich, das göttliche Bewusstsein, das Christus-Bewusstsein, das durch die Entwicklung des Menschen in eine gute und engelhafte Form des "Ich" umgewandelt werden kann (was die Menschen in die 10. Hierarchie der Engel erheben kann).

Der interessanteste Teil dieser Gegenüberstellung ist die achte Schicht der Erde und des Körpers.

In der Erde ist dies das Zentrum des Bösen, in dem Ahriman wohnt. Die 6. und 8. Schicht beherbergen besonders die bösen Mächte. Die 9. Schicht beschreibt Rudolf Steiner als den Kern der Erde. Dieser Kern ist wie das menschliche Herz, da auch das Herz selbst egoistische Gefühle hegt. Weil das Herz die Hoffnung der Menschheit ist, ist die wachsende Macht des Höheren Selbst dort zu Hause und dort wird in Zukunft auch die 10. - 11. und 12. Schicht sein, das Christus-Bewusstsein ausdrücken und sich so von der 8. Schicht weiter entwickeln. Sie wird in enger Verbindung mit ihr stehen, aber nicht identisch mit der achten Sphäre sein. Diese achte Sphäre wird sich in der Zukunft teilen, zum einen in die materielle Erde, die sich nicht normal entwickeln kann, und zum anderen in die spirituelle Erde mit der aufgestiegenen Menschheit.

Im Körper ist dies auch das Zentrum des Bösen, wo die Hindernisse der Therapie zu finden sind, wo sich die die alten Narben befinden, wo psychische Traumata gespeichert bleiben. Am interessantesten ist der Abstand zwischen der 8. und der 9. Schicht. Ich nutzte die Untersuchung dieser Distanz seit mehreren Jahren, um die sogenannten "toxischen Narben", physische und psychische Narben, die jegliche Art der Behandlung behindern, zu diagnostizieren.

Beispiel
In der 7. Schicht waren die Narben vorhanden, aber in der 9. Schicht waren sie verschwunden. Wenn es keinen Mangel in der 7. Schicht, aber einen deutlicher Mangel in der 9. Schicht gab, war die Schlussfolgerung, dass es eine toxische Narbe in dem Prozess gab, die einen Mangel in der 7. Schicht hervorrief. Ich habe diesen Unterschied genutzt, um die Narben zu finden, habe aber damals nicht erkannt, dass es möglich ist, sie in der 12. Schicht zu behandeln. Wenn wir ab der 12. Schicht behandeln, spielen die Narben keine Rolle. In der Vergangenheit habe ich nur meine Patienten von der 6. - 7. - 8. - 9. Schicht aus diagnostiziert und dann die körperlichen Narben mit Procain injiziert, wie in Neuraltherapie von Dr. Ferdinand Huneke[27] beschrieben.

Heute weiß ich, dass wenn ich in die 12. Schicht gehe, auf die ich jetzt immer direkt zugreife, sind alle Formen der Narbenbehandlung unnötig.

---

[27] In Deutschland gilt die Neuraltherapie als Teil der Schulmedizin. Trotzdem gibt es in Norwegen nur wenige Menschen, die mit dieser Form der Therapie vertraut sind. In britischen Publikationen wird es als Instantaneous Phenomenon Therapie bezeichnet. Der Grund für diesen Namen liegt darin, dass sich die Ergebnisse einer erfolgreichen Behandlung oft innerhalb von Sekunden manifestieren.
Dr. Ferdinand Huneke, der Arzt, der die Methode 1928 entdeckte und veröffentlichte, erforschte sie bis zu seinem Tod 1968.

Dies zeigt, dass alle alten Hindernisse verschwinden, wenn wir in das Christus-Bewusstsein eintreten.

Die alten Dämonen, die den Fortschritt der Menschheit behindern, sind in der 8. Schicht zu finden, aber wenn wir das Christusbewusstsein der 12. Schicht betreten, werden alle Dämonen aufgelöst.

Die "spirituelle ahrimanische Strahlung" aus den tieferen Schichten der Erde dringt sowohl in die geschwächten Organe als auch in organische
Prozesse ein, aber auch durch die geschwächten Astralhüllen, die unseren Körper umgeben und schützen.

- Die ahrimanischen Dämonen treten hauptsächlich durch die ätherische Aura ein.
- Die luziferischen Dämonen treten hauptsächlich durch die Astrale Aura ein.
- Die azurischen Dämonen treten hauptsächlich durch die spirituelle Aura ein.

Wir haben hauptsächlich 3 Auren, das Ätherische, das Astrale und die Spirituelle "Ich" -Aura.

Schwächen in jeder einzelnen dieser 3 Auren schaffen Löcher / Durchgänge für Dämonen.
Auch durch den Einsatz vieler Medikamente werden solche Durchgänge geschaffen (siehe Anhang).

Solche Schwächen oder Durchgänge sind auch der Grund für Hypersensibilität. Hypersensibilität ist eine "Krankheit", bei der wir zu leicht von den äußeren Geistern oder Kräften der Welt oder von Strahlung aller Art beeinflusst werden. Geister, Dämonen, Strahlung elektromagnetischer oder spiritueller Herkunft, die tiefen Schichten der Erde, Klänge oder andere sensorische Einflüsse können uns durch die aurischen Schwächen erreichen oder beeinflussen. Dann reagiert unsere Haut wie sonnenverbrannt, als ob sie bestrahlt würde. Die Strahlen der Sonne, die Strahlung von Plutonium und so weiter sind in der Tat die von Geistern oder Dämonen.

- Aus Strahlung elektrischen Ursprungs kommen die Ahrimanischen Dämonen.
- Aus magnetischer Strahlung stammen die luziferischen Dämonen.
- Von Strahlung als elektromagnetische Strahlung kommen sowohl luziferische als auch ahrimanische Dämonen.
- Aus der Strahlung nuklearer Quellen stammen die Azurischen Dämonen.

Durch Schwächung oder Öffnungen in einer oder mehreren unserer Auren können verschiedene Dämonen eintreten.
Dann schaffen sie Krankheit für die fragliche Person und für alle Wesen, die mit dieser Person verbunden sind. Die Familie, die Tiere, ja, sogar die Bäume und Pflanzen können in Gegenwart solcher Dämonen leiden.

Beispiel
Ich wurde gebeten, einer älteren Dame zu helfen, die zusammen mit ihrem Ehemann weit weg im Wald lebte. Da sie überempfindlich war für alle Arten elektrischer Strahlung (ahrimanische Einflüsse), lebten sie 20 Jahre lang ohne jegliche Elektrizität in dieser Hütte im Wald. Sie lebten dort ein gutes Leben, aber sie wollte weniger sensibel sein. Ich untersuchte sie sorgfältig. Ihre ätherische Aura, die bei gesunden Menschen geschlossen ist und den ganzen Körper umhüllt, hatte eine riesige Öffnung über ihrem Kopf. Aus diesem Grund hatte sie starke Hypersensibilität gegenüber Elektrizität, da die Ahrimanischen Dämonen, die von elektrischen Quellen kommen, besonders durch die Äther-Aura eintreten.
Als wir uns dort unterhielten, flog ein Flugzeug ungefähr 6000 Meter über uns hinweg. Sofort wurde sie rot in ihrem Gesicht, ihre Atmung wurde schwer und ihre Augen begannen zu tränen. Sie zeigte eine

typische allergische Reaktion.

Um sicher zu gehen, dass es sich nicht um eine psychosomatische Reaktion handelte, entschloss ich mich, sie zu testen. Ich sammelte ein kleines "Paket" ätherischer Energie (das wurde natürlich mental gemacht), hob das Paket direkt über ihren Kopf und ließ es durch diese riesige Öffnung über ihrem Kopf fallen. Sofort fiel sie fast in Ohnmacht und wurde hyperallergisch. Sie täuschte definitiv nichts vor.

Die Behandlung für diesen Zustand ist, das Loch in der ätherischen Aura zu schließen.

Ich sagte ihr das und gab ihr Anweisungen, wie sie das große Aura-Loch, das über ihrem Kopf schwebte, schließen sollten.

Dadurch:

1. Immer einen Hut zu tragen.
2. Unter dem Hut eine kleine Mütze aus reiner Wolle tragen(ein wenig wie die Juden, die sich anziehen, als wären sie der Geistigen Welt zu offen).
3. Ihre Haare kurz halten (weil die Haare als Antennen für die spirituelle Welt fungieren können).
4. Sich stark darauf konzentrieren, das Loch zu verkleinern.
5. Bei allergischen Reaktionen die Hand über den Kopf halten.

Ich muss hinzufügen, dass sie keinem meiner Ratschläge folgen wollte, und heute lebt sie immer noch dort, in ihrer kleinen, nicht elektrifizierten Hütte tief im Wald nördlich von meinem Haus.

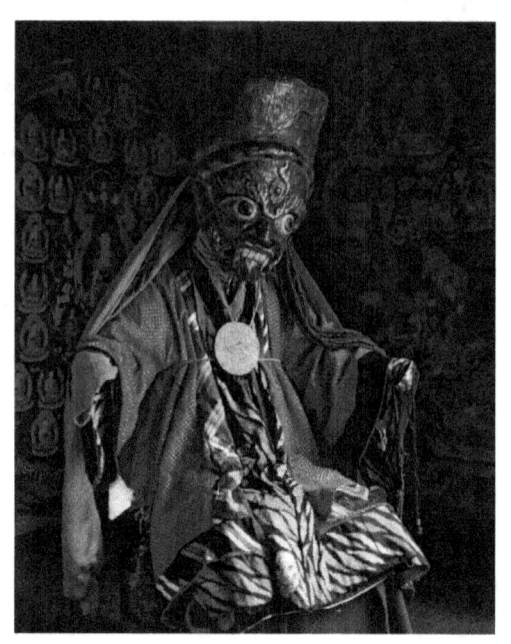

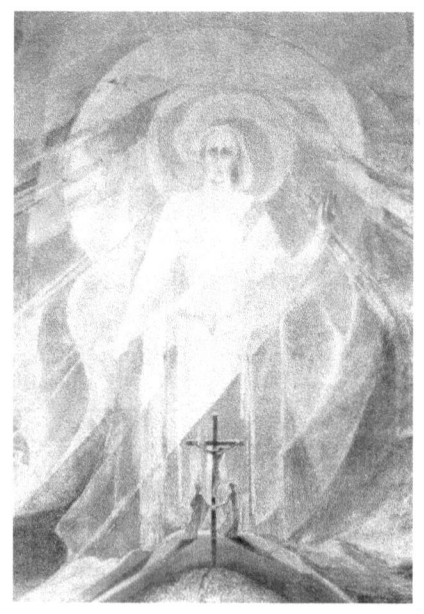

Kapitel 4

Dämonen und Krankheit.

Mehr über die krankmachenden Dämonen. Die organbezogenen Dämonen. Die ahrimanischen und luziferischen Dämonen.

Eine kurze Beschreibung oder Charakterisierung der Ahrimanischen und Luziferischen Dämonen.

Die luziferischen Geister haben einen höheren Seinszustand erreicht als der Mensch und sind daher übersinnliche Wesen, während die ahrimanischen Wesen in einem niedrigeren Seinszustand sind als der Mensch und daher untersinnliche Wesen sind. Die folgenden Textauszüge von Rudolf Steiner beleuchten diesen Punkt:
1. Der ahrimanische Impuls geht von einem übersinnlichen Wesen aus, das sich von dem Sein Christi oder von Luzifer unterscheidet. Dies entspricht etwa "Super-sensibel" und "sub-sensibel".
2. Luzifer ist ein Wesen, das sich nach der Trennung der Sonne von den geistigen Heerscharen des Himmels gelöst hat, während sich Ahriman bereits vor der Trennung der Sonne getrennt hat und eine Verkörperung ganz anderer Mächte darstellt.
3. In bestimmten okkulten Lehren werden die ahrimanischen Horden Azuras genannt. Dies sind die bösen Azuras, die zu einer bestimmten Zeit vom evolutionären Pfad der notwendigen Azuras abfielen, die dem Menschen Persönlichkeit verleihen. Wie bereits angedeutet worden ist, sind dies geistige Wesenheiten, die sich von der Entwicklung der Erde vor der Trennung der Sonne losgelöst haben.
4. Luzifer brachte den Menschen unter den Einfluss der Kräfte, die nur mit Luft und Wasser verbunden waren, während Ahriman-Mephistopheles den Menschen dem Einfluss weitaus tödlicherer

Kräfte unterworfen hat. In den kommenden Zivilisationen werden viele Dinge sichtbar werden, die mit Ahrimans Einfluss zusammenhängen.

5. Die Einflüsse von Ahriman beinhalten daher viel tiefere Kräfte als die Einflüsse Luzifers. Luzifers Einflüsse können niemals so böse werden wie die Einflüsse von Ahriman und jener Wesen, die mit den Kräften des Feuers verbunden sind.

Wenn sich eine Krankheit entwickelt, nimmt sie normalerweise den unten beschriebenen Weg.

1) Ungebührlich gelebtes Leben erzeugt einen schwachen und leeren Organprozess, der sich in einer Schwäche des ätherischen Teils des Prozesses manifestiert, der in der Akupunktur als Yin-Teil bezeichnet wird.

1: Der erste oder mehrere unserer körperlichen Prozesse sind betroffen. Dies geschieht durch eine falsche Lebensweise. Wir könnten sagen, indem wir den 8-fachen Pfad Buddhas verletzen: falsches Denken, falsches Handeln, falsches Essen, falsches Trinken, falsches Gefühl, falsche Kleidung und / oder anderes Unrecht, das wir in unserem Leben tun.

Dies schafft einen Mangel in einem organischen Prozess, entweder des Herzens, des Perikards, der Nieren, der Lunge, der Milz oder der Leber.

2) In diesem leeren Raum wird ein Ahrimanischer Dämon eintreten oder sich entwickeln.

2: In dieser Leere, Leere oder Mangel, treten fremde Kräfte sub-menschlicher Natur ein. Diese Kräfte manifestieren sich normalerweise in Form eines Ahrimanischen Dämons. Manchmal können sich andere Dämonen auch in einem geschwächten Organ manifestieren, aber das ist nicht so üblich.

3) Wenn die ahrimanische Herrschaft des ätherischen Teils gewonnen ist, lädt der ahrimanische Dämon einen luziferischen

Dämon ein, damit dieser sich im astralen Teil des Prozesses, den der Ahriman kontrolliert, zu inkarnieren.

3: Der geschwächte Organprozess und die inkarnierte ahrimanische Entität werden nicht in der Lage sein, die kontrollierende Handlung auszuführen, wie es ein normaler Körperprozess kann. Wegen dieser Schwäche wird ein weiterer Organprozess in die Fülle kommen, wir könnten aber auch sagen, dass ein Überschuss geschaffen wird, wenn der ahrimanische Dämon einen luziferischen Dämon einlädt. Dieser luziferische Dämon tritt normalerweise in den Organprozess ein, der durch den anfänglichen Mangelprozess gesteuert wird. Dieses Gesetz wurde von den Chinesen vor Tausenden von Jahren beobachtet und drückt sich in ihrem Gesetz der 5-Elemente aus.

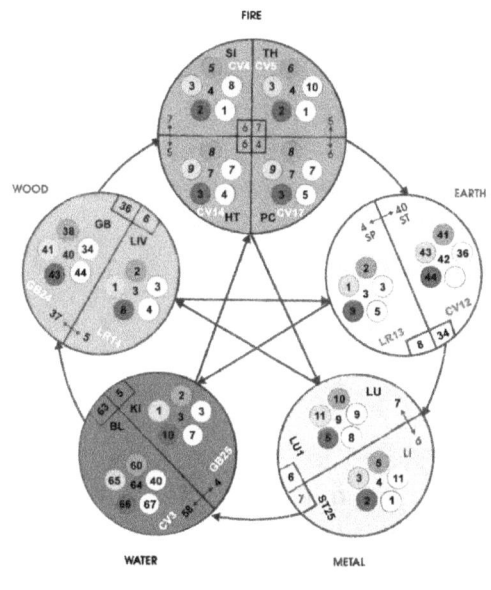

COMMAND POINTS

263

4) Wenn der luziferische Dämon in den Astral- oder Yang-Teil des neuen Prozesses eingedrungen ist, zieht er Energie aus dem ätherischen Yin-Teil, so dass dieser mit der Zeit ebenfalls geschwächt wird.

4: Die innere 5-Sterne-Figur zeigt, wo der luziferische Dämon inkarnieren wird. Wenn der Wasserprozess vom ahrimanischen Dämon geschwächt und bewohnt wird, wird der luziferische Dämon im Feuerprozess inkarnieren, besonders in den "Yang" -Teilen des Prozesses, in den "künstlerischen" oder "emotionalen" Teilen des Prozesses. In der Akupunktur werden diese Dreifacher Erwärmer und Dünndarm genannt. Die Krankheit wird den Feuerprozess im "Yin" Aspekt, der durch das Herz und das Perikard repräsentiert wird, einige Zeit schwächen, so dass hier ein "neuer" Ahrimanischer Dämon eintreten wird. Nach einiger Zeit wird dieser "neue" Ahrimanische Dämon einen "neuen" luziferischen Dämon einladen, der dann die nächste Stufe des inneren 5-Sterns des Diagramms ergreift; das ist der "Metall" -Prozess, der durch die Lunge und den Dickdarm repräsentiert wird. Hier greift der luziferische Dämon wieder die astralen Teile des Prozesses, den Dickdarm, an. Dies schwächt den ätherischen Teil, der die Lunge ist, und nach einiger Zeit wird diese Schwäche einem Angriff eines dritten Ahrimanischen Dämon ermöglichen. Und so geht es weiter.

#####......#####

Wenn die ahrimanischen und luziferischen Dämonen im selben Organ inkarnieren, führt dies oft zu besonders destruktiven Krankheiten wie Krebs.

Da Krebs die Zusammenarbeit zwischen den ahrimanischen und luziferischen Dämonen ist und dies von Patient zu Patient variieren kann, können Medikamente, die entweder die ahrimanischen oder die luziferischen Dämonen stärken, sehr hilfreich sein, um diese schreckliche Krankheit zu bekämpfen. Heute sind die Ahrimanischen

Dämonen normalerweise die stärksten und produktivsten in der Entstehung von Krankheiten, also können Substanzen, die die luziferischen Dämonen auf eine allgemeine Art und Weise stärken, bei Krebs positiv wirken.

In diesem Zusammenhang ist es interessant zu beobachten, dass viele Therapeuten und Wissenschaftler behaupten, Cannabidiol oder Öl aus Cannabis könne Krebs heilen. Cannabis ist eine der Substanzen, die die Luziferischen Dämonen am meisten stärken. Wenn es zusammen mit Tabak geraucht wird, könnte es den gegenteiligen Effekt haben. Tabak stärkt die ahrimanischen Dämonen, und durch die Kombination der beiden kann die krebsauslösende Verbindung von Ahriman und Luzifer stärker werden, und der Krebs sich verschlimmern.

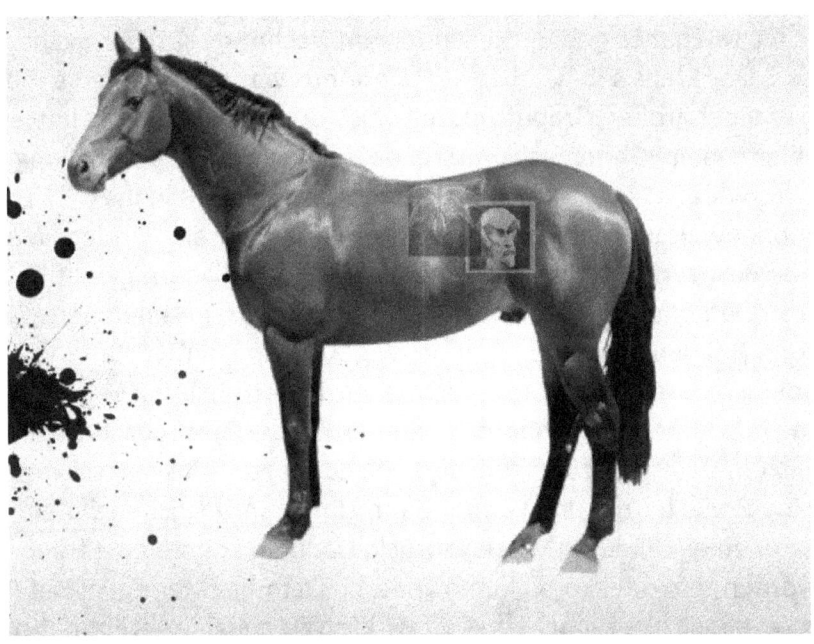

Bei Krebs wird der luziferische Dämon vom ahrimanischen Dämon gefangen genommen.

Kunst stärkt und belebt auch die luziferischen Geister, die im Falle der Krankheit Dämonen genannt werden können. Deshalb kann Kunst auch bei der Heilung von Krebspatienten helfen. Dies wurde als Kunsttherapie entwickelt.

In der Pulsdiagnose haben wir einen Ausdruck "destruktive Energie". Dies ist ein ganz besonderes Pulsgefühl. Diese zerstörerische Energie wird erzeugt, wenn der luziferische Dämon den ahrimanischen Dämon erobert oder ergreift.

Beispiel

Ein Hund wurde mit Rektumkarzinom diagnostiziert und war vom Tierarzt ohne gutes Ergebnis behandelt worden. Der lokale Tierarzt wollte den Hund euthanasieren, aber der Besitzer wollte dem Hund eine letzte Chance geben. Sie kamen am Nachmittag zu mir nach Hause. Der Krebs sah hässlich aus. Der Anus war geschwollen auf die Größe einer großen Grapefruit, teilweise ulzeriert. Der Hund hatte Probleme beim Gehen. Ich wusste, dass eine normale Behandlung nutzlos wäre. Ich änderte meine Absicht und schaute in die Dämonenwelt und sah einen hässlichen Dämon direkt vor dem Krebs. Da die Besitzerin bei den nordamerikanischen Indianern gelebt hatte und an Dämonen glaubte, erzählte ich ihr, was ich gesehen hatte. Sie sagte: «Hol den hässlichen Dämon weg!» «Nein», antwortete ich. "Dann wird er nicht transformiert, es wird nur transloziert und es wird ein anderes Opfer finden". Dies wird in der Bibel beschrieben: Wenn ein Dämon gezwungen wird, ein Opfer zu verlassen, schwebt er eine Weile herum und kommt dann zum ursprünglichen Opfer oder zu einem anderen Wesen zurück. Dadurch könnte er stärker geworden sein oder sogar einen anderen Dämon mitbringen. Die einzige Möglichkeit, die Krankheit wirklich zu heilen, besteht darin, den Dämon zu transformieren. Der einzige Weg, dies zu tun, ist durch Liebe und Verständnis und das Licht des Christus.

Sie begriff sofort, was ich sagte, und akzeptierte dies.

Ich legte meine Hand auf den Dämon und fing an, seinen Schmerz, sein Leid und seinen Zorn zu fühlen und vergab ihm im Namen Christi. Sein grimmiger Blick wurde milder und er zog sich in seine eigene Sphäre zurück.

Ich habe den Besitzer des Hundes gebeten, mich über die Entwicklung des Krebses auf dem Laufenden zu halten.

Am Tag danach schien der ganze Krebs verschwunden zu sein. Die Schwellung war geschrumpft und die Lymphzirkulation war besser. Es war nur noch lose Haut übrig.

Einige Stunden später begann die Schwellung wieder zu kommen. Ich wandte mich dann an den Dämon durch meine Konzentration und Absicht, da ich war an einem anderen Ort als der Hund war. Ich sah den Dämon, bevor mein inneres Auge den Hund traf. Ich wiederholte 3 Mal dem Dämon: "Licht in Christus - Licht in Christus - Licht in Christus".

Dann rief ich nach 30 Minuten den Hundebesitzer an und fragte, wie es sei. Sie sagte mir, dass vor einer halben Stunde alles normal war. Der Hund war völlig ohne Schwellung.

Dies zeigt, dass:
• Es wichtig ist Dämonen zu respektieren. Sie haben auch ihr eigenes Leben und Schicksal.
• Dämonen wollen in das Licht transformiert werden obwohl viele die Transformation fürchten und versuchen, sie zu vermeiden.
• Dämonen im Griff der Gegner gefangen sind und frei werden wollen.
• Wenn wir Dämonen sehen, hören oder fühlen, müssen wir verstehen, dass das bloße Wahrnehmen von ihnen uns Macht über sie gibt.
• Christus und das Christus-Bewusstsein haben die Macht, Dämonen zu befreien.

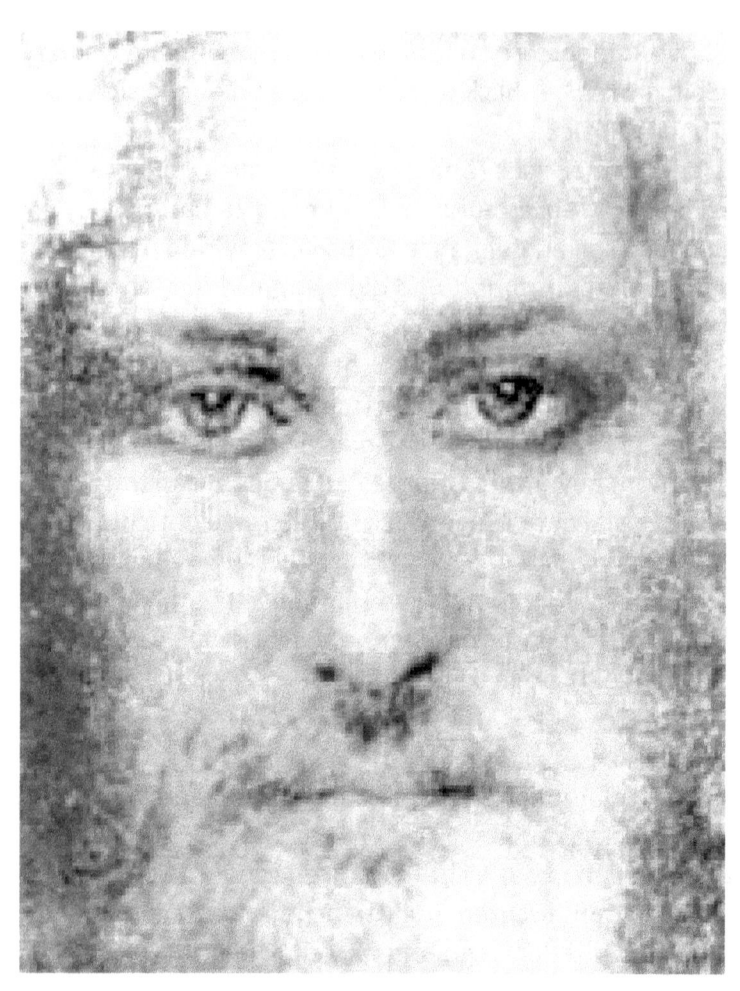

Christus

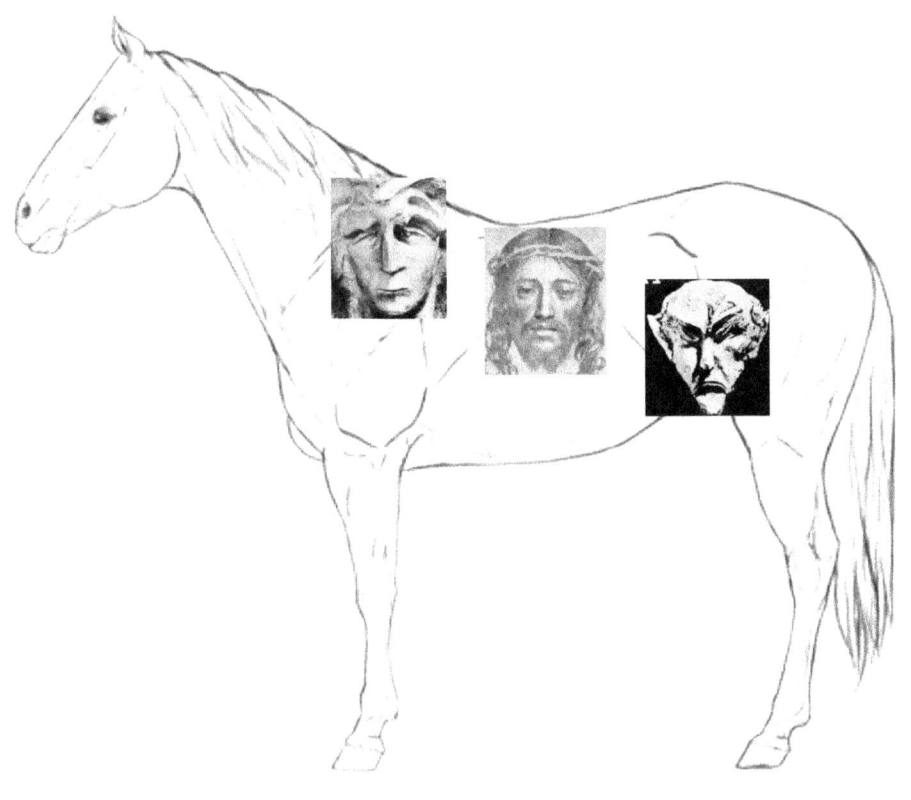

In eine normaler und gesunder Pferd ist die Kristus-kraft zwischen der luziferischen Dämon und der ahrimanischen Dämon.

Kapitel 5

Wie befreien oder verteidigen wir uns vor Dämonen?
Wie kann man den dämonischen Effekt der Erdstrahlung stoppen oder verhindern?

Wie wir aus Kapitel 3 wissen, ist die Erd-Strahlung selbst, oder besser gesagt die Dämonen, die durch die Erd-Strahlung charakterisiert oder von ihr genährt werden, eine mysteriöse Kraft, die Krankheit verursacht, besonders wenn wir dem Einfluss dieser Kraft übermäßig intensiv oder lang ausgesetzt sind.

Rudolf Steiner führte das Konzept der "Geographischen Medizin" 1920 in einer Vortragsreihe in St. Gallen ein.
Hier beschreibt er eine Kraft, die aus den tiefen Schichten der Erde kommt (siehe Kapitel 3 über die Beschreibung der 9 Erdschichten), die die Ahrimanischen Kräfte, Wesenheiten oder Dämonen nähren und stärken, die in uns verweilen.

In alten Zeiten wussten die Menschen, dass es unzählige erdgebundene Wesen in Form von Elementaren gab, die in und von der Erde selbst lebten. Diese Elementale wurden normalerweise als schädlich für Menschen und Tiere angesehen.

Als uns die Zeit der Erleuchtung - von 1500 an - in ihrer vollen Stärke erschien, hörten wir auf, an Elementarwesen und geheimnisvolle Kräfte zu glauben, die in den Tiefen der Erde lebten. Die pathologische Strahlung, die von der Erde kommt, wurde als elektromagnetisch erklärt. Eine solche Strahlung, die wir kennen, ist pathologisch für alle Lebensformen, wie wir sie unter Hochspannungsleitungen und dem Strahlen von Mobiltelefonen finden. Das Problem bestand jedoch darin, dass fortschrittliche Maschinen und Geräte, die für das Finden von elektromagnetischer

Strahlung gemacht wurden, nur einen kleinen Teil der gesamten Strahlung messen konnten, die empfindliche Menschen, Rutengänger und Hellseher finden konnten. Dies führte zu der Schlussfolgerung, dass Rutengänger Strahlung finden, die nicht existiert, und dass dies alles nur Lug und Trug sei.

Das ist natürlich nicht richtig.
Wieder müssen wir in unserer modernen Zeit akzeptieren, dass die physische Welt eine Manifestation der Geistigen Welt ist. Alle Strahlung ist verbunden mit spirituellen Wesen, Elementaren und Dämonen.

Da die Menschen sich seit vielen Jahren bemüht haben, sich gegen diese dämonische Strahlung zu schützen, werden wir uns zunächst die Erfahrungen dieser sensiblen Menschengruppe ansehen.

In diesem Kapitel wird daher Folgendes behandelt und untersucht:

1. Alte Konzepte und Verständnis der Erdstrahlung und ihrer Vorbeugung und Abschirmung (vor 1500).
2. Alte Konzepte und Verständnis der Erdstrahlung und ihrer Verhütung und Abschirmung (1500 - 1850).
3. Moderne und "wissenschaftliche" Konzepte in Bezug auf Abschirmmethoden von der Erdstrahlung (1900 - 2000).
4. Spirituelle Konzepte und Abschirmungsmethoden der Erd-Strahlung (2000 +).

Seit alten Zeiten gibt es zahlreiche Informationen darüber, wie man sich vor dem Einfluss verschiedener Arten von Dämonen schützen kann.

Die Beschreibungen der Erdstrahlung von vor 1500 waren höchst spirituell. Die Menschen waren sich der Existenz solcher Entitäten vollkommen bewusst und es gab zahlreiche Möglichkeiten, sich selbst und andere vor ihnen zu schützen.

Diese Methoden waren hauptsächlich spiritueller Herkunft, mit speziellen und magischen Worten (wie in dem Epos Kalevala beschrieben), speziellen Gedichten, rituellen Opfergaben (wie in der Edda beschrieben) oder magischen Riten. Das Verbrennen spezieller Kräuter und die Herstellung und das Tragen spezieller Masken wurden gemacht, um die Dämonen zu vertreiben.

Von der Reformation bis zur Mitte des 19. Jahrhunderts (1500-1850) schrieben konventionelle Wissenschaftler diese Kräfte aus der Erde einer Form physikalischer elektromagnetischer Phänomene zu. Sie haben Physische Strahlung anerkannt, aber die Spirituelle Strahlung nicht, weil ihre Instrumente sie nicht entdecken oder messen konnten. Die moderne atheistische Wissenschaft macht denselben Fehler. Ihre Instrumente können spirituelle Energien nicht erkennen / messen, daher existieren Gott, Seele und die Geistige Welt nicht!

In den vergangenen Jahren, vor allem während des 20. Jahrhunderts, glauben die meisten Rutengänger auch, dass die von ihnen erfassten Erdstrahlungslinien elektromagnetischer Natur sind. Die von ihnen entwickelten Geräte zur Erkennung und Abschirmung dieser Kräfte basieren auf dieser Annahme.

Seit dem Jahr 2000 entdecken wir jedoch immer mehr, dass alle geopathische Strahlung und schädliche "physikalisch-elektromagnetische" Phänomene (zum Beispiel Hirntumoren in Verbindung mit Mobiltelefonen) schädliche spirituelle Kräfte beinhalten. Wir werden dann sehen, dass alle Erdstrahlungen, sowohl die physischen als auch die spirituellen, ihre spirituellen Ursachen haben. Die physikalische elektromagnetische Strahlung hat immer eine ahrimanische und dämonische Ursache, die Spirituelle Strahlung kann sowohl einen spirituellen als auch einen dämonischen Ursprung haben.

Die Literatur von nationalen Rutengänger-Gruppen in Amerika, Europa und Australien sind voll von Fallbeispielen von Störungen, hauptsächlich auf Menschen, die durch verschiedene Formen der

Erdstrahlung verursacht werden. Diese wurden durch elektronische Geräte und / oder durch spirituelle Mittel entdeckt. Aufgrund dieser Vielfalt waren die Vorrichtungen zum Beseitigen oder Neutralisieren der "Strahlung" sehr verschieden. Sie reichen von "Erdung der Strahlung" (mit Kupferdraht) bis hin zu "Spiking the Radiation Lines" (Hämmern von Eisenstäben in den Boden stromaufwärts der Grundwasserader, die unter der Geopathischen Zone verlaufen) In den vergangenen Jahren haben einige Menschen ihre Häuser gegen alle Arten von "Strahlung" abgeschirmt. Dies ist keine gute Praxis, da es auch die normale Strahlung der Erde abhält, die notwendig ist und Gesundheit spendet (später werden wir sehen, dass wir unser "Karma" brauchen). Die vollständige Abschirmung von normaler Strahlung kann problematische Folgen für unseren Biorhythmus haben.

Unter den Rutengängern wird betont, wir sollten versuchen, die Erdstrahlen nur in Gebieten zu meiden, in denen sie übermäßig oder schädlich sind. Dazu gibt es vier Möglichkeiten:

a) Ändere den Einfluss
b) Entferne dich von dem Einfluss
c) Schirme dich vor dem Einfluss ab
d) den Einfluss "auflösen" (spirituell, besonders in Spukhäusern)

• **Verändere den Einfluss**: Dies ist wahrscheinlich der beste Weg, um die Störung zu behandeln. In der Praxis stellen wir fest, dass Störungen auftreten, wenn der Körper über einen langen Zeitraum der gleichen Art von Frequenz oder Strahlung ausgesetzt ist. Wir können eine chronische Exposition gegenüber dem negativen Einfluss vermeiden, wenn wir regelmäßig den Aufenthaltsort der Tiere, unseren Arbeitsplatz oder die Lage des Bettes ändern. Schlafen mit dem Kopf Richtung Norden für einen Monat und dann in Richtung Süden für den nächsten Monat kann dies auch tun. Wenn man ein Doppelbett hat, kann man zusätzlich die Schlafseite wechseln.

• **Entferne dich von dem Einfluss**: Wenn wir uns von der schädlichen Zone entfernen wollen, müssen wir zuerst ihre genaue Position kennen. Dann müssen wir einen Ort finden, an dem keine oder schwächere Strahlung ist.

• **Schirme den Einfluss ab**: wegen begrenztem Platz oder Mangel an Geld haben die meisten Menschen Schwierigkeiten, neue Plätze zum Schlafen oder Ausruhen zu finden oder diese Orte regelmäßig zu wechseln. In solchen Fällen kann eine Abschirmung nützlich sein, wenn auch selten mit nachhaltiger Wirkung.

Die Abschirmung basiert auf drei Methoden:

• Umleitung der Strahlung.
• Akkumulation und Entladung der Strahlung.
• Änderung der Strahlung.

ϖ **Umleitung der Strahlung**:
Um geopathische Strahlung abzulenken, können wir ein elektrisches Kabel verwenden, normalerweise einen Kupferdraht. Der Draht wird um die Pferdebox, den Stall, das Bett, den Stuhl oder den zu schützenden Ort gezogen und wird geerdet, indem er an eine metallene Wasserleitung oder an einen in der Erde vergrabenen Kupferdraht gelötet wird. Andere Materialien, die Strahlung abzuschirmen oder abzuleiten scheinen, Moorboden (Torf), Sumpfrasen (AR) und Bleiplatten. Die Firma Älma in Schweden vermarktet Bettkissen aus Sumpfrasen, die die Auswirkungen der Erdstrahlung zu stoppen oder zu verändern scheinen. Außerdem können Bleiplatten, die dick genug sind, die Erdstrahlung blockieren. Deutsche Experimente fanden heraus, dass die Platten einige cm dick sein müssen. Dünne Bleiplatten (einige mm dick) können anfangs wirksam sein, verlieren aber nach einigen Monaten ihre blockierende Wirkung (was eigentlich alle Methoden tun). Dies kann auf Mikroperforationen zurückzuführen sein, die elektronenmikroskopisch sichtbar sind (persönliche Mitteilung aus Älma, Schweden).

ϖ **Akkumulation und Entladung der Strahlung**: Eine Art Akkumulator aus Kunststoffschichten scheint wirksam zu sein; 15-20 Schichten Plastik werden unter das Bett gelegt und dies scheint für ein paar Monate zu funktionieren (wie auch alle anderen Arten). Ich weiß nicht, wie man dies bei großen Tieren bewerkstelligen könnte, aber es sollte für kleine Tiere und Menschen leicht zu machen sein. Nach einigen Monaten muss man den Kunststoff "entladen", indem man ihn auf feuchten Boden legt oder ihn wäscht.

ϖ **Änderung der Strahlung**: Magnete können verwendet werden, um schädliche Strahlung zu neutralisieren oder zu modifizieren, insbesondere wenn die Strahlung ahrimanischen Ursprungs ist. Die Magnete verstärken dann die luziferische Strahlung und schwächen so das Ahrimanische. Wenn wir die Strahlung einem Magnetfeld aussetzen, scheint es, dass wir sie modifizieren können, so dass sie keine Krankheit verursacht. Ich habe mehrere verschiedene Anordnungen von starken und schwachen Magneten gesehen, die geopathische ahrimanische Strahlung verändert haben, so dass der pathologische Effekt zerstreut wurde. Die Verwendung von Rasen fällt in diese Kategorie, da es so aussieht, als ob Rasen die Strahlung modifiziert, anstatt sie abzuschirmen oder abzulenken. Warum das so ist, ist schwer zu verstehen, und die einzige Erklärung, die mir einfällt, ist, dass der Rasen Pflanzenmaterial ist, das 5-10.000 Jahre alt ist, und in diesen Zeiten war der luziferische Einfluss stärker als der Ahrimanische. So funktioniert der Rasen wie ein Magnet.

ϖ **"Auflösen" des Einflusses** ist auch möglich, wenn man den Ursprung der Strahlung versteht, wie im Fall von Spukhäusern oder anderer solcher Orte. Der Ursprung des Großteils der Strahlung kommt von in der Vergangenheit begangenen Missetaten. Wenn wir um Vergebung für diese schlechten Taten bitten können, kann sich die Strahlung vollständig auflösen.

NB: Es ist möglich, dass die verschiedenen Möglichkeiten der Abschirmung von Erdstrahlen wegen der Absicht der Person, die die Geräte installiert, funktionieren. Dies würde erklären, dass fast alle Arten von Geräten funktionieren und dass die Effekte nach einiger Zeit verschwinden.

Der einzige effektive Weg, die Strahlung aufzulösen, besteht darin, den spirituellen Ursprung der Strahlung zu achten und um Vergebung für die begangenen schlechten Taten zu bitten oder zu beten, damit die Strahlung dauerhaft aufgelöst wird.

Beispiel
Es gab eine sehr starke Strahlungszone, die mehrere Menschen entlang der norwegischen Küste betraf. Eine Gruppe von Rutengängern fand heraus, dass diese Strahlung in den 1500er Jahren von einer Gruppe spanischer Seeleute geschaffen wurde, die einige Frauen an der Nordostküste Norwegens gefangen nahmen und sie als Sklaven nach Spanien brachten. Als dieser Zusammenhang hergestellt und um Vergebung gebeten wurde, löste sich die ganze Linie der Strahlung auf und verschwand.

Darauf wird später näher eingegangen, wenn der spirituelle Ursprung der Erde-Strahlung diskutiert wird.

Schädliche Strahlung aufspüren.
Vier wichtige Methoden werden verwendet, um schädliche Strahlung zu verfolgen:

• Rutengehen.
• Technische Instrumente zur Erkennung elektromagnetischer Störungen.
• biologische Testverfahren, die Verwendung von lebenden Organismen wie Mäusen, Fischen, Insekten oder Pflanzen, um ihr Wachstum und Wohlbefinden unter dem Einfluss schädlicher

Strahlung zu beobachten (solche Organismen können natürlich alle Arten von Strahlung "von radioaktiv bis Spirituell" "erkennen").

• Empfindlichkeit und / oder Hellsichtigkeit, ist notwendig, um alle spirituelle Strahlung oder Einflüsse zu erkennen.

Wünschelrutengänger.

Wie über Äonen der Zeit aufgezeichnet, kann man schädliche Zonen durch Wünschelruten finden. Der Wünschelrutengänger hält eine Wünschelrute (Y-Stab) oder andere Wünschelinstrumente wie ein Pendel, ein Reibkissen, Winkeleisen usw. in den Händen, und wenn das autonome System des Körpers einen schädlichen Einfluss spürt, verstärkt es den Muskelspasmus. Dies bewirkt, dass sich das Wünschelinstrument bewegt oder anders verhält, wodurch der Ort des schädlichen Einflusses angezeigt wird.

Ein persönlicher Kommentar und ein Beispiel.

Die Erklärung, dass das autonome System des Körpers einem schädlichen Einfluss ausgesetzt ist und darauf reagiert, ist die allgemein akzeptierte.

Da ich es persönlich beobachten konnte wie eine Wünschelrute, in diesem Fall einen Plastik-Y-Stock, aus den Händen einer Rutengängerin gerissen wurde, als sie ein Gebiet der Erdstrahlung passierte, glaube ich, dass es noch weit stärkere Kräfte geben muss. Nachdem sie aus ihren Händen gerissen worden war, flog der Y-Stab mit großer Geschwindigkeit durch den ganzen Raum und schlug mit großer Kraft in die Wand ein. Daraufhin wurde die Rutengängerin ohnmächtig.

Dies geschah, nachdem ich die Wirkung der Wünschelrute durch ein Bild des Mondes, das ich auf die Wünschelrute gelegt hatte, "verstärkt" hatte.

Dies zeigte mir, dass die übliche wissenschaftliche Erklärung nicht ausreicht, um die Auswirkungen des Pendelns zu erklären. Es gibt viel stärkere und unbekannte spirituelle Kräfte, die innerhalb der Erdstrahlung arbeiten.

Technische Ausrüstung zur Erkennung elektromagnetischer Störungen.

Wenn ein Transistorradio bei ausgefahrener Antenne auf "weißes Rauschen" eingestellt ist, kann sich das Rauschen ändern, wenn sich der Sucher über eine durch die Erdstrahlung verzerrte Zone bewegt. Andere elektronische Meßgeräte, wie ein empfindliches Magnetometer, das die physikalischen Arten der Ahrimanischen Erdstrahlung registrieren kann, liefern einen objektiveren und quantitativeren Beweis als Wünschelruten. Diese Ausrüstung ist jedoch teuer und schwer zu finden. Die Forschung an einer Vielzahl von elektronischen Geräten zeigt, dass sie den zusätzlichen Nachteil haben, dass sie sich qualitativ nicht zwischen der irdischen Erdstrahlung und der harmlosen Erdstrahlung unterscheiden. Auch sind sie nicht in der Lage, die wichtigste Erdstrahlung, nämlich die Geistige Erdstrahlung aus den Tiefenschichten der Erde, zu erkennen. Erfahrene Rutengänger jedoch, die die spirituelle Seite der Erdstrahlung anerkennen, haben diese angeborenen Fähigkeiten, sowohl die elektromagnetische als auch die spirituelle Strahlung betreffend.

Schädliche Einflüsse durch biologische Testverfahren mit lebenden Organismen.

Deutsche Experimente an mehreren hundert Studenten in der Zeit zwischen den beiden Weltkriegen zeigten, wie manche Menschen sofort reagierten, wenn sie der Erdstrahlung ausgesetzt wurden. In diesen "schädlichen Zonen" fühlten sich manche Menschen unwohl oder schwindlig und sahen Punkte vor ihren Augen (vibrierende Sicht). Der Blutdruck, der vor und während des Aufenthaltes in Gebieten mit starker Strahlung gemessen wurde, sank um bis zu 20-30 mm Quecksilber.

Die Wünschelrutenreaktion wird über den parasympathischen Teil des autonomen Nervensystems übertragen. Dieses autonome System, das in der Regel außerhalb der willkürlichen Kontrolle steht, steuert die Atmung, die Herzfrequenz, den Blutdruck, die Blutzirkulation, die Verdauung und Peristaltik der Verdauungsorgane, die Filtrationsrate des Urins und andere Organfunktionen. Das Messen des Blutdrucks und der Herzfrequenz kann die Veränderungen zeigen, die auftreten, wenn sich eine empfindliche Person über einem schädigenden Gebiet (**Rupert Sheldrake**) aufhält. Wir können die negativen Auswirkungen schädlicher Strahlung in einen biologischen Versuch mit lebenden Organismen nachweisen. Schädliche Einflüsse beeinflussen die Immunität, das Wachstum oder die Gesundheit von Pflanzen, Menschen und Tieren.

Der schädliche Einfluss wird bestätigt, wenn man seine Auswirkungen auf das Wachstum von Hecken, Pflanzen oder Obstbäumen beobachtet; ob die Pflanzen gedeihen oder verkümmern und welken (**Peter Tompkins** und **Christopher Bird**: "Das geheime Leben der Pflanzen").

Diese Methode benötigt viel Zeit und ist nicht so geeignet, Krankheiten vorzubeugen wie die anderen oben beschriebenen Methoden.

Aufspüren oder Auffinden pathologischer Strahlung durch Sensitivität und/oder Hellsichtigkeit.

Diese Methode führt direkt in den letzten und dritten Teil dieser Beschreibungen, nämlich die spirituelle Erklärung und das Verständnis der Erdstrahlung.

Für mich ist diese Methode die interessanteste, da sie auf den wahren Ursprung der Strahlung hinweist, der nämlich nicht physisch, sondern spirituell ist. Es kann auf verschiedene Arten durchgeführt werden, aber alle Wege erfordern, dass wir durch Teilen unseres Denkens, Fühlens und Wollens in die Geistige Welt eintreten.

Wir machen das:
• durch Puls fühlen (siehe Pulsdiagnose Seite 64).
• durch "Sehen".
• durch eine Reihe anderer Mittel wie:

- Riechen (wie ein Metallgeruch).
- Hören (wie Glasbruch).

Was ist es, was wir physisch nicht entdecken können, sondern nur mit spirituellen Mitteln?

Es ist die spirituelle Grundlage der Erdstrahlung.

Erdstrahlung ist der pathologische Ausdruck oder die Manifestation von ahrimanischen Wesen in Form von Elementaren, Dämonen oder höheren ahrimanischen Dämonen einschließlich Ahriman selbst.

Diese Einflüsse kommen:

1. Aus der Tiefe der Erde, wo sie vor Äonen erschaffen oder platziert wurden.
2. Von Taten, die vor der Manifestation der menschlichen Rasse oder ihrer Geburt im Fleisch (zum Beispiel den Taten der Heinzelmännchen[28]) unternommen wurden.
3. Von Taten, die von Menschen gemacht wurden, wie Wut, Gier, Eifersucht, Lüge, Mord, Kampf und so weiter.

Die spirituellen Auswirkungen vergangener Sünden oder die ahrimanischen Wesen in den tieferen Schichten der Erde zu finden, ist nur durch Hellsehen und spirituelle Sensibilität möglich.

Da der größte Teil der Strahlung ihren Ursprung in den vergangenen Taten der Menschen hat, muss das Abschirmen oder Verteilen dieser Art von Strahlung mit spirituellen Mitteln passieren.

---

[28] Die "Heinzelmännchen" sind Elementarwesen, die an verschiedenen Orten in der Natur vorkommen. Sie haben keine Verbindung zu Menschen, bleiben aber unter sich selbst. Sie sind sehr alt und wurden möglicherweise durch die Taten früherer menschlicher Rassen wie der Neandertaler geschaffen. Sie bilden Gemeinschaften mit eigener Infrastruktur, haben keine Kleidung, sind klein und haarig und sprechen wenig. Ich habe zwei Kolonien dieser Kreaturen gesehen.

Nur durch das Lieben und Vergeben der begangenen schlechten Taten, vorzugsweise im Namen des Christus, kann eine solche Strahlung dauerhaft aufgelöst werden (ähnlich wie die Auflösung der ahrimanischen und luziferischen Dämonen durch den Mittelpunkt oder durch den mit ihm behandelten Christuspunkt) Christus-Bewusstsein.

Wir müssen aufhören, an die "Erd" -Strahlung als "Strahlung" zu denken, wie es von den Wissenschaftlern der Neuzeit verstanden wird, und sie zusätzlich völlig anders nennen.
Moderne Wissenschaftler haben wiederholt angemerkt, dass, wenn es sich tatsächlich um Strahlung handelt, diese durch moderne Strahlungsdetektoren nachweisbar sein sollte. Natürlich ist eine kosmische und irdische "Strahlung" nachweisbar, die elektromagnetische Ursprungs ist. Aber mit dieser Art von Strahlung haben wir es hier nicht zu tun.

Eine buddhistische Art, die Strahlung zu sehen und damit umzugehen.

Der Grund für die Beschreibung des buddhistischen Standpunkts ist, dass ihre Beschreibung ziemlich gut mit meinen Beobachtungen übereinstimmt.

Die Hauptinformation dieser Beschreibung findet sich in den Schriften von **Sri Ananda Acharya**, einem buddhistischen Mönch, der 1910 aus Indien nach Norwegen kam und sein ganzes Leben in Alvdal, Norwegen, verbrachte, wo er versuchte, eine Universität aufzubauen, die auf Frieden, Liebe und dem Buddhismus basiert.

In seinem Buch "**Wie Karlima Rani sprach**" beschreibt er in Kapitel 9 die geopathische Strahlung wie folgt:

"Es gibt starke Kräfte, die vom Kosmos auf die Erde kommen. Diese "Strahlungsenergien" ändern sich alle 2 Stunden. Sie können von Lebewesen und Menschen positiv genutzt werden, wenn sie direkt absorbiert werden. Die Strahlung aus dem Kosmos besteht aus drei Typen, die "Seor, Boom und Beor" genannt werden (ich habe keine Hindi-Buchstaben auf meinem Computer).

Wenn diese Strahlung nicht in den physischen Körper aufgenommen und direkt verwendet wird, gelangt sie in die Erde und wird dann von den dämonischen Bewohnern der tieferen Schichten der Erde reflektiert. Sie wird dann materialisiert und verändert durch die karmischen Taten der Menschen und wird folglich böswillig.

Dies ist der Ursprung der Erdstrahlung.

Es erschafft dann Krankheit.

"Alte" Mittelalterliche spirituelle Arten des Schutzes.

Viele spirituelle Methoden, wie man sich vor dämonischen Einflüssen schützen kann, sind in der Literatur aus dem Mittelalter beschrieben.

• Stelle dir vor, Du wärest ein komplett gepanzerter Ritter mit einem riesigen langen Schwert. Stehe gegen Norden und berühre den Boden mit der Spitze des Schwertes. Wo die Spitze den Boden berührt, leuchtet eine Flamme auf. Dann wende dich langsam nach Westen und fahre fort durch den Süden, den Osten und wieder zurück nach Norden, um mit der Spitze des Schwertes einen vollen Kreis um dich herum zu bilden. Wenn der Kreis fertig ist, wirst du in der Mitte eines flammenden Kreises stehen. Dies schützt Sie für ca. 12 Stunden, danach muss der gesamte Vorgang wiederholt werden.
• Stellen Sie sich einen Spiegel vor, der Sie umgibt und alle einfallenden Strahlen reflektiert. Dieser Vorgang schützt Sie 24 Stunden lang[29].

Beispiel
Ich arbeitete als Tierarzt in Bodø, Nordnorwegen. Wie in der Einleitung beschrieben (eine Demonologie für Anfänger) war ich in einer Scheune, um eine Kuh mit Milchfieber (Hypokalzämie) zu behandeln, als die Kuh plötzlich starb. Vierzehn Tage später war ich wieder in der Scheune, und das gleiche passierte erneut. 14 Tage später wiederholte sich dies zum dritten Mal. Nachdem ich erkannt hatte, dass die Ursache für diese drei Todesfälle die schwarze Magie war, die von einem Nachbarn kam, führte ich ein Ritual durch, das den ganzen Stall vom Bösen isolierte. Ich machte das, indem ich in der ganzen Scheune herumging und mir vorstellte, dass ich ein Ritter in glänzender Rüstung wäre, der das ganze Gebiet mit meinem Schwert umkreiste. Wo das Schwert den Boden berührte, schossen die Flammen hoch, und nachdem der Kreis geschlossen war, wurden

---

[29] Viele weitere Methoden werden in dem Buch "Clavicula Salomonis" beschrieben.

die Scheune und die Kühe von einer Feuerwand geschützt. Danach sind keine Kühe mehr gestorben.

Ist es möglich, die Elementale und Dämonen innerhalb der Erdstrahlen durch den Mittelpunkt, durch das Christusbewusstsein zu behandeln?

Die irdische Strahlung erscheint dem spirituellen Auge oder zumindest mir, als schwarze Schlangen, die sich entlang der Erdoberfläche winden und bewegen. Sie dürfen nicht fälschlicherweise als die energetischen Verbindungen zwischen Bäumen und Pflanzen gesehen werden, die in meinem Buch "Pappel"[30] beschrieben werden. Die Verbindungen zwischen Bäumen sind viel leichter und nicht so dunkel, sehen aber "Earth-Radiation Snakes" immer noch sehr ähnlich, da sich beide durch den Waldboden bewegen. Die "Baumschlangen" sind relativ leicht mit dem Bewusstsein zu betreten, und es ist möglich, dann in dieser Energie zu reisen. Wenn du in die linke Richtung reist, wirst du zurück in die Vergangenheit reisen. Ich habe es nie gewagt, da ich fürchte, es könnte mich in die Zukunft führen, und ich betrachte die Zukunft mehr zu den höheren Mächten gehörig, als zu mir.[31] Innerhalb dieser

---

[30] Veröffentlicht auf Amazon 2015.

[31] Siehe den Vortrag von Rudolf Steiner über die Apokalypse des hl. Johannes am 17. Juni 1908: "Und wenn der Mensch sich dieser Kraft hingibt, wächst er in die geistige Welt hinein, aus der er herabgestiegen ist. Er wird wieder aufsteigen, wohin die Vision des Eingeweihten schon heute gelangen kann. Der Mensch wird sich von dem trennen, was zu den Sinnen gehört, wenn er in die Geistige Welt eindringt. Der Kandidat, der in alten Zeiten initiiert wurde, konnte im Rückblick die ferne Vergangenheit des Geisteslebens sehen; Diejenigen, die im christlichen Sinn durch den Impuls Christi Jesus initiiert sind, können erkennen, was aus dieser irdischen Welt wird, wenn die Menschheit im Sinne des Christusimpulses handelt. Wie man auf frühere Zustände zurückblicken kann, so kann man, ausgehend von der Bekehrung Christi, in die fernste Zukunft blicken. Das Bewusstsein wird sich wieder verändern, es wird eine neue Beziehung des Geistigen zur Sinneswelt geben. Frühere Einweihung war auf vergangene Zeiten gerichtet, auf uralte Weisheit; Die christliche Initiation offenbart demjenigen, der initiiert werden soll, die Zukunft. Das ist eine Notwendigkeit; Der Mensch soll nicht nur in Weisheit oder in Gefühlen, sondern in seinem Willen eingeweiht werden. Denn dann weiß er, was er tun soll, er kann sich ein Ziel für die Zukunft setzen. Gewöhnliche Alltagsmenschen setzen sich Ziele für den Nachmittag, für den Abend oder den Morgen; der Spirituelle Mensch ist in der Lage, sich aus den Spirituellen Prinzipien

energetischen Ströme der Bäume können wir das Geheimnis des "doppelten Zeitstroms"[32] erfahren.

Ich werde versuchen, die **schwarzen Schlangen** zu beschreiben, die Ausdruck der Erdstrahlung sind.
Sie sind dunkel und schwarz, nicht transparent wie die Baum-Energie-Schlangen. Es ist nicht ratsam in diese Erdstrahlungs-Schlangen zu reisen, da sie von bösartiger ahrimanischer Natur sind.
Sie sind das "Netz", das in der Edda beschrieben wird, das Netz, das die Nornen weben.
Sie sind die vergangenen Taten aller Menschen, das Karma eines jeden von uns.
Dieses Karma der vergangenen Taten kann geheilt werden, indem man im Namen Christi um Vergebung bittet.

Ist es möglich, die Elementale und Dämonen in Pflanzen und Bäumen durch den Mittleren Punkt oder durch das Christusbewusstsein zu behandeln?

Seit vielen Jahren habe ich Bäume "gepulst". **Ferdinand Niessen** (Deutsche Hochschule) hat mich einmal darauf aufmerksam gemacht, dass alle Bäume etwa 1/3 von oben aus im Wasserelement

---

entfernte Ziele zu setzen, die durch seinen Willen pulsieren und seine Kräfte beschleunigen lassen. Ziele setzen, bevor die Menschheit im wahrsten Sinne des Wortes, im Sinne des ursprünglichen Christus-Prinzips, esoterisch erfassen will. Auf diese Weise wurde es von dem ergriffen, der das große Prinzip der Initiation des Willens - des Schreibers der Apokalypse - geschrieben hat. Wir verstehen die Apokalypse falsch, wenn wir sie nicht als den Impuls verstehen, der für die Zukunft, für Handlungen und Taten gegeben wird. "

[32] Der doppelte Zeitstrahl ist eines der wichtigsten Geheimnisse, die wir kennen müssen, wenn wir die spirituelle Welt betreten. Die Zeit kann so oder so gehen, sowohl aus der Zukunft in die Vergangenheit als auch aus der Vergangenheit in die Zukunft.

eine Schwäche haben. Ich habe jahrelang darüber nachgedacht, warum alle Bäume diesen Mangel an Wasser an dieser Stelle hatten. Dann erkannte ich, dass alle Menschen und Tiere einen Mangel an Wasser haben, wo der Luziferische Dämon oder das Elemental verweilt, weil Luzifer Feuer und Licht ist, das dem Wasser entgegenwirkt. Im Zusammenhang mit Luzifer finden wir immer eine mangelhafte Nierenenergie. Der Luziferische Dämon ist fast immer 1/3 vom Kopf entfernt zu finden, wie auf dem Bild des Pferdes dargestellt.

Ein Drittel von der Wurzel des Baumes und auch vom Schwanz von Tieren und Menschen können wir das Ahrimanische Elementar finden, oder wenn das Individuum krank ist, finden wir den Dämon. Hier finden wir auch einen Mangel in den ätherischen Kräften des Baumes, wie das ahrimanische Elementar seinen Platz beansprucht. Hier finden wir einen Mangel im Holzelement, in der Leberenergie des Baumes.

Wenn wir also einen Baum "pulsen", ist es wichtig, dass wir den Baum nicht 1/3 von der Wurzel oder 1/3 von oben pulsen, sonst bekommen wir entweder immer einen Mangel in der Leber oder in der Niere.

Bei Tieren und Menschen ist dies das Gleiche. Wir müssen in das Herz eintreten, um einen korrekten Puls zu finden.

Um den Baum vom Mittleren Punkt aus zu behandeln, müssen wir ihn (das kann man natürlich mental machen) am mittleren Punkt zwischen dem Nierenmangel und dem Lebermangel "nadeln". Dann verschwinden oft beide Mängel.

Das Phänomen des Räucherns (und des Geruchs) und seine Beziehung zu Dämonen.

Der Gebrauch von Rauch in religiösen Verbindungen ist so alt wie die Menschheit selbst.

Im Alten Testament wird gesagt, dass sowohl Kain als auch Abel an Gott Räucheropfer gaben. Die Art, wie sich der Rauch verhielt, zeigte, ob Gott ihre Opfergaben annahm oder nicht. Abels Rauch stieg in die Luft auf, während der Rauch aus Kains Angebot nahe der Erde blieb. Mein Verständnis davon ist, dass Abels Rauch die erdgebundenen Geister vertreiben und seine Gedanken für Gott öffnen konnte. Kain dagegen war dazu bestimmt, mit der Erde zu arbeiten, sich durch das irdische Reich zu kämpfen und als solches auch die luziferischen und die ahrimanischen Dämonen zu bekämpfen.

Eine Kombination von Rauch und Geruch ist wesentlich für die Wirkung des Verfahrens, obwohl der Rauch der wichtigste Teil der beiden zu sein scheint.

Ich habe immer die Ruhe empfunden, die mit dem Lagerfeuer kommt. Sobald das Feuer angezündet ist und der Rauch aufsteigt und zwischen den Bäumen wabert und riecht, fühlt es sich an, als wäre das Lager zu einem Zuhause geworden. Man ist ganz ruhig, während das Feuer brennt. Die bösen Geister werden vertrieben und die guten Geister werden gerufen. Die Seele fällt in einen friedlichen Zustand.

In vielen verschiedenen religiösen Zeremonien, die den Göttern gewidmet sind, wird Weihrauch oft um den Altar herum verwendet, um die Dämonen fernzuhalten und sie möglicherweise zu verwandeln.

Die Indianer verbrennen oft weißen Salbei, um den Körper vor rituellen Zeremonien zu reinigen.

Beispiel

Ich hatte eine Netzhautablösung am linken Auge, was dazu führte, dass ich in einem Krankenwagen nach Oslo fuhr und eine Augenoperation hatte. Die Tage nach der Operation waren schmerzhaft und ich fühlte mich elend. Sowohl die ahrimanischen als auch die luziferischen "Krankheits-Dämonen" schlossen sich meinem linken Auge an, und die luziferischen Dämonen machten mir Schmerzen. Ich machte ein Feuer im Kamin meines Wohnzimmers und fühlte plötzlich einen starken Drang, den Abzug zu schließen und den Raum mit Rauch zu füllen. Ich fühlte mich besser und besser, trotz der Proteste meiner Frau. Den Rest des Tages fühlte ich mich sehr gut, obwohl man den Rauch im Haus riechen konnte, was kein besonders angenehmes Aroma war.

Am nächsten Tag fühlte ich mich wieder elend. Während ich über meine Situation nachdachte, hatte ich plötzlich eine aufklärende Inspiration: der Rauch! Ich holte ein Stück "Palo-Santo-Holz", das zum Räuchern benutzt wird, und zündete es an. Als ich die Flamme auslöschte, war der Raum mit dem Rauch des Holzes gefüllt. Ich winkte mit dem rauchenden Stück vor mir, neben mir und hinter mir, und sofort lösten sich sowohl die luziferischen als auch die ahrimanischen Dämonen der Krankheit. Das war für mich eine große Offenbarung.

Beispiel

Ein deutscher Arzt, den ich einmal kennenlernte, spezialisierte sich auf das "Riechen" von Krankheiten, und dann heilte oder behandelte er die Beschwerden, indem er der Bettwäsche des Patienten verschiedene ätherische Öle oder Düfte beifügte, die dann dem Geruch der Krankheit entgegenwirkten. Der Geruch trieb die Dämonen der Krankheit auf die gleiche Weise aus, wie die Pflanzen-Geister, wenn sie dem Krankheits-Dämon ähneln.

Es geht darum, die "Krankheits-Dämonen" zu vertreiben, obwohl wir deshalb nicht wissen, wo sie sich dann befinden.

Beispiel

Ich war während eines Veterinärakupunkturkongresses in Seattle. Vier Indianer, die ebenfalls am Kongress teilnahmen, hatten mich gebeten, in ihrem Zimmer im 14. Stock an der indianischen Zeremonie teilzunehmen, bei der die Friedenspfeife geraucht wurde. Wir saßen in einem Kreis im Raum und gaben die Pfeife herum. Ich hatte mich mehrmals versichert, dass der verwendete Tabak nicht von halluzinogenen oder bewusstseinsverändernden Pflanzen sei und nur aus gewöhnlichen Pflanzen und Tabak bestand. Der Rauch hatte seine Wirkung im Raum. Die Atmosphäre war deutlich leichter. Der Häuptling rief nach den guten Geistern der Erde und bat die Dämonischen Geister, wegzugehen. Dann, in der Mitte der Zeremonie, ging die Tür auf und ein traditionell gekleideter Indianer betrat den Raum. Ich war erstaunt über seine Anwesenheit, da er mitten in Seattle, im 14. Stock in einem der besten Hotels, das volle, mit Federn verzierte traditionelle Kleid trug. Er schloss die Tür und blieb eine Weile stehen, um den Kreis zu betrachten. Ich fragte den Indianer neben mir, was er dort machte. Der Indianer sah mich erstaunt an. "Siehst du ihn? Wenn ja, bist du der erste Weiße, der ihn jemals gesehen hat.

Der Rauch und das Ritual hatten den Raum von den ahrimanischen und bösen Geister befreit, so dass dieser alte Schamane erscheinen konnte.

In allen Kulturen und sogar in orthodoxen Diensten wurde das Räuchern von Räucherwerk verwendet, um böse Geister und Dämonen zu vertreiben. Die nordamerikanischen Indianer benutzten brennenden Salbei, um ihre Körper von "schlechter Energie" zu reinigen, bevor sie heilige Stätten oder Zeremonien betraten.

Dies gibt auch einen Einblick, warum Rauchen eine so große und weltweit verbreitete Gewohnheit ist. Es hält die Dämonen einfach in Schach.

Mein ganzes Leben habe ich mich gewundert, warum Menschen rauchen. Als ich sie fragte, sagten sie mir, dass sie sich beim Rauchen besser fühlen, immer noch nicht in der Lage, mir genau zu sagen, wie besser und auf welche Weise. Sie fühlten sich einfach "leichter".

Jetzt macht das vollkommenen Sinn. Das Rauchen oder der Rauch schiebt die Dämonen weg, und dann fühlt sich der Raucher natürlich besser (obwohl die Wirkung auf die Lunge Krankheits-Dämonen anzieht).

Den Mittelpunkt riechen (Clairailience).

Am Montag, den 14. November habe ich in Florida einen 8-tägigen Kurs gegeben, mit dem Inhalt die Mitte zu finden und zu behandeln. Einige Tage zuvor hatte ich einen 3-tägigen Kurs in New York gegeben, wo einer der Teilnehmer darauf bestanden hatte, alle Patienten zu riechen. Sie behauptete, in der Lage zu sein, die verschiedenen Krankheiten zu riechen.
Ich hatte sie beobachtet, aber ihre etwas ungewöhnliche diagnostische Methode für ein wenig bizarr gehalten.
Dann, als ich in Florida unterrichtete, während die Schüler diskutierten, wie man den anatomischen Mittelpunkt findet, waren die meisten von ihnen nicht in der Lage, die Mitte zu "sehen", wie ich es konnte. Wir diskutierten die Möglichkeit, die ahrimanischen und luziferischen Dämonen zu fühlen, sie zu sehen, sie zu hören oder zu riechen. Ich hatte plötzlich die Idee, sie zu riechen. Ich atmete aus, und mit einer langen und konstanten Einatmung durch die Nase bewegte ich mein Gesicht mit konstanter Geschwindigkeit über den Rücken der Hundepatientin, die wir gerade auf dem Tisch hatten. Zu meiner Überraschung war es sehr leicht, den Mittelpunkt zu riechen. Vor dem mittleren Punkt war der Geruch sehr typisch. Bei genau dem Mittleren Punkt änderte sich der Geruch in einen angenehmen Geruch, und sofort hinter der Mitte änderte sich der Geruch wieder zu einem etwas "körperlicheren", hundeartigen oder sogar pathologischen. Ich habe die anderen Teilnehmer gebeten, diesen "Schnüffeltest" durchzuführen, und etwa 30% der Teilnehmer konnten die 3 verschiedenen Gerüche klar erkennen.

Eine neue Methode wurde gefunden, um den Mittelpunkt zu lokalisieren.

Ich nannte diese Methode den "schnüffelnden Diagnosetest".

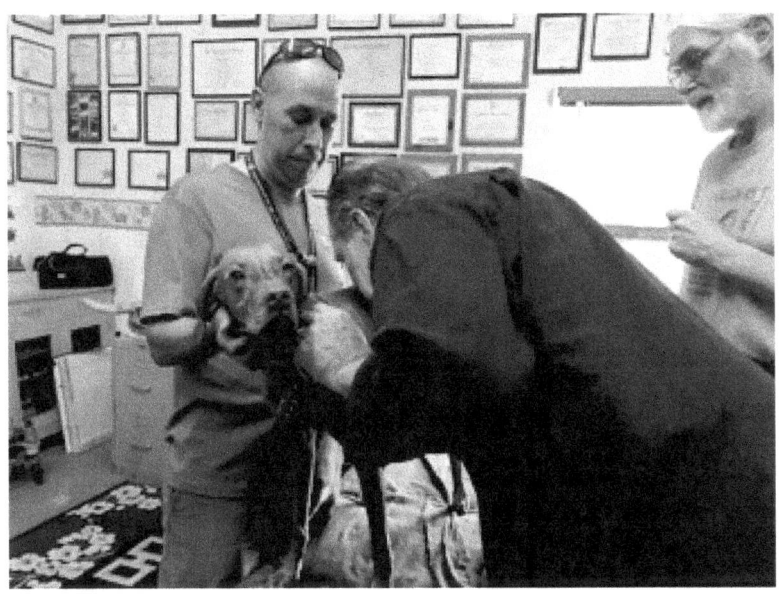

Veterinär riechtet den Mittleren Punk

Medizinische Pflanzen in Verbindung mit Dämonen und Pflanzengeister betrachtet.

Dämonen gegen Pflanzengeister.

Wenn wir Dämonen beobachten oder "sehen", haben sie alle ein persönliches oder individuelles Aussehen. Die Dämonen von speziellen Krankheiten sehen sich sehr ähnlich, wie in der Gruppe der Grippedämonen, Erkältungsdämonen und so weiter. Sie haben jedoch immer noch ein persönliches Aussehen, das sich von Person zu Person unterscheidet.

Wenn wir die Pflanzengeister betrachten, haben sie auch ein bestimmtes Aussehen. Die Geister der Pflanzen in der gleichen Familie sehen gleich aus, sind aber nicht identisch.
Viele der Blumengeister sehen ziemlich hübsch aus.
Bei medizinischen Pflanzen ist dies nicht so. Pflanzengeister von giftigen und medizinischen Pflanzen sehen ziemlich beängstigend aus.

Die giftigen Pflanzengeister, zumindest die von medizinischen Pflanzen, sehen den Dämonen sehr ähnlich, die die Krankheiten verursachen.
Pflanzengeister, die gleich wie die krankmachenden Geister aussehen, können die damit verbundenen Krankheiten heilen.
Wir können sagen, dass "ähnliches heilt ", wie **Hahnemann**[33] postulierte, Auch die Menschen im Mittelalter glaubten, dass Pflanzen eine "Signatur" trugen, die zeigt, gegen welche Krankheit sie wirkt. Dieses "Signatur-Gesetz"[34] hat einen echten Hintergrund

---

[33] Christian Friedrich Samuel Hahnemann (10. April 1755 - 2. Juli 1843) war ein deutscher Arzt, bekannt für die Schaffung des Systems der alternativen Medizin namens Homöopathie. Hahnemann war unzufrieden mit dem Zustand der Medizin zu seiner Zeit und widersprach insbesondere Praktiken wie Aderlass. Er behauptete, dass die Medizin, die ihm beigebracht worden war, dem Patienten manchmal mehr Schaden zufügte als Gutes.
[34] Signaturgesetz ist ein mittelalterliches Gesetz in der Kräutermedizin, das sagt, dass die Physiognomie und das Aussehen der Pflanze darauf hinweisen, gegen welche Krankheit sie hilfreich sein wird.

für diejenigen, die die Geister und die Dämonen sehen können. Laien haben dieses Wissen benutzt, aber da sie nicht in der Lage waren, die Geister und Dämonen zu sehen, hafteten sie an der äußeren physischen Erscheinung der Pflanze und der Krankheit. Folglich verlor diese tiefe Einsicht ihre Bedeutung, und heute wird das "Signaturgesetz" als reiner Aberglaube dargestellt.

Die Menschen wussten in früheren Zeiten, dass sich ähnliche Geister gegenseitig erschrecken. Deshalb haben sie kleine Dämonen an den Ecken von Kirchen plaziert oder Skulpturen von ihnen erschaffen, weil sie glaubten, dass diese Bilder die wirklichen Dämonen verscheuchen würden.
In der Pflanzenwelt funktioniert das ähnlich. Wir müssen dem Patienten eine medizinische Pflanze geben, die denselben Geist trägt, der dem Dämon gleicht, der die Krankheit trägt.
Die Pflanzen-Geister werden nicht so leicht durch die Krankheits-Geister verängstigt. Die Pflanzengeister sind ziemlich mutig.
Die Krankheit-Dämonen sind normalerweise deutlich weniger mutig.
So siegt der Pflanzengeist über den Krankheits-Dämon.

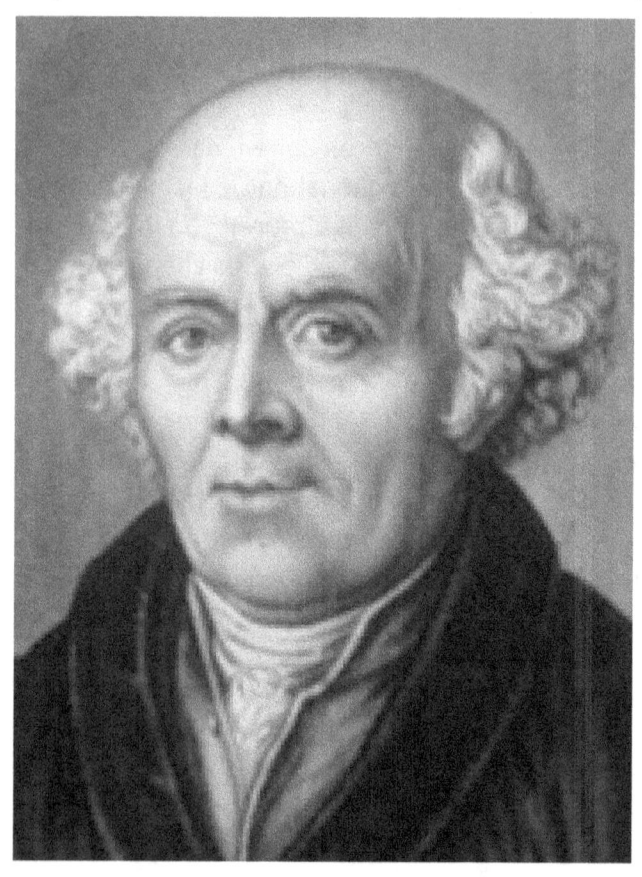

Christian Friedrich Samuel Hahnemann 10. April 1755 - 2. Juli 1843.

Das Phänomen des Zitterns und Rüttelns und sein Zusammenhang mit der Freisetzung von Dämonen oder wie in der Homöopathie beschrieben, die Translokation heilender Geister.

1982 nahm ich an einem Qigong-Kurs teil, der drei Tage dauern sollte. Insgesamt waren wir ca. 70 Teilnehmer.

Ein asiatischer Lehrer, ein Spezialist auf seinem Gebiet und ein Hellseher, leitete den Kurs. Für die erste Übung bat er uns, in einer speziellen und genauen Qigong-Haltung zu stehen. Das war die Eröffnungsposition, um sich von jeglichen angehängten Geistern (Dämonen) zu befreien.

Wie gesagt, standen alle Teilnehmer in dieser etwas unangenehmen Haltung. Nach ein paar Minuten begannen die anderen Teilnehmer zu zittern und zu zittern und zu stöhnen. Alle anderen begannen zu beben und zu zittern, als hätten sie einen epileptischen Anfall und das Stöhnen verstärkte sich.

Ich war etwas erstaunt und beschämt, weil ich nicht zitterte, noch hatte ich ein unangenehmes Gefühl. Ich sah mich um und fühlte mich total befremdet. Etwas musste mit mir nicht stimmen. Ich fragte den Lehrer, was ich falsch mache.

Er sagte mir, dass ich nichts falsch gemacht habe. Die Qigong-Haltung wurde entwickelt, um die am Körper angehängten Dämonen zu vertreiben, und dieser Kampf verursachte das Zittern und Rütteln. Bei der Einleitung eines Kampfes gegen Dämonen zittern und rütteln die Dämonen sowie der Körper des Gastgebers.

"Du", fuhr er fort, "scheinst keine angehängten Dämonen zu haben. Du kannst nach Hause gehen" ... und so tat ich es.

Ich bemerkte später, dass der Körper des Gastgebers immer zittert, einige weniger und einige heftiger, wenn meine Akupunktur-Behandlung dazu führte, dass Dämonen vertrieben wurden. In der Tat kann dieses seltsame Phänomen des Zitterns auch auftreten, wenn Dämonen innerhalb des Körpers translozieren (ihren Wohnort wechseln).

Im sogenannten Exorzismus der katholischen Kirche gibt es viele Augenzeugenberichte, die erzählen, wie der Körper der Person, aus der der Dämon vertrieben wird, immer zittert und rüttelt.

Dieses Phänomen wird auch in der Homöopathie beobachtet. Viele Jahre lang habe ich mich gefragt, warum man bei der Herstellung des Arzneimittels zwischen den einzelnen Potenzstufen so kräftig schütteln musste. Nachdem ich angefangen hatte, die elementaren Kräfte in medizinischen Pflanzen und auch bei Krankheiten zu "sehen", begann ich ein tieferes Verständnis für die Vorgehensweise bei der Herstellung eines homöopathischen Mittels.

Die Eigenschaften oder das Aussehen der Elementarwesen innerhalb der medizinischen Pflanze, die für die Herstellung des Arzneimittels verwendet wird, sieht sehr ähnlich dem pathologischen Wesen aus, das die Krankheit verursacht. Dies ist die Grundlage des homöopathischen Gesetzes "similia similibus curentur".

Homöopathen wissen oder postulieren, dass sich die "Energie" der Pflanze oder des Metalls sich auf mysteriöse Weise ins Wasser überträgt, wenn die Verdünnung geschüttelt wird. Dieses Schütteln ermöglicht es dem Geist der Heilpflanze, in das Heilmittel einzutreten oder sich darin zu bewegen. Dies wird dann "Potenzierung" genannt, es macht das Wasser "potent".[35]

---

[35] Wenn eine Pflanze die Grundsubstanz ist, verwenden Sie 10 Gramm Pflanzenmaterial und geben Sie es in 90 Gramm 30% Alkohol und lassen Sie es etwa eine Woche lang ziehen. Die Mischung abseihen und 10 Gramm der Flüssigkeit aufbewahren. Mische diese 10 Gramm mit 90 Gramm Wasser (Verhältnis 1: 9: Wasser). Gib diese Mischung in eine Flasche, so dass die Flüssigkeit 1/2 -3/4 davon füllt. Schüttel die Mischung gründlich für 2,5 bis 3 Minuten. Es ist hilfreich, die Flasche gegen eine gepolsterte Oberfläche zu schlagen (Hahnemann benutzte seine Lederbibel). Ich selbst habe diese Methode ausprobiert, und ein in Leder gebundenes Buch ist dafür perfekt. Durch kräftiges Schütteln wird die

Gefahren der Homöopathie

Ich muss hier jedoch die Gefahren dieses Verfahrens kommentieren. Wenn das Verfahren einfach und "sauber" gehalten wird, wird der Geist der Urtinktur von der materiellen Substanz befreit und in das Wasser übertragen.

Energie der Pflanze, des Metalls oder anderer verwendeter Substanzen in das Wasser eingeprägt(Translokate). Nach dem Schütteln muss die Flasche für einige Minuten stehen bleiben. Sie haben jetzt die Potenz D1 der jeweiligen Medizin hergestellt.

Das Grundprinzip der Homöopathie findet sich im Satz "similia similibus curentur" ("Gleiches wird Gleichesgeheilt" oder "Gleiches heilt"). Genauer gesagt heilt ein homöopathisches Mittel eine Krankheit, deren Symptome den Symptomen ähneln, die in einem gesunden Körper durch eine toxische Dosis des Mittels selbst hervorgerufen werden. Dieses Prinzip ist seit der Antike bekannt: Auch Philosophen und Heiler wie Hippokrates und Paracelsus brachten die gleichen Ideen zum Ausdruck. Das Prinzip kommt von einem alten ganzheitlichen Konzept, dass die Symptome manifestieren, um einem Organ oder Prozess zu helfen, der nicht richtig funktioniert. Christian Frederich Samuel Hahnemann (1755-1843), ein deutscher Arzt, sammelte alle Ideen und Theorien und entwickelte sie systematisch zu einem ganzheitlichen Therapiesystem. Hahnemanns bahnbrechendes Buch "The Organon" ist bis heute ein wichtiges homöopathisches Nachschlagewerk. Hahnemann nannte dieses System Homöopathie nach den griechischen Wörtern homoios, was "gleich" oder "gleichwertig" bedeutet und Pathos, was Leiden oder Fehlfunktion bedeutet. Hahnemann wusste früh in seiner medizinischen Karriere, dass die Symptome der Vergiftung durch eine Substanz ähnelte denen, die derselbe Stoff in sehr niedrigen Dosen heilen konnte. Mit anderen Worten, wenn speziell in winzigen Dosen präpariert wurde, wurde die pathogene Substanz zu einem Heilmittel gemacht. Er experimentierte mit immer niedrigeren Dosen (höhere und höhere Verdünnungen). Während dieses Experimentierens mit zunehmenden Verdünnungen und seiner Prüfung von verdünnten Substanzen entdeckte er zufällig (?? !!) das Prinzip der Potenzierung. Dies bedeutet, dass die Tinktur oder Substanz, die wir als Heilmittel herstellen wollen, verdünnt und geschüttelt (potenziert) werden muss. Bei den höheren Verdünnungen würden die Gesetze der Physik sagen, dass es im Heilmittel kein einziges Molekül des ursprünglichen Materials geben konnte. Paradoxerweise und im Gegensatz zu dem, was man von Prinzipien der konventionellen Pharmakologie erwarten könnte, potenziert dieser Prozess das Mittel, d.h. seine therapeutische Wirkung wird klarer, sauberer, stärker und genauer, wenn die Verdünnung zunimmt.

In einigen Fällen wird das einfache Verfahren gemäß den Gesetzen der Alchemie und der Magie verändert und verkompliziert. So können unerwünschte "Öffnungen" im Ätherleib erschaffen werden. Die Gefahr besteht hier darin, dass fremde und unreine Geister eintreten können (oder wie in schwarzer Magie beschrieben, Teile der Energie an den Urheber des veränderten Verfahrens weitergeleitet werden. Ein Beispiel dafür ist, wenn die Potenzierung durch Maschinen gemacht wird (wenn es, wie bei sehr hohen Potenzen zu viel Arbeit ist mit der Hand zu potenzieren), wird dadurch eine Öffnung zum ahrimanischen ermöglicht; oder wenn die Prozedur in zwei parallelen Verfahren gemacht wird, wie in der allgemeinen Beschreibung des Verfahrens zur Herstellung von LM-Potenzen.

In solchen Fällen können die reinen und puren spirituellen Wege der Homöopathie im dunklen Reich der Existenz verdreht werden.

Gefahren der Akupunktur
Dieselben Gefahren, wie sie in der Homöopathie beschrieben werden, können auch bei der Akupunktur oder anderen Reflex-Zonen Verfahren auftreten. Wenn ein einflussreicher "Guru „komplizierte Verfahren beschrieben hat, um einen Effekt zu erzielen, wird der Erfolg von dem Erzeuger solcher Verfahren abhängen. Wenn der Erzeuger von ahrimanischen, azurischen oder luziferischen Geistern inspiriert ist, wird eine Verbindung zur dunklen Seite hergestellt.

Der Patient wird natürlich geheilt sein und nichts von diesen beschriebenen Abhängigkeiten wissen, aber der Preis der Heilung wird eine Stärkung der dunklen Seite sein, und eine Verbindung zwischen dem Heiler, dem Patienten und dem dunklen Herrn wird hergestellt.

Mehr zu diesem Thema, in dem Kapitel "Wie sich Dämonen von vermeintlich guten Taten ernähren".

Medialität und Dämonen.

Wie ich schon mehrmals erwähnt habe, ist es den Dämonen und Widersachern vom kosmischen Gesetz her "erlaubt", an Menschen zu arbeiten und sie zu beeinflussen. Dämonen müssen den freien Willen der Menschen nicht respektieren.

Die wohlwollenden Wesenheiten und Kräfte sind verpflichtet, den freien Willen und die freie Wahl aller Menschen unter demselben kosmischen Gesetz zu achten.

Rudolf Steiner ist ziemlich klar über die Verwendung von Medien. In seinen Vorlesungen über „Das Initiaten-Bewußtsein, Die wahren und die falschen Wege der geistigen Forschung" gab er "Mögliche Verirrungen in der spirituellen Forschung" an und stellte fest, dass Medien Öffnungen und Tore für ahrimanische und luziferische Kräfte sind, um in die Welt der Menschen einzudringen. Er sagte am 19. August das Folgende:

„Nun können Sie folgendes sagen: Hier meinetwillen ist eine Wiese, darauf wachsen die Herbstzeitlosen. - Jetzt müssen Sie weit gehen, wenn Sie in der physischen Welt sind, vielleicht einen ganzen Berg hinauf, da oben sind die Sträucher, auf denen die Tollkirschen wachsen. Belladonna und Colchicum autumnale sind nicht nebeneinander in der physischen Welt. Aber in dieser geistigen Welt, die die nächste ist, von der ich spreche, sind sie nebeneinander. Der Raum hat eine ganz andere Anordnung. Was weit voneinander entfernt sein kann in der physischen Welt, kann ganz nebeneinander sein in der geistigen Welt. Die geistige Welt hat eben durchaus ihre ureigenen Gesetze. Alles ist da anders. Und nehmen Sie nun das, dass Sie diese Pflanzen- ich kann mich so ausdrücken - in der Welt der Toten antreffen. Wenn Sie in den ersten Zeiten den Toten folgen, dann haben die durchaus

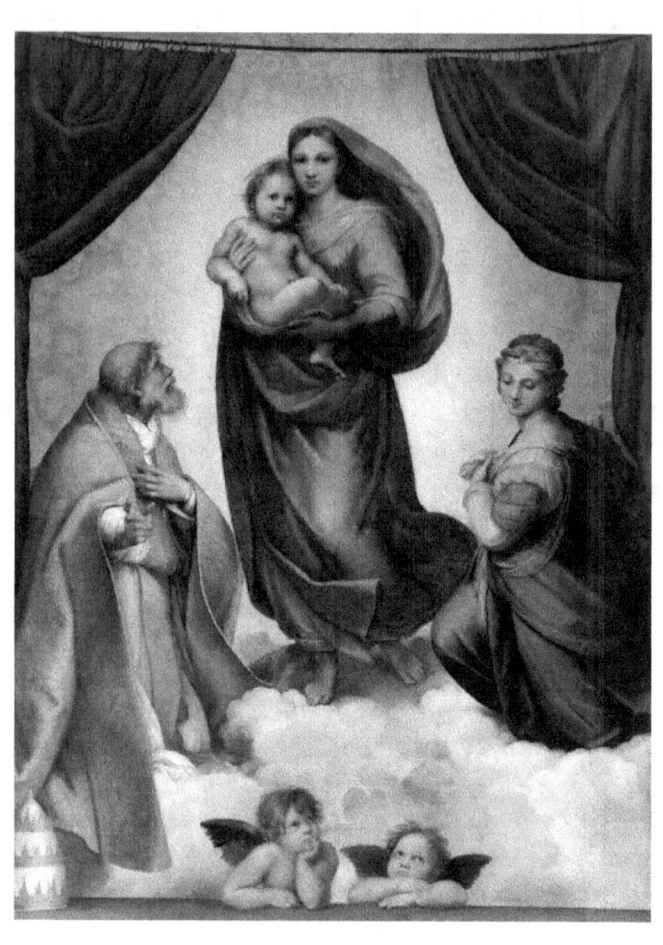

nicht den greulichen Eindruck, den der Mensch auf der Erde hat von diesen Pflanzen, sondern sie wissen, dass das im weisen Weltenplane begründet ist, dass diese Dämonengestalten da sind. Wenn Sie also zunächst im Seelenlande den Toten folgen, dann finden Sie das Seelenland besetzt mit den den Giftpflanzen entsprechenden Gestalten, Dämonengestalten, eben in der nächsten anderen Welt.

Kommen Sie weiter gegen die Gebiete, aus denen dann die Toten heraustreten nach zehn, zwanzig, dreißig Jahren, um in ein höheres Gebiet einzutreten, dann finden Sie da erst das Entsprechende für unsere nicht giftigen Pflanzen. Da finden Sie erst zum Beispiel Veilchen und dergleichen, was nicht giftig ist. So hat die Pflanzenwelt ihre Bedeutung hier in der physischen Welt und auch in der nächsten Welt. Nur sehen wir sie dort in anderen Formen. Dasjenige, was in wahrer Gestalt von mir geschildert worden ist im Sternengebiet, das spiegelt sich auf Erden in der Form, wie sie auf Erden eben eine Belladonna, ein Colchicum autumnale, wie sie das Veilchen hat; das spiegelt sich auch in der Welt, in die die Toten eintreten. Unmittelbar nach dem Tode spiegelt es sich so, wie ich es beschrieben habe. Alles wirkt auch auf die anderen Welten, was in einer Welt ist. Aber will man es seiner Wirklichkeit nach erkennen, dann muss man mit seinem Bewusstsein in

seine ureigene Welt eintreten. So ist es aber auch für die Wesen dieser anderen Welten. Was diese Wesenheiten sind, diese Elementarwesen, die eigentlich Geschöpfe der ahrimanischen Herrscher sind, das kann man nur erkennen, wenn man eintritt in die nächste, an unsere heranstoßende Welt.

Nun aber kommen sie heraus durch die Medien, diese Wesenheiten, machen die Medien von sich besessen und treten damit vorübergehend in unsere Welt ein. Wenn wir also diese Wesenheiten nur durch ein Medium in unserer Welt kennenlernen, dann lernen wir sie eigentlich in einer Welt kennen, in der sie fremd sein sollten, können sie also nicht ihrer wahren Gestalt nach kennenlernen. So dass für denjenigen, der diese Wesenheiten, der ihre Offenbarungen nur durch Medien kennenlernt, gar keine Möglichkeit vorhanden ist, auf das Wahre zu kommen, weil sie sich ja in einer ihnen fremden Welt manifestieren. Es sind also unbedingt geistige Offenbarungen da; aber das Verstehen dieser geistigen Offenbarungen ist unmöglich, wenn man diese We-senheiten nur in einer Welt kennenlernt, der sie gar nicht angehören. Das ist das Trügerische, das im höchsten Sinne Illusionäre alles dessen, was durch das mediale Bewusstsein in die Welt tritt, dass diejenigen, die diesen Wesenheiten entgegentreten, nicht wissen, von welcher Beschaffenheit eigentlich diese Wesenheiten sind.

Diese Wesenheiten haben nun auch dadurch, dass sie auf diese Art in die Welt hereinkommen, ein ganz besonderes Schicksal. Denn sehen Sie, man lernt noch anderes kennen, wenn man so die Welt kennen-lernt, wie ich es beschrieben habe. Tritt man in die Welt der Toten ein, geht da durch den Dämonenwald von Colchicum autumnale, von Belladonna, Digitalis purpurea, Datura stramonium und so weiter, geht man durch dieses ganze Gebiet, dann merkt man: Veilchen, sie werden sich umwandeln, sie werden in der Zukunft ganz andere Gestalten tragen. Sie haben eine Bedeutung für die Zukunft des Kosmos. Colchicum autumnale nimmt Teil seinem Wesen nach an dem Tod, für den es bestimmt ist. Es sind sterbende Pflanzen, die Giftpflanzen, absterbende Pflanzen, die nicht hineinragen in zukünfti-ge Gestaltungen. In zukünftigen Epochen werden wiederum andere Giftwesen da sein. Aber diejenigen Wesen, die heute Giftwesen sind, sterben ab in unserer Epoche. Die Epoche dauert natürlich lange, aber sie [diese Giftpflanzen] tragen in sich die Impulse des Todes. Und das breitet sich auch aus über alle Vegetation. Man schaut in der Vegeta-tion, wenn man mit diesem Blicke schaut, Aufgehendes, sich Ent-wickelndes, in die Zukunft hin Impulsierendes; Absterbendes, sich mit dem Tode Verbindendes.

Und so ist es mit den Wesenheiten, welche die Medien von sich besessen machen. Sie gliedern sich gewissermaßen ab von ihren Genos-sen, die die Aufgabe haben, das Gegenwärtige in weite Zukünfte hinüberzutragen, sie dringen herein durch die Medien in diese gegen-wärtige Welt, verbinden sich da aber auch mit dem Schicksal des Irdischen und verlieren ihre Zukunftsaufgabe.

Damit aber berauben sie den Menschen in einem hohen Sinne seiner Zukunftsaufgabe. Und das ist es, was man unmittelbar vor sich hat, wenn man das mediale Wesen wirklich kennenlernt. Die Zukunft soll *sterben - so spricht eigentlich das mediale Wesen -, die Gegenwart soll alles sein. Und daher ist man auch, wenn man mit wirklichem Einblick in die Tatsachen und in das Wesenhafte der Welt zu einer spiritistischen Sitzung kommt, zunächst frappiert darüber, wie all das, was da im Kreise sitzt und teilnimmt an einer spiritistischen Manifestation, umgeben ist von demjenigen, was einem in Form von Giftpflanzen erscheint. Jede spiritistische Sitzung ist eigentlich eingerahmt von einem Garten von Giftpflanzen, die nun nicht so sind wie in der Welt der Toten, die aber herumwachsen um die spiritistische Gemeinschaft, und aus deren Blüten und Früchten Dämonen sich herauserheben.*

Das ist es, was derjenige, der hineinschaut in die anderen Welten, durchmacht bei einer spiritistischen Sitzung. Er geht eigentlich zumeist durch einen Hag, durch einen Weltenhag, der die spiritistische Gemeinschaft umgibt, von Giftpflanzen, die aber in sich beweglich sind, wie lebendig sind, etwas Tierhaftes haben. Man erkennt nur noch an ihren Formen, dass sie Giftpflanzen sind. Man kann aber gerade daraus sehen, wie stark das, was in dieser medialen Form arbeitet, das,
was fortfließen sollte im Lauf der Menschheitsentwickelung, in der Zukunft fruchtbar werden sollte, wie das hereingebannt wird in die Gegenwart, in die es nicht gehört, und in der Gegenwart eben zum Schaden der Menschheit entwickelt wird. Das ist das innere Mysterium des medialen Wesens, das wir hier im Verlaufe dieser Vorträge kennenlernen sollen."

Es ist für mich immer klarer geworden, dass die Ahrimanischen Dämonen sehr intelligent sind und sich verändern und translozieren, um nicht gesehen oder angegriffen zu werden.
Die klassischen Séancen, wie sie Rudolf Steiner in diesen Vorträgen beschreibt, werden heute überhaupt nicht mehr so ausgeführt wie vor 100 Jahren. Heute haben die Dämonen eine Verkleidung der modernen Zeit angenommen, und Medien, die hysterisch oder halb bewusstlos sind, sind selten.
Heute scheinen die Medien völlig bewusste und intelligente Menschen zu sein, die Informationen aus den Spirituellen Welten channeln.

Eine Schlussfolgerung; Wie können wir uns heute am besten schützen?

Es gibt mehrere Wege, unser Selbst zu schützen.; dadurch, dass wir uns mit den guten Kräften verbinden, ein größeres Wissen, mehr Einsicht und ein höheres Bewusstsein über die guten Kräfte haben, ganz im Gegensatz zu den alten Ritualen und dem Kampf gegen das Böse.

1. Bete zu deinen führenden Geistern, deinen Engeln.
2. Nicht gegen die Gegner kämpfen. Absolutes Vertrauen in die guten Kräfte.
3. Versuche zu helfen und verwandle den Dämon (liebe deinen Feind).
4. Wissen über die Bewohner und Existenz der Geistigen Welten, besonders über die Gegner.
5. Einblick in die Funktionsweise und Gesetze der Geistigen Welten. Diese unterscheiden sich sehr von den Gesetzen der physischen Welt.
6. Bewusstsein über die Präsenz der Geistigen Welten, insbesondere der Engelwelt, aber auch ihrer Dämonen.
7. Eine starke "Ich" -Funktion (besonders in der 10., 11. und 12. Schicht des Herzens, der Christus-Ebene). Auf dieser Ebene haben die Dämonen überhaupt keine Macht.

Eine einfache Methode zur Erkennung oder Diagnose, ob der Patient unter dem Einfluss von "dämonischer Erdstrahlung" steht oder stand.

Ich habe eine einfache Methode entwickelt oder gefunden, wie man einen lokalen Einfluss der Erdstrahlung erkennen kann. Patienten, die auf eine Behandlung nicht reagieren, können unter einem solchen Einfluss stehen, es sei denn, wir behandeln die 12. Schicht des Herzens. Hier haben die Dämonische Erdstrahlung, alte Narben, physische oder mentale Traumata keine Macht, die Ergebnisse einer Behandlung zu vereiteln oder zu stören.
Mit dieser Methode erfahren wir auch, falls tatsächlich ein solcher Einfluss vorliegt, in welchem Winkel die Erdstrahlenlinie auf den Körper trifft. Mit dieser Methode erfahren wir auch, in welche Richtung das Tier oder das Bett bewegt werden muss, um den pathologischen Einfluss zu vermeiden, und wir werden auch wissen, welches Organ-System für diese spezifische Strahlung am anfälligsten ist.
Um all diese Informationen zu erhalten, benötigen wir ein Plastikquadrat, 5x5 cm. Auf dieses transparente Blatt zeichnen wir mit schwarzer wasserfester Tinte die unten abgebildete Figur (der dünne Pfeil ist nicht zu zeichnen, wird später erklärt).

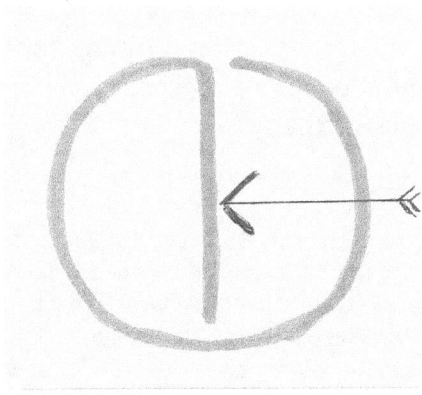

Dieses Blatt wird dann vor das Ohr des Patienten gehalten, während wir sorgfältig den Puls von Nogiér (RAC - VAS)[36] kontrollieren. Wir drehen dann langsam die Plastikfolie um 360°. In bestimmten Winkeln gibt es eine deutliche RAC / VAS - Reaktion. Diese Reaktion zeigt an, dass der Patient unter dem Einfluss von pathologischer Erdstrahlung steht.

In welchem Winkel diese Strahlung auf den Körper trifft, kann folgendermaßen berechnet werden:

• Das Ohr ähnelt dem Körper selbst, mit dem Ohrläppchen als Kopf und der Oberseite des Ohres als Beine.

• Das Ohr trägt auch die Erinnerung an die Strahlung, so dass die pathologische Wirkung der Strahlung auch in das Ohr eingeprägt ist.

• Der RAC / VAS tritt auf, wenn die gerade Linie in der Zeichnung einen Winkel von 90° mit der eingeprägten Strahlung erzeugt.

• Wenn der RAC / VAS wie in der Abbildung unten dargestellt auftritt, bedeutet dies, dass die Strahlung den Körper 90° zur Längsachse (zur Medianebene) kreuzt oder trifft.

• Wenn der Patient dann mit dem Kopf nach Norden und den Füßen nach Süden schläft, wird die Strahlungslinie von Ost nach West oder von West nach Ost verlaufen.

• Dann wissen wir, dass die gefährdeten Organsysteme entweder die Lunge oder die Leber sind (siehe Tabelle nächste Seite).

• Dann muss der Patient das Bett weiter Richtung Kopf oder Richtung Füße bewegen. Wenn er das Bett zur Seite bewegt, wird er der Strahlung nicht ausweichen.

---

[36] RAC / VAS Die Pulsreaktion, von Nogiér RAC oder VAS genannt, ist ein wesentlicher Bestandteil einer gründlichen Untersuchung in der Aurikulomedizin (wie auch in "kontrolliertem AP"). Diese Impulsantwort ist ein Reflex von der Haut zum Herz oder zum arteriellen Blutkreislauf. Die Stimulation der Haut über einen reaktiven Bereich, einen Punkt oder eine schwache Struktur aktiviert eine autonome Reaktion, die eine spezielle VAS-Puls-Reaktion induziert. Die VAS-Reaktion kann irgendwo an einer Arterie gefunden werde

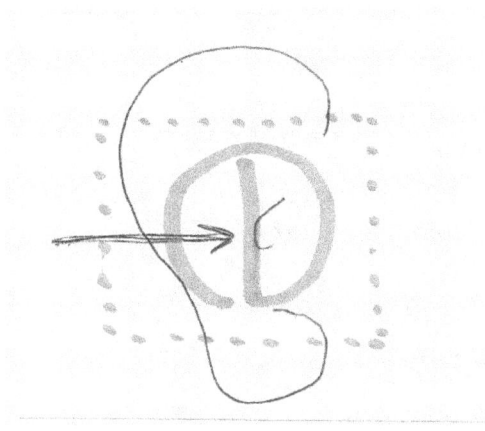

Wie kann dieses Wissen zur Behandlung von Patienten verwendet werden?

Wenn wir dieses Wissen nutzen wollen, müssen wir uns vor Augen halten, dass die Richtung der Strahlung entscheidet, welches Organsystem es beeinflussen wird.

Von Norden (Elektromagnetisch oder spirituell) wird stimulieren oder verschlechtern (nur ein wenig stimulieren, sonst wird es zu wehtun.)	KI BL
Von Süden	HT, PC, SI, TH
Von Westen	LU LI
Von Osten	LV GB

Dadurch wissen wir, welches Organ-System zu stimulieren ist, wenn der Patient zu lange unter dem Einfluss der dämonischen pathologischen Erdstrahlung stand. Wir können dann das betreffende Organ mit Kräutern oder Akupunktur behandeln. Der Patient sollte auch von die Strahlung meiden (obwohl die Strahlung der kranken Person zu folgen scheint).

Beispiel

Dr. Georg Bentze, mein Akupunkturlehrer, war ein bekannter Arzt für alternative Methoden. Er wurde einst von den Gefängnisbehörden von Oslo angeheuert, um einigen der Gefangenen zu helfen, sich wohler zu fühlen und besser schlafen zu können. Er fing sofort an, alle Linien der Erdstrahlen unter den Betten der Häftlinge aufzuzeichnen. Er bemerkte, dass es mehr Linien als üblich gab und dass der Einfluss der Linien stärker war als gewöhnlich. Unter seiner Anleitung und Aufsicht wurden die Betten der Gefangenen umgestellt, und von der nächsten Nacht an schliefen sie besser, fühlten sich entspannter und genossen das Leben mehr. Die Verwaltung des Gefängnisses war zufrieden.

Als er einen Monat später zurückkehrte, um die Lage zu überprüfen, stellte er zu seiner großen Überraschung fest, dass sich alle Strahlungslinien verschoben hatten. Sie waren der neuen Position der Betten gefolgt, und die Situation war jetzt wieder genauso wie davor. Dr. Bentze war unsicher, wie er mit diesem Phänomen umgehen oder es erklären sollte. Das ganze Experiment wurde von den Gefängnisbehörden vergessen, wie es bei denjenigen üblich ist, die diese Art von Phänomenen nicht verstehen. Heute begreife ich das ganz gut, denn die Linien sind wirklich dämonische Wesen, die durch das Leben und Verhalten der Gefangenen selbst erschaffen wurden und die zu dem karmischen Gitter gehören, das jeder Mensch mit sich herumträgt. Deshalb glaube ich nicht mehr daran, Häuser oder Betten von Strahlung isolieren oder abzuschirmen zu können. Der einzige Weg, frei von Dämonische Strahlung zu sein, ist, den Ursprung zu finden, um Vergebung zu bitten und sein Leben zu verändern. Die Strahlung ist ein Teil von uns selbst und muss geliebt und respektiert werden.

Das Wissen über die Richtung der Erdstrahlung war in der Antike jedem bekannt, der mit Tieren und in der Landwirtschaft gearbeitet hat. Heute ist dieses Wissen weitgehend vergessen oder als Pseudowissenschaft verunglimpft. Das ist ein großer Fehler.

Ein wenig Strahlung wird stimulieren, und es gibt immer etwas Strahlung überall (es gibt immer eine Präsenz von Elementarwesen, die wir brauchen). Stehen oder schlafen mit dem Kopf in eine bestimmte Richtung, ausgenommen, eine dämonische Erdstrahlung kommt auch aus dieser Richtung, wird dem betreffenden Organ-System von Nutzen sein.

Also, wenn die Kuh mit ihrem Kopf (der Kopf ist der Empfänger der kosmischen Strahlung) nach Norden steht, wird die Kuh Energie erhalten, die die Nieren stimuliert. Wenn das Pferd mit dem Kopf nach Osten steht, wird die Energie die Leber stimulieren.

Bauern in Österreich wussten das, und in ihrer alten Tradition war es üblich, die Kühe mit den Köpfen nach Norden und die Pferde nach Osten stehen zu lassen.

Erstaunlich!

Dieses Wissen kann auch therapeutisch genutzt werden. Wenn ein Patient Probleme mit einem Organ-System hat, ist es vorteilhaft, mit dem Kopf in der stimulierenden Richtung des betreffenden Organ-Systems zu stehen oder zu liegen.

Das Problem der "Translokation" von dämonischen pathologischen Strukturen.

Wenn herkömmliche Therapeuten Krankheiten behandeln, werden diese normalerweise einfach in andere Teile des Körpers, zu anderen Organsystemen oder zu anderen Tieren oder Menschen transloziert.

Das gilt für Akupunktur, Reflexzonentherapie, Osteopathie, Homöopathie und natürlich für alle Behandlungen, die mit Massagen, Vitaminen, Mineralien und Ernährungstherapie zu tun haben.

Dies war eine anerkannte Tatsache, die von den meisten Religionen und medizinischen Systemen früherer Zeiten verstanden wurde.

Das "Heringsgesetz"[37], das aus Homöopathie bekannt ist, wird als ein

---

[37] Heringsgesetz. Dieses Gesetz besagt, dass Heilung auftritt Von oben und unten. b). Von innen nach außen. c). Auftreten der Symptome in umgekehrter chronologischer Reihenfolge. Das bedeutet: a); "Von oben nach unten." Die Heilung schreitet vom Kopf zum unteren Stamm fort, d.h. die Kopfsymptome werden zuerst klar. In Bezug auf die Extremitäten, erstreckt sich die Heilung von der Schulter zu den Fingern oder von Hüfte zu Zehen. b); Heilung beginnt von innen nach außen. Heilung schreitet von wichtigeren Organen (z. B. Leber, endokrin) zu weniger wichtigen Organen (z. B. Gelenken) fort. Das heißt, die Funktion lebenswichtiger Organe wird wiederhergestellt, bevor sie für das Leben weniger wichtig sind. Das Endergebnis dieser Externalisierung der Krankheit ist häufig die Produktion von "Behandlung Hautausschlag". c); "Auftreten der Symptome in umgekehrter chronologischer Reihenfolge". Neuere Symptome und Pathologien werden sich vor alters abzeichnen, die Krankheit "back tracks" sozusagen. Nachdem die neueren Probleme geklärt sind, ist es nicht ungewöhnlich, dass der Patient das vorübergehende Wiederauftreten alter Symptome und Pathologien erfährt, die dann innerhalb weniger Wochen verschwinden. Das Herings-Gesetz, das auch als Gesetz der Heilung bezeichnet wird, ist die logische Umkehrung der Art und Weise, in der chronische Krankheiten sowohl in Bezug auf den Patienten selbst als auch auf die angestammte Krankheitsgeschichte fortschreiten. Die wichtigsten Aspekte des Herings-Gesetzes sind "Von innen nach außen" und "in umgekehrter chronologischer Reihenfolge".

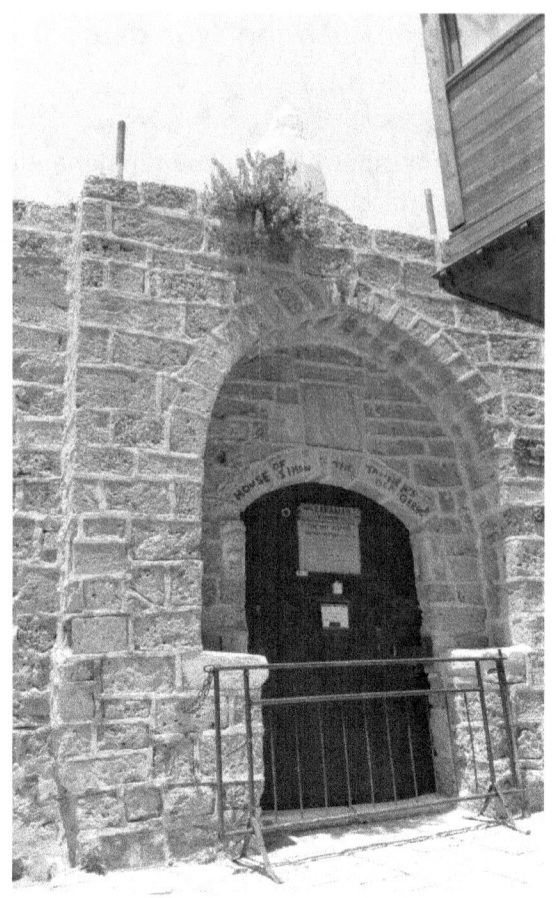

"Als ich Jaffa in Israel besuchte, fand ich das Haus, in dem Peter Simon besuchte, und die Frau Tabitha heilte (sie erwachte von den Toten). Als ich vor dem Haus saß, war ich plötzlich in der Zeit zurückversetzt und sah deutlich, wie Peter dies machte. Er näherte sich der kranken / toten Frau und ging an ihr vorbei (drehte ihr den Rücken zu). Dann drehte er sich um und beobachtete, wie Luzifer und Ahriman sich in ihrem Tod in ihrer Herzgegend zusammengefunden hatten. Dann drückte er seinen Finger in die winzige Lücke zwischen ihnen (sie können sich nie vollständig verbinden), drückte sie auseinander und brachte Tabitha wieder zum Leben. " Das finden Sie in der Bibel, Apostelgeschichte 9, Verse 36-42. Auch hier wird das Umdrehen beschrieben.

Gesetz des Heilens reklamiert, ist es aber nicht. Es ist das Gesetz der Translokation, das die Translokation innerhalb des Körpers beschreibt, aber die Translokation zu anderen Wesen innerhalb der Familie, zu Freunden oder Tieren ausschließt.

Dieses Gesetz kann nur in Bezug mit dem Hintergrund der "Dämonologie" verstanden werden.

Wie vermeide ich die Translokation?

Methoden aus der Akupunktur.

Noch einmal müssen wir uns an die Worte von Judith von Halle erinnern, die besagen, dass um zu vermeiden, die Krankheit nur zu translozieren, man im "Christus-Bewusstsein" sein sollte oder "den Mittelpunkt" behandeln müsse.

Während der Kreuzigung hing Christus in der Mitte zwischen zwei Räubern; einer repräsentiert die luziferischen Verbrechen, der andere die ahrimanischen.

• Der ahrimanische Verbrecher verspottete Jesus Christus (und ist für die Ewigkeit in die achten Sphäre verurteilt).
• Der luziferische Verbrecher bat darum, sich Christus anschließen zu dürfen, als er in sein eigenes Königreich kam (und Jesus Christus, der sogar Luzifer versprochen hatte, eines Tages in den Himmel zu gelangen, gewährte dem Verbrecher seinen Wunsch).

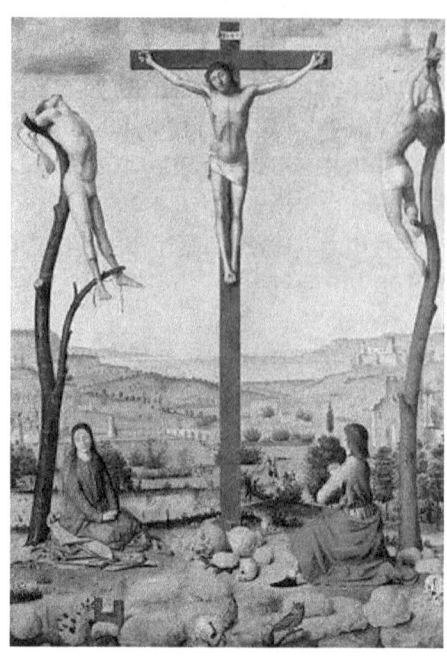

Als ich das erste Mal versuchte, die Mitte und nur die Anatomische Mitte zu behandeln, stand ich mit Dr. Markus Steiner, einem deutschen Kollegen, neben einem Pferd. Plötzlich sah ich ganz klar mit meinen spirituellen Augen die ahrimanische pathologische Struktur im Bauchbereich des Pferdes und die luziferische pathologische Struktur im Bereich der Brust[38]. Mit einem heftigen

---

[38] Die luziferischen Strukturen sind fast immer proximal oder kranial. Die ahrimanischen Strukturen sind fast immer distal oder kaudal. Es gibt auch eine andere Gruppe pathologischer Strukturen, die in der antiken Tradition als Azurische Dämonen bekannt sind. Es wird gesagt, dass sie eine besondere Gruppe der Ahrimanischen Dämonen sind, und sie greifen das "Ich" der Menschen an. Sie sind die gefährlichste von allen. In alten Zeiten waren die Luziferischen Dämonen am gefährlichsten. In unserer heutigen Zeit sind die Ahrimanischen die gefährlichsten, und in Zukunft werden die azurischen Dämonen am gefährlichsten sein. Ich finde oder sehe diese Dämonen selten, also kann ich nicht viel über sie sagen.
• Allgemeinl beziehen sich die luziferischen Dämonen auf die Gefühle, die Astralkräfte des Körpers.
• Allgemeinl beziehen sich die ahrimanischen Dämonen auf die Wachstumskräfte des Körpers, auf die ätherischen Kräfte.

Schuss von einem "Dermojet"[39] behandelte ich dann genau die Mitte zwischen den beiden, und sofort zogen sich beide zurück. Laut Dr. Markus Steiner haben die Entitäten den Körper nicht vollständig verlassen, sondern blieben im vorderen Bereich und in den Hinterbeinen. Später stellte ich fest, dass die Strukturen den Körper nicht vollständig verlassen, sondern sich in die üblichen elementaren ätherischen Strukturen verwandeln sollten, die in allen Körpern existieren. Der dämonische Teil verlässt den Körper jedoch ganz, entweder durch Vertreibung oder durch Auflösung. Ich habe gesehen, dass der dämonische Teil nicht ganz verschwindet, wenn ich die Mitte zu heftig behandle. Die Mitte muss vorsichtig behandelt werden, mit einer Nadel oder mit den Fingern.

Seit 2014 behandle ich viele Menschen und Tierpatienten nach dieser Methode, wobei eine Nadel vorsichtig in die Mitte gestochen wird. Die meisten der Patienten sind sehr zufrieden mit der großen Wirksamkeit dieser Behandlung. Sie beschreiben starke Energien, die sich durch den Körper strömen und diesen verändern. Oft fließen diese Energien in Form einer Lemniskate (der Form einer "8") umher und suchen gewöhnlich den Bereich des Körpers oder den Prozess auf, der die dämonische Struktur enthält und fliessen in diesen hinein.
Der Patient empfindet dies als starke Heilwirkung und fühlt sich danach verändert.

Anatomisch ist es leicht den "Mittleren Punkt" zu finden, solange ich die Fähigkeit habe, mit meinen spirituellen Augen zu sehen.

---

[39] Dermojet ist eine federbetriebene Akupunktur- "Pistole", mit der man eine Flüssigkeit in die Haut von Tieren und Menschen injiezieren kann.

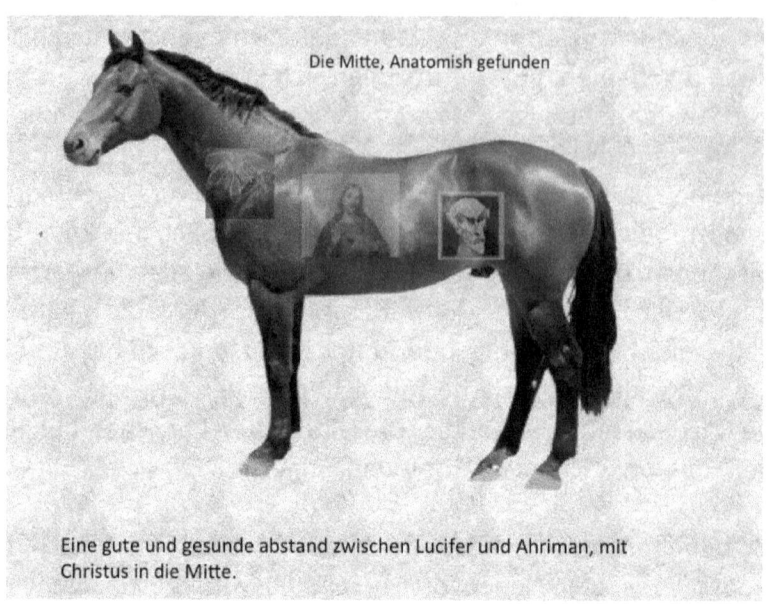

Die Mitte, Anatomish gefunden

Eine gute und gesunde abstand zwischen Lucifer und Ahriman, mit Christus in die Mitte.

Der Mittlere Punkt hat wirklich nichts mit Akupunktur zu tun, da ich keinen Akupunkturpunkt verwende. Ich lege nur eine Nadel zwischen zwei Bereiche des Körpers.

Es war schwieriger, eine Methode zu entwickeln, um den Mittleren Punkt über die bekannten Akupunkturpunkten zu finden, da Akupunktur auf Dualität basiert, auf Yin / Yang, und nicht auf der Dreieinigkeit, die wir benutzen müssen, um die Mitte, den Christus, zu finden.

Dr. med. vet. Markus Steiner hat ein etwas anderes Vorgehen. Er sucht direkt nach dem Mittleren Punkt, dem Christuspunkt, an den Puls, und findet nicht zuerst den Überschuß und den Mangel. Er fühlt die Gegenwart der Christus-Energie direkt und benutzt diesen Prozess als den mittleren.

Wie sich Dämonen durch Translokation oder kombinierte und erzwungene Stärke verteidigen können, wenn sie gesehen "therapeutisch" bedroht oder angegriffen werden.

Veranschaulicht durch das Beispiel der Krebsbehandlung bezugnehmend auf die ahrimanischen und luziferischen Dämonen.

Eine Beschreibung der Ursachen von Krebs, die Explosion dieser Krankheit heute, warum sie so schwer zu heilen ist und meine (sehr) persönlichen Erfahrungen bei der Behandlung von Krebs.

Alle unsere Krankheiten werden durch die Zusammenarbeit von ahrimanischen ("Dem Doppelgänger") und luziferischen Dämonen, die unseren Körper bewohnen, verursacht oder beeinflusst.
Bei den meisten Krankheiten besteht eine gewisse und individuelle Distanz zwischen den beiden Arten von Dämonen. Je stärker und weniger krank die Person oder der Patient ist, desto weiter werden die beiden Arten von Dämonen entfernt sein. Bei gesunden jungen Menschen können sie 20 cm voneinander entfernt sein, bei gesunden Pferden 80 cm.
Bei Krebs ist die Zusammenarbeit dieser Dämonen ziemlich speziell, da sie sich eng zusammengeschlossen haben; es gibt fast keinen Abstand zwischen ihnen.
Dieser Mangel an Distanz zwischen den ahrimanischen und den luziferischen Dämonen macht es sehr schwierig zu heilen, da sich ihre Kräfte gebündelt haben. Es ist viel einfacher für sie zu bleiben und wenn sie umziehen müssen, ist das auch ziemlich problematisch für sie. Dies ist der Fluch unserer heutigen Zeit, der zu der Explosion von Krebs führt, die in allen Ländern der Welt zunimmt.

Die Zeiten, in denen wir leben, erleichtern es den Dämonen, sich in der beschriebenen Weise zu vereinigen und fördern so die Zusammenarbeit der luziferischen und ahrimanischen Kräfte. Unser

Zeitgeist oder eher der Mangel an Zeitgeist bringt sie näher zusammen als je zuvor.

Also, was ist es in der modernen Mentalität und spirituellen Beschaffenheit der menschlichen Seele von heute, die dies bewirkt, diese starke "Freundschaft" zwischen Ahriman und Luzifer?

Die Liebe zu unseren materiellen Besitztümern und der Mangel an Demut und Glaube an die spirituelle Welt (öffnet sich für Ahriman), kombiniert mit Gier und Geldgier sowie Hass gegen die spirituelle Welt (öffnet sich für Luzifer), ermöglicht so die enge Zusammenarbeit und den Eintritt von beide Gegner.

Dies gilt für die Zivilisation insgesamt. Nicht nur für die einzelne Persone.

1983 erkannte ich, dass Krebs ganz anders behandelt werden muss als alle anderen Krankheiten.

Die meisten Krankheiten können behandelt werden, indem man sich an einen der beiden Dämonen wendet: Entweder man schwächt oder bekämpft den luziferischen Dämon(symptomatische Behandlung der Fülle) oder man schwächt und bekämpft den ahrimanischen Dämon (Behandlung des Mangels).

Beide Methoden sind mehr oder weniger symptomatisch, oft werden die Pathologien an andere Orte oder zu anderen Wesen, wie Menschen oder Tieren verschoben.

Bei der Methode der Schwächung (ich dachte, ich würde den Dämon schwächen, jetzt verstehe ich, dass ich ihn transloziert habe), wurde der ahrimanische Dämon dadurch erreicht, dass die mangelhafte Organfunktion verstärkt wurde und somit den ahrimanischen Dämon hinausschob und dadurch sowohl den ahrimanischen Dämon austrieb als auch die Kontrolle über den Luziferischen Dämon verstärkte. Dies wurde dadurch das erreicht, wie ich in zahlreichen Artikeln und in meinem Buch über alternative Tiermedizin als "kontrollierende" Behandlung beschrieben habe.

1984 habe ich zum ersten Mal "kontrollierende" Behandlungsmethoden bei einem Dackel angewendet. Der Hund hatte *Brustkrebs* (mehrere Tumore entlang der Mamillenlinie) und beginnende Dyspnoe (schwerer Atem) zu entwickeln - wahrscheinlich hatte er mehrere Lungenmetastasen. Mit Akupunktur behandelte ich den Punkt, der als LV03 (Leber drei) bezeichnet wird, der das Leberorgan stärkt und als solches den "Griff" des ahrimanischen Dämons, der die Leber hält, schwächt und dadurch die Kontrolle des luziferischen Dämons in Bezug auf die Brustdrüsen stärkt.

In wenigen Wochen waren die Tumoren fast vollständig verschwunden. Der Hund starb einige Jahre später an einem Nierenversagen.

1995 behandelte ich zum ersten Mal ein Pferd mit der gleichen Methode. Das Pferd wurde mit Pferde-Sarkoidose, einer Art von Pferdekrebs diagnostiziert. Das Ergebnis war sehr vielversprechend; der Sarkoid verschwand innerhalb von 6 Wochen, und dies wurde in der Zeitschrift der Norwegischen Veterinärgesellschaft "*Norsk Veterinärtidsskrift*" veröffentlicht.

Seit 1984 habe ich mehr als 1000 Patienten mit allen Arten von Krebs, sowohl Tiere als auch Menschen, behandelt.
Die Ergebnisse waren besonders gut bei Brustkrebs (85%), auch beim Melanosarkom (80%). Die Ergebnisse bei Lymphosarkom und Gehirntumoren waren mäßig gut (70%). Meine Ergebnisse bei Leberkrebs und Bauchspeicheldrüsenkrebs waren jedoch mittelmäßig; die Heilungsrate beträgt "nur" 60% bei den wenigen Patienten, die ich behandelt habe.

Als ich anfing, die krankheitsfördernden Dämonen mehr und mehr mit meinen spirituellen Augen zu "sehen", verstand ich mehr und mehr die Notwendigkeit, die beschriebene Translokation zu verhindern.

Dies geschah durch das Verständnis von Christus, dem Mittelpunkt und der wichtigen Erkenntnis, die Gegner nicht direkt zu bekämpfen, sondern sie in Liebe zu verwandeln, wie in meinem Buch "*7-facher Weg zur Therapie*" beschrieben.

Im Jahr 2014 habe ich dann begonnen, mit beiden Methoden zu experimentieren, insbesondere bei der Krebsbehandlung.

Dann geschah etwas ziemlich Unerwartetes.
In der Krebstherapie hat die kontrollierende Behandlung genau 30 Jahre lang sehr gut funktioniert. Dann, in der Zeit des Frühlings 2014, als ich dann versuchte, die Dämonen daran zu hindern, zu wandern, hörte es allmählich auf zu wirken, oder zumindest die Wirkung verringerte sich beträchtlich. Es gab noch eine Wirkung, das Wachstum der Tumore nahm ab, aber die wirkliche Heilung, die vorher gesehen wurde, ging verloren. Fünf meiner engsten Schüler berichteten dasselbe; Die Krebsbehandlungsmethode hörte Anfang 2014 allmählich auf zu wirken, auch wenn sowohl ich als auch meine Studenten nur das bewährte Protokoll anwendeten (wir versuchten nicht, die Translokation durch Anwendung des Mittelpunkts zu behindern).
Die Methode wirkte sogar auch bei den Studenten nicht mehr, die sich meiner Experimente nicht bewusst waren, zu versuchen die Translokation zu verhindern.
Dies passierte nicht bei meinen Schülern, die die Methode nur durch das Lesen meiner Artikel erlernt hatten, sondern nur bei denen, die sie direkt von mir gelernt hatten.

Es war sehr verwirrend für mich; was war los? Warum ist das passiert? Ich habe niemandem von dieser Veränderung meiner Ergebnisse erzählt, da ich es zunächst nicht geglaubt habe, zumal die Behandlung aller anderen Krankheiten sowohl durch die Kontroll-Methode als auch durch die Behandlung des Mittelpunkts sehr gut funktionierte, ja sogar noch besser nachdem ich die Mittelpunkt-

Therapie einführte.

Die Ergebnisse nach der Verwendung der Mittelpunktmethode waren tatsächlich viel besser als die Ergebnisse, die ich vorher hatte. Nur in der Krebsbehandlung konnte ich dieses Nachlassen der Wirkung beobachten.

Zuerst dachte ich, es wäre nur eine Periode mit schlechteren Ergebnissen, die zufällig erscheinen und die guten Ergebnisse würden wieder auftauchen, aber sie taten es nicht. Sie sind jetzt seit zweieinhalb Jahren weg.

Uns bleiben also einige tiefe Fragen:

1. Warum hat sich die Wirkung sowohl der Kontroll- als auch der Mittelpunkt-Methode für mich verändert oder hat sogar ganz aufgehört zu wirken, als ich anfing, die Translokation zu verhindern (oder war es ein anderes Ereignis, das diese Veränderung verursacht hat – es gab einige andere Begebenheiten in 2013 und 2014)?

2. Warum hörte die Wirkung der Kontroll- und der Mittelpunkt-Methode für die meisten meiner "persönlichen" Studenten auf aber nicht für meine "nicht-persönlichen" Schüler?

Vorher habe ich immer entweder den Überschuss oder den Mangel behandelt. Dann konnten die Dämonen einfach umziehen; das war nicht so "gefährlich" für sie.

Dann, als ich diese Translokation mehr und mehr erkannte und anfing den Mittleren Punkt zu behandeln, um die Dämonen zu transformieren, um sie in Licht aufzulösen, versuchten sie meine Behandlung zu vermeiden. Sie versuchten Wege zu finden, um der Behandlung zu widerstehen.

Bei "normalen" Krankheiten können die Dämonen die transformierende Behandlung nicht vermeiden, aber bei Krebs führt die enge Zusammenarbeit der luziferischen und der ahrimanischen Dämonen zu einer größeren Kraft der beiden Dämonen und sie sind dadurch in der Lage, die Transformation zu vermeiden.

Ein belgischer Kollege schrieb mir diese Mail am 3. Juli, nachdem ich mehrere Kollegen gefragt hatte, ob sie in den letzten zwei Jahren eine Veränderung in der Wirkung bei der Krebsbehandlung bemerkt hätten.
Dieser belgische Kollege hatte weder Kenntnis noch Glauben an Dämonen und er schrieb mir diese Antwort:

"Hallo Are, soweit es deine Frage zur Krebsbehandlung betrifft, sind meine Beobachtungen folgende: Ich kann mich nicht erinnern, ob sich die Dinge genau vor zwei Jahren geändert haben, aber ich habe einen allgemeine Veränderung in der Reaktion der Patienten bemerkt. Wo der Ansatz bisher einfach, direkt und effektiv schien, scheint es jetzt anders zu sein. Ich kann mich vor 10 Jahren auf einen Magenkrebs bei einem Labrador beziehen. Eine Nadel einmal im Monat reduzierte den Tumor von der Größe eines Basketballs auf einen Ping-Pong-Ball. Es blieb in diesem Zustand, bis der Hund zwei Jahre später starb. Tests vor jeder Behandlung enthüllten den gleichen Meridian / Organ-Komplex und folglich wurde bei jeder Sitzung der gleiche Akupunkturpunkt genadelt. Ich habe bemerkt, dass es nicht mehr so ist. Vielleicht ist es mit der Lokalisiation der Tumoren zu tun, die einen Unterschied ausmacht, oder vielleicht bin ich es, aber was ich bemerke ist, dass der Tumor / Krebs versucht, dem Behandlungsprotokoll zu entkommen. Zum Beispiel begann ich im vergangenen September eine Katze mit einem Osteosarkom zu behandeln, was mit St01 (ein Akupunkturpunkt) auf der rechten Seite begann. Die Untersuchung vor der Behandlung umfasste nur den Magenmeridian / Organkomplex. Der Besitzer ist ein Kollege / Freund und wollte nicht einen Monat auf die nächste Sitzung warten, also sah ich die Katze eine Woche später zur Untersuchung. Diesmal schien der Tumor in Form und Lage gleich zu sein, aber er zeigte sich ein anderer Meridian, als der, der beim Testen vor der ersten Behandlung gemessen wurde. Ich hatte jetzt eine Reaktion im GB (Meridian) und nichts mehr im St (Meridian) gefunden. Der Tumor versuchte, dem Magen-Meridian zu entkommen und sich zur Position GB01 (Akupunkturpunkt) zu bewegen, so dass die Behandlung eine Anpassung der Strategie nötig hatte. Während der letzten Sitzung

letzte Woche wechselte es zu SI (Meridian). Ich habe das auch schon einige andere Male gesehen, und selbst wenn die Tumore unter Kontrolle bleiben, scheint mir die Reaktion auf die Behandlung nicht so geradlinig zu sein wie in den vorangegangenen Jahren. Ich weiß nicht, was deine Beobachtungen sind und warum du die Frage stellst, aber ich hoffe, dass meine Beobachtungen dir helfen können.

Es ist, als würde er Dämonen beschreiben.

Wie kann es sein, dass mein "Sehen" und Wissen über Krebs - durch Dämonen verursacht - und die Nutzung des Mittleren Punktes, die es mir ermöglichte, die Dämonen zu transformieren, das Verhalten der Dämonen in Belgien veränderte? Aber warum sollte es nicht so sein? Ist diese Verschränkung wie sie in der Quantenphysik beschrieben wird, die Ursache dafür?
Kann es sein, dass mein Wissen die Arbeit all meiner Schüler stört?

So grundlegende Fragen ....

Ein guter Freund von mir aus Stockholm schlug folgendes vor:

Heute stirbt 25% der Bevölkerung wegen der Art und Weise, wie wir leben, an Krebs. Ahriman und Luzifer können sich unserem Körper anschließen. Wir verlassen die Liebe, und Geldgier zusammen mit dem Mangel an religiöser Demut öffnet uns für diese beiden Gegner.

Der Krebs selbst ist also die Heilung dieses Zustandes. Diese Krankheit ist, wie alle anderen Krankheiten auch, ein Symptom und eine Heilung für eine tiefere und spirituelle Disbalance.
Ich kann immer nur diejenigen heilen, mit denen ich ein persönliches Karma habe. Das ist in meinem Schicksal. Aber auch wenn meine Methoden in einem viel größeren Ausmaß verwendet werden würde, würde dies nicht die tiefere Ursache der Krankheit selbst heilen, die die Kombination von Gier und Atheismus ist und uns für die Gegner offen macht. Dies muss zuerst angegangen und auf spirituelle Weise

aufgearbeitet werden.

Bevor dies nicht gelöst ist, wird die Behandlung von Krebs aufhören zu wirken.

Zuerst müssen wir dem Angriff der Gegner entgegen treten, sonst können wir Krebspatienten nicht heilen, außer denen, mit denen wir noch ein persönliches Karma haben.

Ein anderes Kollege kommentierte das Folgende am 2. Juli 2016:

"Der Mittelpunkt ist die Basis für jede Behandlung mit Mistel, Viscum Album, Iscusin, Iscador, Viscum-Wala. Natürlich habe ich die Tendenz, Wala Medikamente zu empfehlen. Sie werden nach den Richtlinien von Rudolf Steiner hergestellt, um das Immunsystem zu stärken. Bei Menschen, die wir alle ein "Ich" haben, ist der Schwerpunkt jeder Behandlung die Stärkung der Kräfte Christi. Oft geht es nicht darum, ohne die Krankheit zu leben, noch unter der Krankheit unerträglich zu leiden, sondern darum, mit der Krankheit zu leben und damit umzugehen. Jedenfalls war Steiner klar darin, dass die Untersuchungen von Viscum viel tiefer gehen müsste, da mit Viscum eine Operation des Krebses nicht mehr nötig sei.

Laut Freunden aus dem medizinischen Bereich, wird dies nie passieren, da nicht genug Geld zur Verfügung steht, um unter anthroposophischer Anleitung Forschungen zu betreiben. Die allopathischen Laboratorien beherrschen die Gesundheitsforschung dermaßen, dass alle Formen der Heilung ohne deren Zulassung verschwinden. Je mehr sie die Gesundheit betreffende Entscheidungen in alle Richtungen (WHO, staatliche Kontrolle von Medikamenten und Krankheiten) kontrollieren, desto weniger gibt es Möglichkeiten, genug Geld zu sammeln, um gute Forschung mit guten Ergebnissen zu betreiben, zugänglich für alle Gesundheitsgemeinschaften und für die Bevölkerung im Allgemeinen. Leider ist das die harte Realität. Es gibt einige Forschungen, die jetzt stattfinden, aber ich habe persönliche Gründe zu glauben, dass dies immer Verlust darstellen wird und die institutionalisierte Macht nicht für solche Verluste offen ist.

Vielen Dank, Ihr Feedback ist wie ein wundervoller Süßwasserstrom. Wenn du 63 Jahre oder älter bist, wage ich zu sagen, dass dein Karma überwunden ist und wenn du nicht einen neuen Behandlungsstrom kreierst, wird dein "Ich" nicht mehr der Spender von Heilkräften oder Träger sein - wie du auch deutlich siehst. Es ist notwendig, eine neue und noch innovativere Art der Heilung zu schaffen ".

Ein College aus Deutschland schrieb mir diese Mail:

Lieber Are, vielen Dank für dein Dokument. Im Jahr 2014 haben wir viel über Ahriman und Luzifer im Puls diskutiert. Neue Dinge sind unserem Bewusstsein entsprungen. Das können wir bei unseren Therapien nicht vernachlässigen. Die wenigen Krebspatienten, die ich behandelt habe, kann ich jetzt nur behandeln, indem ich den positiven, ausgeglichenen Prozess im Patienten selbst suche und diese Christus-Energie innerhalb des Patienten verstärke. Es gibt dem Patienten nur ein Zeichen, wo die Heilung in seinem "Körper" "gespeichert" ist. Machen ihn auf die "Gute Energie" aufmerksam. Dämonen nicht bekämpfen, nur die Liebe verstärken. Liebe ist die einzige Möglichkeit zu heilen, denke ich. Ich werde Doktoren fragen, die ich treffe, was sie beobachteten. Liebe M.

In diesem Stadium ist es wichtig zu betonen, dass die Wirkung der Krebsbehandlung, wenn sie auf einer spirituellen Grundlage basiert, überhaupt nicht stabil ist oder als stabil angesehen wird. Ich habe in meinem Leben gesehen, dass die Wirkung von verschiedenen Faktoren abhängt; davon sind dies die wichtigsten:

1. Die geographische Lage des Therapeuten und des Patienten.
2. Die Richtungen der Berge, je nachdem sie von Ost nach West oder von Nord nach Süd verlaufen.
3. Die Starrheit des Ätherkörpers des Patienten.
4. Wie viel hat der Patient meditiert?
5. Das Wissen des Therapeuten, insbesondere das spirituelle Wissen über die dämonischen Ursachen der Krankheit.
6. Das Karma des Therapeuten und des Patienten.

7. *Das Karma oder die Stärke der Krankheit selbst, das heißt des Dämons, der die Krankheit verursacht.*
8. *Die Liebe und Empathie zwischen Therapeut und Patient.*

Alle diese Faktoren beeinflussen die Fähigkeit der Dämonen, der Behandlung zu widerstehen.

Beispiele

1. Der persönliche Arzt des **Dalai Lama** hatte ausgezeichnete Ergebnisse mit seinen Patienten zu Hause in Tibet. In Norwegen hatte er, meiner Kenntnis nach, keine Ergebnisse mit seinen norwegischen Patienten (Himalaya und die norwegischen Berge sind nicht parallel, sondern entgegengesetzt, siehe Punkt 2 auf der letzten Seite).

2. Bei Behandlung von "Herpes Zoster" hatte ich jahrelang keine guten Ergebnisse. Nachdem ich einen Vortrag von **Rudolf Steiner** über die geistigen Ursachen und den Ursprung dieser Krankheit gelesen hatte, hatte ich genau drei Jahre lang ausgezeichnete Ergebnisse, und danach hatte ich wieder keine Ergebnisse.

3. Bei der Behandlung von Krebs mit meiner 5-Sterne-Kontrollmethode hatte ich bei der Behandlung von Patienten aus der Schweiz deutlich bessere Ergebnisse als Patienten aus Norwegen (wie Punkt 1.).

4. Ich hatte hervorragende Ergebnisse in der Behandlung von Brustkrebs bei Hunden und Menschen von 1984 bis 2014. Dann verschwanden die Ergebnisse oder änderten sich deutlich je nach "Gefälligkeit" der Dämonen.

5. Rudolf Steiner berichtete, dass die Wirkung, die **Dr. Wilhelm Heinrich Schüssler** mit seinen Zellsalzen hatte, nur einige Jahre anhalten würde, dann würden die Effekte verschwinden. **Steiner** hat meines Wissens nicht gesagt, warum das so sein sollte oder warum es geschehen würde.[40]

Nachdem ich all diese Punkte durchdacht hatte, beschloss ich, meine Behandlung zu ändern.

---

[40] GA 312, Elfter Vortrag, Dornach, 31. März 1920, Seite 212.

Meine Tochter **Eve Thoresen** brachte mich auf eine Idee, die zum ersten Umschwung führte.

Sie sagte: "Warum verhinderst du nicht, dass der Dämon entkommt, bevor du die Behandlung machst?"

Ich habe dann die "Middle-Point with Christ-Consciousness restricted Therapie" eingeführt.
Bei dieser Therapie geht es darum, die Dämonen vom Verschwinden abzuhalten, sie sozusagen mittels Worten, Nadeln oder auf andere Weise festzuhalten und dann die Krankheit entweder durch die Kontrollmethode oder durch den Mittelpunkt zu behandeln.

Ich bewertete die Wirkung dieser Methode, aber die Ergebnisse waren noch nicht sehr gut.

Dann kam mir ein weiterer Gedankengang in den Sinn. Das pathologische Zusammenwirken der Yin- und Yang-Elementale könnte in einer ungesunden Beziehung zwischen Mann und Frau in der Gesellschaft als Ganzes begründet sein. Können wir die Entwicklung von Krebs als ein Symptom auf der tieferen Ebene verstehen, das seine Ursache im falschen Umgang zwischen männlich und weiblich hat? Jesus und Christus .... Jesus und Magdalena .... Yin und Yang .... Ahriman und Luzifer .... Mann versteht Frau nicht .... und umgekehrt natürlich ... kann man das in einer Zelle sehen, die sich in Krebszellen umwandelt?
Ist hier ein Miss-Verständnis zwischen dem Wachstum (feminin) und der Kontrolle des Wachstums (maskulin)? Natürlich ist es das!
Die Ausgewogenheit des negativen Aspekts des Männlichen, was das Ahrimanische ist, und des Negativen des Weiblichen, das das Luziferische ist, kann nur durch die Mitte ausgeglichen werden.
Die meisten Krankheiten werden heute dadurch verursacht, dass der Mann die Frau und die Frau den Mann nicht versteht. In dieser Nicht-Kommunikation können die dämonischen Wesen von Luzifer und Ahriman eindringen und Krebs erzeugen. Dieses Konzept, dass der

Mann die Frau nicht versteht und umgekehrt, muss ein Wissen der ganzen Gesellschaft werden, muss der Gesellschaft als Ganzes eingeimpft werden.

Dann passierte etwas Unerwartetes. Mit Hilfe des Schicksals hielt ich Vorträge in New York und behandelte die Teilnehmer des Kurses. Ich beschloss, nach dem anatomischen Mittelpunkt den Christuspunkt zu behandeln. 25 Teilnehmer lagen am Abend des 5. November 2016 auf dem Boden, und ich habe sie alle in der Mitte zwischen Luzifer und Ahriman genadelt. Die Nadelung dauerte 20 Minuten. Dann setzte ich mich zurück um zuzusehen. Die Nadel, die zwischen den Gegnern in den Bauch gestochen wurde, schien den Bereich der "freien" Ätherkraft zu aktivieren, die nicht von Ahriman oder Luzifer dominiert wird. Dieser Bereich wurde aktiviert, wurde rhythmisch und oszillierend. Nach einiger Zeit wurden die ahrimanischen Dämonen lichterfüllt und begannen von allen Teilnehmern aufzusteigen und begannen, die ganze Gruppe zu umkreisen. Das Kreisen wurde mehr und mehr leuchtend in einem männlichen Strom aufwärts. Im Licht erschien das Gesicht eines Engels ... oder eines Erzengels. Einer der Teilnehmer sah Michael. Ich trat mitten in den Wirbel und fühlte mich göttlich.

Die Nadelung des Mittelpunktes verursachte eine Schwingung im Ätherkörper zwischen den ahrimanischen und den luziferischen pathologischen Strukturen. Diese Oszillation bei den verschiedenen Patienten fing an, eine positive Resonanz zwischen den verschiedenen Mitgliedern der Gruppe zu erzeugen, und die Resonanz erhöhte die Stärke der Behandlung in einem sehr hohen Maß, so dass die gesamte Gruppe sogar in die Wirkung der Behandlung hineingezogen wurde in jene, in denen die ahrimanischen und die luziferischen Dämonen eng miteinander verbunden waren, wie sie es bei Krebs sind. Was ich bei solchen Patienten nicht hätte tun können, wurde durch die Gruppe ermöglicht.

Die Wirkung in der Gruppe war völlig anders als bei der Behandlung

Einzelner. Diese Erkenntnis traf mich wie ein Licht vom Himmel. Natürlich hatte die Zusammenarbeit der Dämonen sie stark gemacht, so stark, dass sie dem einzelnen Patienten und der Behandlung standhalten konnten. Die Kraft der Gruppe war es, der sie nicht standhalten konnten. Die Zusammenarbeit des Guten in jedem einzelnen der Patienten war dann in der Lage, das Böse ins Licht zu verwandeln.

Dieser beschriebene Effekt war in der Morgendämmerung und in der Dämmerung stärker, da die ätherischen Kräfte in diesen Zeiten immer stärker sind.
Auch Patienten, die in Ost-West-Richtung lagen, waren den Energien stärker ausgestzt als Patienten die in Nord-Süd-Richtung lagen.
Ich hatte immer ein besseres Ergebnis bei der Behandlung von Krebs bei Patienten aus Regionen der Welt, in denen die Berge von Ost nach West (Alpen, Himalaya) ausgerichtet sind, als aus Regionen, wo die Berge in Nord- Süd-Richtung ausgerichtet sind (Norwegen, USA).

Der Unterschied, der in der Gruppentherapie beobachtet wurde, ließ mich erkennen, dass die Gegner versuchen, spirituelle oder energetische Medizin in Ihre eigenen Region zurückzudrängen, indem sie Menschen trennen.
Die kontrollierende Methode, die ich zuerst ausprobierte, basierte zu sehr auf konventionellem Denken, wie ein Therapeut und ein Patient. Die ahrimanischen Kräfte versuchen, den Bereich der Heilmethoden und des Heilungsprozesses zu übernehmen indem sie jede Behandlung individualisieren, wie es in der modernen Medizin so oft diskutiert wird; spezialisierte und individuelle Behandlung mit Hilfe des Immunsystems. In diesem Fall können die Widersacher die Behandlung vermeiden, sie können durch so eine Methode sogar Kraft und Energie gewinnen.

Dies ist bekannt durch Gruppen aus den dunkleren Bruderschaften, wo schwarze Magie auf der Basis des Stehlens von ätherischer Energie für einzelne Individuen durch verschiedene Arten von Behandlungen, Prozeduren oder Ritualen durchgeführt wird. In meinem Leben habe ich zwei solche Gruppen getroffen. Es war die Thule-Gruppe in Deutschland und die Damanhur-Gruppe in Italien, die bereits erwähnt und beschrieben wurden.

Dies ist eine der vielen Möglichkeiten, wie die Gegner versuchen, die Kontrolle über die ätherischen Kräfte und Mächte in ihrem Kampf gegen alles Gute zu übernehmen.

Ein anderer Weg ist, die ahrimanischen Kräfte zusätzlich zu individualisieren, um die Behandlung zu mechanisieren, um die Kontrolle zu behalten, da die Maschinen in ihrer Herrschaft sind.

Dies kann bekämpft oder dem kann entgegengewirkt werden, indem man Christus in die Mitte einer Gruppe von menschlichen Patienten stellt. Die Gruppentherapie, die auf der Christusmittelpunkttherapie basiert, zeigte mir, dass dies der richtige Weg sein könnte.

"Wo zwei oder drei in meinem Namen versammelt sind, da bin ich mitten unter ihnen".

Laut Rudolf Steiner werden wir mehr und mehr mit der Technologie verbunden sein und dies wird von den Gegnern genutzt werden, um Zugang und Kontrolle über die gesamte menschliche Evolution zu erlangen. Indem wir das soziale Element der Gruppentherapie in Kombination mit der Abwesenheit von Maschinen verwenden und nur eine einzelne Nadel an der gesündesten Stelle des Körpers, nämlich den Christuspunkt, verwenden, können wir verhindern, dass die katastrophale Kooperation zwischen Luzifer und Ahriman die diese Epidemie verursacht. Wellen von Krebs, die wir heute sehen.

Zudem können wir auf diese Weise den ganzen medizinischen Bereich auf die geistige Vorstellung über die Welt ausrichten.

Der genaue Mittelpunkt, dort wo Luzifer und Ahriman ihre Hände vereinen, ist in dem Holzbild von Rudolf Steiner zu sehen, das "Der Repräsentant der Menschheit" genannt wird. Die Hände Luzifers und Ahrimans vereinigen sich knapp unter dem Herzen Christi.

In dieser Skulptur finden sich noch zwei weitere Geheimnisse, die bei der Behandlung oder zur Stärkung der Christuskräfte im Körper den Kräften der luziferischen und der ahrimanischen Dämonen entgegenwirken können.

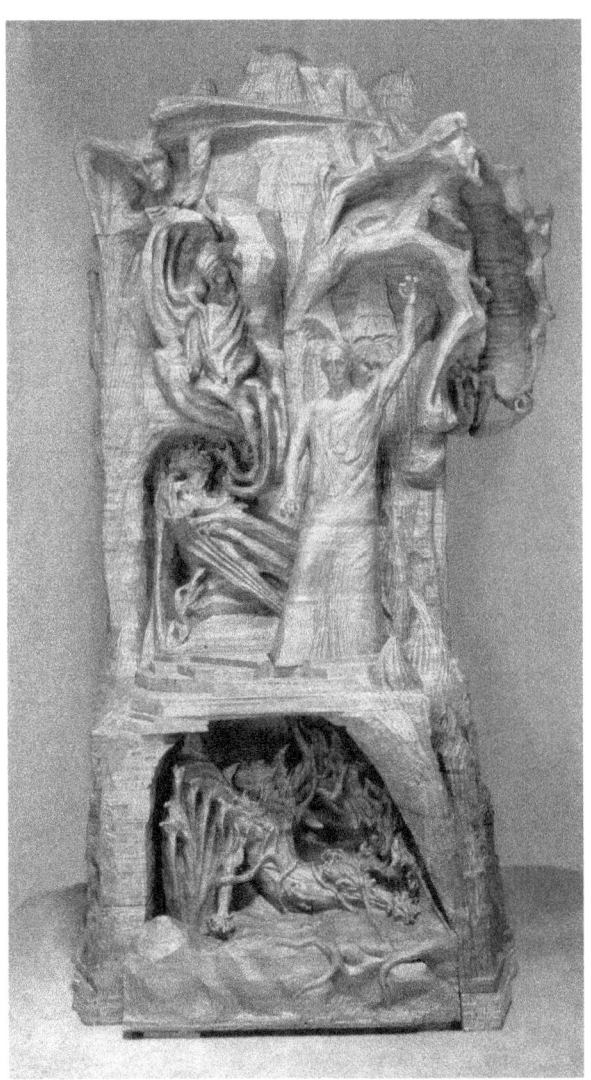

„Menschheitsrepresentant", Rudolf Steiner & Edith Maryon, Goetheanum

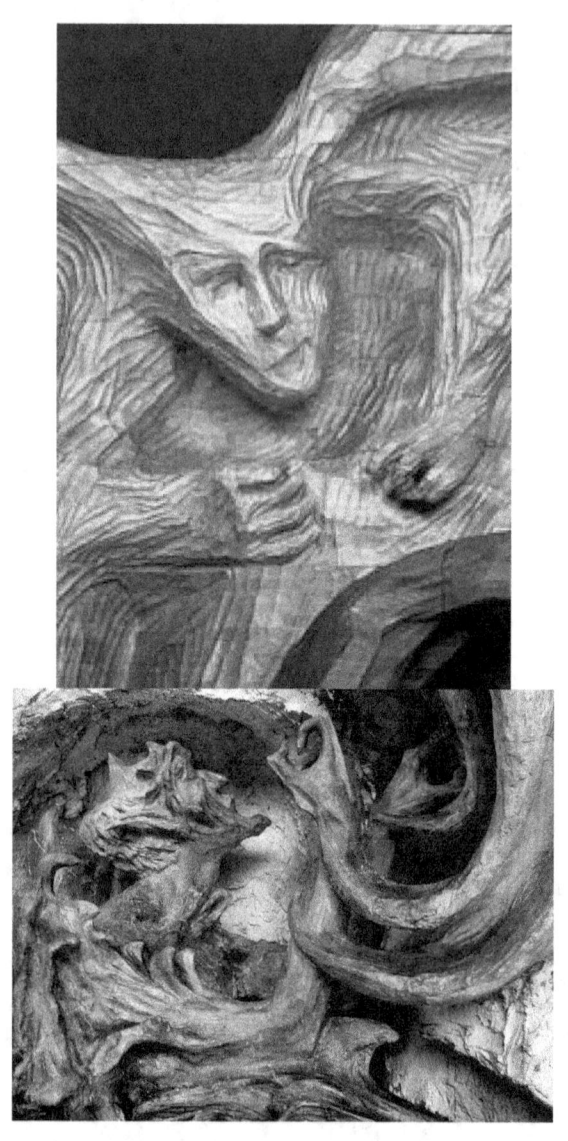

Details des Bildes „Menschheitsrepresentant

Die Holzskulptur von Rudolf Steiner und Edith Maryon birgt mehrere Geheimnisse, die mit der Transformation der luziferischen und ahrimanischen Kräfte zusammenhängen. Geheimnisse, die Möglichkeiten aufzeigen und stärken, die wir in der Therapie haben, um diese Kräfte zu bekämpfen und zu transformieren.

1. Dass Christus die trennende Kraft zwischen Luzifer und Ahriman ist.
2. Dass die Kooperation oder Kombination dieser beiden Kräfte eine ernsthafte Bedrohung für die Menschheit darstellt.
3. Dass die luziferischen und die ahrimanischen Kräfte sich direkt unter dem Herzen Christi (Mensch) vereinigen.
4. Dass es zwei Ahrimans und zwei Luzifer gibt, deren Berührungspunkte an zwei Orten im Körper sind, einer liegt unter dem Herzen und einer auf Höhe des Halses.
5. Dass der "Kosmische Humor" erscheint, wenn eine Gruppe versammelt ist, um die Heilkraft Christi zu feiern.

Zwei wichtige Eingeweihte und Kenner der Anthroposophie haben ausführlich und tiefsinnig über die Bedeutung der Gruppe geschrieben, besonders in der Therapie und in der Meditation.

Diese zwei Personen sind **Valentin Tomberg** und **Paul Emberson**.

Hier folgt eine verkürzte Zusammenfassung dessen, was diese beiden über meine Ergebnisse mit der Behandlung des Mittelpunkts und der Gruppentherapie geschrieben haben.

Die Zusammenfassung und Erklärungen sind von Dr. Peggy Fleming, DVM.

Die Kreise der Macht

Die Bedeutung der neuesten Entdeckung von Dr.Thoresen ist nicht nur wichtig für die Gesundheit und das Wohlbefinden unserer Patienten, sondern auch für die Integrität ihres spirituellen Lebens. Durch die Aktivierung einer Selbstheilung durch die Aktivierung der "Mitte" und die Anwendung dieser Methode bei einer Gruppe von Patienten zur Zeit der Behandlung schaffen wir einen Weg, der den Zweck der Menschheit auf diesem Planeten erleichtert. Unsere ultimative Mission ist es, alles, was existiert, mit selbstloser Liebe zu reinigen und zu erlösen.

Dem verstorbenen Anthroposophen Paul Emberson zufolge hat Rudolf Steiner in seinem zweibändigen Werk mit dem Titel "Von Gondhishapur nach Silicon Valley"[41] betont, dass die einmal gemeisterten individuellen Seelenfähigkeiten des Denkens, Fühlens und Wollens auf eine Gruppenreinigung des Menschen auf den Kosmos gerichtet sein sollten. Er beschrieb dies als den Weg der selbstlosen Liebe, der Überwindung des Egos, um das "Ich" durch den Impuls der Liebe Christi zu entwickeln. Steiners Mission war

---

[41] Von Gondhishapur bis Silicone Valley, geschrieben von Paul Emberson, Etheric Dimensions Press, 2009. Emberson gilt als eine der führenden Autoritäten für die Auswirkungen der Computertechnologie auf die Spiritualität. Der Autor erklärt, dass der Anti-Christus, der als Sorat bekannt ist, alte Gelehrte (die Akademie von Gondhishapur) inspirierte, Technologie auf Kosten der kosmischen Zukunft der Menschheit zu entdecken. Wenn sein Plan Erfolg gehabt hätte, wäre die Entwicklung der Menschheit um 666 n. Chr. Zerstört worden. Glücklicherweise kollidierte der Christusimpuls mit den dunklen Mächten und durchkreuzte den Plan. Leider hat Sorat seine Bemühungen durch Francis Bacon und Bacons Erfindung des Binärcodes wieder aufgenommen. Diese Entdeckung führte zur Computertechnologie und zum Bereich der künstlichen Intelligenz. Letztendlich wird dies eine Bedrohung für das menschliche Bewusstsein sein, wenn wir nicht lernen, unser Denken, Fühlen und Wollen in Richtung des Christusimpulses zu lenken, indem wir den ätherischen Bereich nutzen.

besonders auf jene Seelen gerichtet, die nach dem Kali Yuga[42] inkarnierten. Er nannte diese einzigartige Gruppe den "Esoteric Youth Circle" oder die Kinder des Zeitalters des Lichts.

Viele gläubige spirituelle Wesen haben die Kraft der Gruppe durch den einfachen Akt des Gebets während eines Gottesdienstes erkannt. Deren Wichtig wird dadurch unterstrichen, die Gemeinde zu bitten, als Einheit für leidende Brüder zu beten. Alte Anekdoten haben Heilungen bezeugt, die nichts anderes als Wunder sind. Das Problem war jedoch immer, dass die Ergebnisse oft nicht wiederholt werden können. Thoresen hat bereits auf mehrere Gründe für diese missliche Lage hingewiesen. Egal ob es karmische Ursachen sind, die vom Patienten geschaffen wurden, oder es der moralische Verfall einer Gesellschaft ist, die herausgefordert wird durch die allgegenwärtige Anwesenheit dämonischer Einflüsse, wir sind stark von verschiedenen Faktoren beeinflusst, die ein Hindernis für Heilung sein können.

Es bleibt also die Frage, wie wir solche Hindernisse überwinden können. Rudolf Steiner thematisierte in seinen Vorträgen die Lösung für diese Menschen des "Zeitalters des Lichts" von 1922.[43] Laut Steiner entwickelte sich der Mensch aus einer früheren "Gruppenseele" ohne "Ich-Bewusstsein". Ein Gefühl von Ego oder Selbst entwickelte sich während der Zeit von Moses und erreichte ihren Höhepunkt zur Zeit, als Jesus auf die Erde kam. Tatsächlich verwandelte sich das Selbstwissen in eine Art übertriebener Selbstsucht, die nur durch das ultimative Opfer Christi nach seiner Inkarnation in den Leib Jesu erlöst werden konnte. Wir treten jetzt als

---

[42] Kali Yuga: Die alten Sanskrit-Lehren verstanden, dass die Zivilisation vier sich wiederholende Zyklen von Schöpfung und Zerstörung durchläuft, Yugas genannt. Der vierte Zyklus wird Kali Yuga genannt und repräsentiert eine Zeit von Zerstörung und Dunkelheit. Die Therapie für solch einen Verfall ist die Hoffnung auf hingebungsvolle spirituelle Praxis der in diesem Zyklus Geborenen.

[43] Die Entstehungsgeschichte des Jugendkreises findet sich in den esoterischen Steiner-Studien von 1913-1923. Er wurde als unabhängige spirituelle Gruppe gegründet und ist offen für jeden der älter ist als 20, und der nach dem Ende von kali yuga geboren wurde.

menschliche Rasse in unsere nächste Evolutionsstufe ein, indem wir unser persönliches Bewusstsein des "Ich" in ein Universelles verwandeln, wo Antipathie durch Selbstlosigkeit ersetzt wird, während die typische Vielfalt ein einzigartiges Ego zu haben und zu entwickeln erhalten bleibt . Embersen vergleicht diese Verschmelzung mit einem synchronisierten Orchester, das in perfekter Harmonie spielt und dabei die schönen Eigenschaften jedes Instruments beibehält. Nur diese selbstlosen Wesen werden an der weiteren Entwicklung des Menschen teilnehmen.

Der Weg der selbstlosen Liebe ist ein christlicher Weg der inneren Entwicklung, der durch gemeinsame Meditation[44] erreicht werden kann. Dies spiegelt auf medizinischer Ebene die gemeinsame Erfahrung wider, den Mittelpunkt in der Gruppe zu behandeln. In diesen speziellen Meditationen erfordert es jedoch Hingabe in einer bestimmten Gruppe, die Kräfte selbstlos zu bündeln, nicht für sich selbst, sondern für andere. Diese gemeinsamen Meditationen sind von Natur aus für eine Gruppe gedacht, die gemeinsam auf ein gemeinsames Ziel hinarbeitet. Steiner betonte die große Bedeutung der Gruppe als eine wachsende Gemeinschaft von Seelen, die ihre Kraft nicht nur aus sich selbst, sondern auch aus den anderen ziehen. Diese Vereinigung von Menschen

stellt einen Kanal dar, in den höhere spirituelle Wesen hinabsteigen können, um mit menschlichne Individuen zu arbeiten. Dies ist der goldene Wirbel, den Dr. Thoresen mit seinem geistigen Auge sieht, wenn er eine Gruppe mit dem Mittelpunkt behandelt, dem Zugangspunkt zum spirituellen Herzimpuls Christi.

Laut Steiner spielen sogar die Zahlen innerhalb der Gruppe eine signifikante Rolle in den Ergebnissen der Gruppendynamik. Er nannte diesen Effekt das Gesetz der Vermehrung. Wenn mehr als zwei Kräfte zusammenkommen, wird der Effekt nicht multipliziert, sondern exponentiell exemplifiziert. Wenn also 12 Menschen sich

---

[44] Die gemeinsame Meditation der Jugendgruppe wurde ihnen von Rudolf Steiner gegeben. Sie ist sehr spezifisch in seinem Ablauf, erfordert Hingabe, dass es zu bestimmten Zeiten des Tages und mit spezifischen Visualisierungen durchgeführt werden muss. Die gesamte Meditation wird später in diesem Kapitel besprochen.

zusammenschließen, wäre der tatsächliche Gewinn so, als würden 4096 Menschen zusammen meditieren. Dieses Konzept veranschaulicht die Macht, die eine Gruppe auf der ganzen Welt haben könnte. Enormes spirituelles Potential wartet auf eine ausreichende Anzahl von Menschen, um die Selbstsucht zu überwinden, um das wahre Ich durch den Weg der selbstlosen Liebe zu entwickeln.

Ein weiterer einzigartiger Aspekt des esoterischen Jugendkreises gegenüber der anthroposophischen Gemeinschaft im Allgemeinen ist ihre tiefe Verbindung. Sie leben tatsächlich ineinander und verschmelzen auf diese Weise als Ganzes und schaffen so eine spirituelle Gemeinschaft. Dies ist tatsächlich eine heilige Tat mit einem feierlichen Eid, sich zu verpflichten, mit äußerster Integrität für die höheren Wesen zu arbeiten, die mit dieser Gemeinschaft zusammenarbeiten.

Die Meditation:

Es ist wichtig für jedes Mitglied der Gruppe, die Bedeutung hinter jeder Zeile dieses Gesanges auf einer tiefen Ebene zu verstehen.

Zeile 1: **Laßt uns ein warmes Gemeinschaftsgefühl für die menschlichen Taten erzeugen**
Dies bedeutet, dass jedes Mitglied der Gruppe aus freiem Willen in sich ein Gemeinschaftsgefühl, allein für den Fortschritt der Menschheit, erzeugen kann.

Zeile 2: **Die Sonnenseele entflammt uns in allen Lebenssituationen mit heiligem Feuer**
Wenn sie Fortschritte machen, kommen sie in Harmonie mit dem Christus-Impuls als der Seele der neuen Sonne, die sich in der Erde entwickelt. Dies erfüllt sie mit heiligem Feuer in Inbrunst für die Menschheit

Zeile 3: In meinem Kopf liegt auch dein Denken und trägt geistwesenhaftes Denken, das auf diese Weise geteilt wird, ist nicht an das Gehirn gebunden. Es ist ein lebendiges Denken auf einer ätherischen Ebene. Diese Gedanken werden lebendig als ein geistiges Wesen

Zeile 4: Lassen Sie uns unser Licht für die Ziele des Menschen teilen
Das Licht Christi strahlt von seinem ätherisierten göttlichen Blut aus, um das Licht des menschlichen Intellekts zu erhöhen

Zeile 5: Der Sonnengeist erleuchtet uns mit reinem Licht in allem Streben des Lebens
Die Mitglieder der Gemeinschaft arbeiten im Einklang für gemeinsame menschliche Ziele zusammen.

Zeile 6: In meinem Herzen lebe auch dein Wollen und arbeite göttliches Wollen
Auf diese Weise haben die Individuen die Grenzen des Selbst überwunden. Was die Gemeinschaft will, ist der Wille jedes Mitglieds.

Zeile 7: So bin ich mit dir, du mit mir und Christi Macht in der Erdenexistenz
Durch ihr gemeinsames Denken, Fühlen und Wollen kann die Kraft Christi in das irdische Leben der Menschheit fließen

Wie man die Meditation benutzt: Spezifische Anforderungen
Der Zweck dieser Meditation ist es, unser Bewusstsein so zu trainieren, dass unser Denken, Fühlen und Wollen nicht für uns, sondern für den Kosmos ist. Der einzige Weg dorthin ist Selbstlosigkeit. Die Meditation ermöglicht dem Einzelnen, für die Gruppe der gleichgesinnten Mitglieder zu denken, zu fühlen und zu wollen.

Anforderung 1: drei bestimmte Tageszeiten
   Wenn wir einmal verstanden haben, dass diese Meditation in der

Natur gemacht werden muss, wird Rudolf Steiners Beharren darauf, dass sie in einer bestimmten Weise durchgeführt werden muss, klar. Die erste selbstlose Voraussetzung ist, dass sie zu genau zu einer bestimmten Zeit des Tages gemacht werden muss. In der ätherischen Welt ist die Zeit umgekehrt, daher beginnt der Tag in der Nacht, bevor er sich zurückzieht. Wenn möglich, sollte es die letzte spirituelle Aktion sein, die wir vor dem Schlaf durchführen.

So beginnen wir unser Ritual. Das Nächste wird sie am anderen Morgen beim Aufwachen gemacht. Das letzte mal machen wir sie in der Mitte des Tages. Das Betreten der ätherischen Welt um darin zu meditieren, ist charakteristisch für die zukünftigen Gemeinschaften im Zeitalter des Lichts.

Anforderung 2: in drei Schritten aufgebaut
Die Meditation muss in drei Schritten gemacht werden, wobei jeder Schritt wieder in drei Schritte unterteilt ist, so dass jede Meditation zu einem eigenen Mantra wird.

Erste Meditation in der Nacht:

**Lass es warm werden
Die Sonnenseele
Im Kopf
Lass es Licht
Der Sonnengeist
In meinem Herzen
So bin ich**

Am nächsten Morgen, beim Aufstehen, beginnt die zweite Meditation. In diesem Fall wird der zweite Abschnitt zum ersten hinzugefügt

**Lass uns warm / uns geteiltes Gefühl,
Die Sonnenseele entflammt uns mit heiligem Feuer**

In meinem Kopf / lebe auch dein Denken
Lass es Licht / uns gemeinsames Licht
Der Sonnengeist erhellt uns mit reinem Licht.
In meinem Herzen / lebe auch dein Wollen
So bin ich bei dir, du bei mir

Schließlich ist die letzte Meditation des Zyklus um 12 Uhr mittags zu machen und der letzte Abschnitt zu jedem Vers wie folgt hinzuzufügen:

Lass uns warm / uns geteiltes Gefühl / zu menschlichen Taten
Die Sonnenseele / entflammt uns mit heiligem Feuer / in allen Lebenssituationen
In meinem Kopf lebe auch dein geistiges Wesen
Lass es Licht / uns geteiltes Licht / für menschliche Ziele
Der Sonnengeist / erhellt uns mit reinem Licht / in allem Streben des Lebens
In meinem Herzen / lebe auch dein williges und arbeitendes göttliches Wollen
So bin ich bei dir, du bei mir, und Christi Macht in der Existenz der Erde.

Anforderung 3: Visualisierung

Die dritte Voraussetzung der gemeinsamen Meditation ist, dass sie von einem sehr unterschiedlichen Gedankenbild begleitet sein muss, wenn die Worte gesprochen werden. Dr. Steiner bezeichnete dies als "Imagination". Auf den ersten Blick erscheinen diese Visualisierungen möglicherweise widersprüchlich. Aber wie bei der Tageszeit ist das geistige Bild im Ätherischen das Gegenteil der materiellen Welt. Außerdem wird das visuelle Bild nur für die ersten drei Zeilen jeder Tageszeit unterschiedlich sein. Sie sind wie folgt:

1. Alle Mitglieder müssen nicht physisch zusammen sein. Dies ist eine geistige Zusammenkunft.
2. Leg alle Sorgen weg
3. Die Wörter werden innerlich im Verstand ausgesprochen

4. Die Worte werden in aller Ruhe mit voller Konzentration auf die anderen gesprochen

5. Finde eine ruhige Umgebung

6. Vergiss niemals die Meditation zu tun, sei treu, sei selbstlos

7. Lade so viele Mitglieder wie möglich ein, um ihre eigenen 12er Gruppen zu bilden

8. Näheredsich den anderen Personen in der Gruppe

9. Halte die einzelnen Kreise intim (7-20), 12 sind ideal (12 Wahrnehmungsweisen, 12 ist eine archetypische Einteilung)

10. Nutze die Trennung von Denken und Fühlen für den Kosmos

11. Es sollten 7 Gemeinschaften von 12 sein (die 7 Gemeinden im Offenbarungsbuch)

12. Die Kommunikationswege müssen zwischen den Kreisen der einzelnen Gemeinschaften offensein.

Wenn je 12 Menschen in sieben Gruppen zusammenarbeiten, würde dies einen lebendigen spirituellen Organismus erschaffen. Auf diese Weise wäre Ahriman in diesen Kreisen machtlos, da er nicht in die Welt der selbstlosen Liebe eintreten kann. Dr. Steiner erklärte, dass der Einzelne allein nicht die Macht des heutigen Ahriman bekämpfen kann. Ein Kreis, der Ahrimans Griff entfernt, lässt uns den freien Willen, uns zu entscheiden, gut zu sein. Durch das Gesetz der Kraftverstärkung (exponentielle Vervielfachung durch die Gruppenenergie) können wir eine spirituelle Kraft erreichen, die den Kosmos beeinflussen kann.

Geistige Lebensgemeinschaften: Schaffung der freien Anthroposophischen Gruppe

Bis jetzt waren die Gemeinschaften der Vergangenheit auf menschliche Bedürfnisse wie Nationalität und Blutsbande aufgebaut. Die heute geborenen Seelen dürfen jedoch nicht auf Grund ihrer Blutszugehörigkeit getrennt werden. Diese umfassendere, idealistischere spirituelle Atmosphäre, die eine Gemeinschaft verbindet, wird die Manifestation vollkommener Gesundheit hervorbringen. Steiner nannte diese Gruppen gebunden an eine geistige Gemeinsamkeit, die freie anthroposophische Gesellschaft. Nur so können wir das Böse mit dem höheren Ich-Bewusstsein bekämpfen, das aus einer Gruppe dieser Art hervorgeht

Um dieses idealistische Konzept weiter zu verfolgen, sollten wir eine Anzahl größerer Gruppen bilden, die aus sieben Machtkreisen bestehen, von denen jeder eine Aufgabe in der Welt mit einer exponentielle höheren Leistung ausführen kann. Dann stellen wir uns vor, wir tun dies mit Heilung, indem wir sowohl Patienten als auch Heiler in diese Gruppen stellen, um eine Einheitsfront gegen Luzifer und Ahriman zu schaffen. Der Impuls Christi wäre in einer solchen Gemeinschaft präsent und das wahre Christentum würde als eine aktive Kraft angesehen werden, die das Weltgeschehen prägt, dem Leid des Krebses ein Ende setzt und die Menschheit vom Würgegriff des Materialismus befreit.

Diese Mitglieder müssen keine hochentwickelten Eingeweihten sein. Sie können normale Menschen sein, die auf selbstlose Weise für andere arbeiten. Sie können zusammen kommen, um das Leiden zu beenden, wie es Are Thoresen bei der Behandlung von Patientenkreisen mit dem Mittelpunkt entwickelt. Auf diese Weise initiieren wir den Herzimpuls Christi, um alle zu heilen, die sich versammeln.

Das folgende Kapitel kommt direkt von Valentine Tomberg, einem Initianten der höchsten Ordnung in seinem Buch "Russische Spiritualität und andere Essays: Mysterien unserer Zeit gesehen durch die Augen eines russischen Esoterikers". Mit großer Klarheit beschreibt Tomberg die schon fast unheimliche Ähnlichkeit von Are Thoresen's Gruppenvision und dem, was der Autor als seine ätherische Geometrie beschreibt.

Die Bedeutung einer freien anthroposophischen Gruppe[45]
Von Valentin Tomberg

"Eine anthroposophische Gruppe hat wie jeder lebende Organismus ihre Reifestadien. Diese Phasen kommen zum Ausdruck durch die Art und Weise, wie verbunden die Mitglieder mit ihrer Gruppe sind, wie bedeutend die Gruppe für ihre Mitglieder ist, ist ein Hinweis darauf, auf welcher Ebene sie sich entwickelt hat. Zum Beispiel könnte es sein, dass eine Gruppe für ihre Mitglieder die Bedeutung eines Studienortes hat. Menschen versammeln sich, um zu lernen und zu lehren. Eine andere Gruppe kann jedoch eine Bestimmung haben, ein Ort der Diskussion zu sein: Menschen versammeln sich zu dem ausdrücklichen Zweck, Ansichten auszutauschen; hier ersetzt das Konversationselement das der Vorlesung. Eine Gruppe kann jedoch noch eine dritte Bestimmung haben: die absichtliche Bildung eines Wissensorgans, in dem Wissen möglich wird, das dem einzelnen Individuum nicht zugänglich ist. Denn im geistlichen Leben gibt es Dinge, die nicht für den Einzelnen bestimmt sind, sondern für die Gemeinschaft. Und diese offenbaren sich Individuen nur dann, wenn sie innerlich eine Gemeinschaft darstellen. Die wichtige Tatsache hier ist, dass solche Dinge zu den höheren Aspekten des Lebens gehören; das heißt zu Dingen, die geistig-moralisch von größerer Bedeutung sind als diejenigen, die man selbst und für sich selbst sucht und findet. Wenn in einer Gruppe eine Stimmung überwiegt, die sich aus der Einsicht heraus entwickelt hat, dass so ein Bestreben einen Erkenntnisweg bedeuten kann, dann hat die Gruppe so ein Reifestadium erreicht, dass man hoffen kann, dass sie ein Organ der

---

[45] Russische Spiritualität und andere Essays: Mysterien unserer Zeit gesehen durch die Augen eines russischen Esoterikers, Logo Sophia, 2010: Tomberg war ein russischer christlicher Mystiker, polyglott Gelehrter und hermetischer Magier. Geboren 1900 trat er 1925 der Anthroposophischen Gesellschaft bei. Wegen seiner kontroversen Art wurde er gebeten, sich aus dieser Gruppe zurückzuziehen und trat daraufhin der Russisch-Orthodoxen Kirche bei und konvertierte später zum Katholizismus. Das Buch wurde 1930 geschrieben und in seiner anthroposophischen Phase verfasst, die endete, als er dem Ruf Christi folgte, der katholischen Kirche beizutreten.

Erkenntnis und ein Organ des Wissens wird. In diesem Prozess des Werdens ist es von grundlegender Bedeutung, dass sich die Elemente von Vortrag und Diskussion einer inneren Transformation in dem Sinne unterziehen, dass sich Lehre und Diskussion zu einem "Rat" untereinander entwickeln. Wichtig ist, dass das Gruppentreffen immer mehr zu einer Konferenz wird, in der nicht nur praktische Dinge gesprochen werden, sondern
auch reine Fragen von Wissen. Das ist das Ziel einer Gruppe: Sie soll ein Freundesrat werden.
Ein Treffen in einem Rat bedeutet jedoch mehr, als nur das bloße Zusammenzufassen, was die einzelnen Mitglieder wissen. Ein Rat ist keine bloße Zusammenfassung dessen, was bereits bekannt ist; es ist vielmehr ein tatsächlicher Erkenntnisprozess, der es ermöglicht, völlig neue Ideen ans Licht zu bringen.

Dieses Hervortreten geschieht in der Mitte des Kreises, den die beteiligten Personen bilden müssen. Wenn sie einen Kreis auf einer moralisch-spirituellen Basis bilden, d.h. im Geiste der gegenseitigen Hilfe, dann entsteht ein Mittelpunkt in diesem Kreis, wie die Sonne im Tierkreis. Dieser Mittelpunkt, der von allen Seiten zu sehen ist, beginnt zu leuchten und zu leben. Mit anderen Worten, das Grundprinzip des Johannes-Evangeliums, "Wo zwei oder drei in meinem Namen versammelt sind, bin ich unter ihnen, zeigt sich auch auf der bescheideneren Ebene der ehrlichen und freien anthroposophischen Gruppenarbeit. Auch hier erscheint etwas zwischen und über den Individuen, was über jeden von ihnen hinausgeht. Das spirituelle Wesen einer Gruppe wird wahrnehmbar. Diese Erscheinung des geistigen Wesens einer Gruppe war auch der Grund, warum Rudolf Steiner den Gruppen Namen gab; um die Verbindung einer Gruppe zu einem geistigen Wesen zum Ausdruck zu bringen. Bei dieser Namensgebung (die immer eine ernsthafte Angelegenheit war) ging es nicht darum, einer Gruppe einen Titel zu geben; Entscheidend war, dass eine Gruppe ihr "höheres Ich" anerkennt und sucht. Der Name der Gruppe bezeichnete gleichzeitig ihre esoterische Aufgabe, indem sie auf ein Ich unter ihnen hinwies, zu dem durch die Arbeit der Gruppe eine bewusste Beziehung erreicht werden sollte. So deuteten die Namen - Lukasgruppe, Benediktgruppe, Christian-Rosenkreutz-Gruppe usw. - weder auf Titel, noch auf eine Ausrichtung, noch auf eine besondere Sympathie der Beteiligten hin, sondern auf die Aufgabe, sich mit einer bestimmten Quelle der Inspiration zu vereinen.

Und wenn Menschen in ehrlicher, freier und ernsthafter Seelenverfassung einen Kreis gebildet haben, vereinigen sie sich tatsächlich mit einer gewissen höheren Quelle der Inspiration. Wo ein solcher Kreis ist, entsteht auch ein leuchtender Mittelpunkt. Wie aber entsteht ein solcher Kreis und welche menschliche moralische Bedeutung hat er?

Wenn eine Anzahl von gleichgesinnten Menschen für eine Aufgabe zusammenkommen, die Fragen des Wissens betrifft, ist es nur natürlich, dass die Standpunkte sehr unterschiedlich sein können. Diese verschiedenen, oft divergierenden Standpunkte bieten gerade jene Elemente, die zu einem Kreis zusammengefügt werden sollten; man baut nicht auf persönliche Sympathien, sondern auf eine spirituelle Grundlage.

Zu Beginn haben die einzelnen Gesichtspunkte jedoch keinesfalls dieses bindende, vereinende Element. Im Gegenteil, sie haben zunächst den Effekt der Trennung. Und doch besteht die Aufgabe darin, dass die Standpunkte zusammen eine vereinende Substanz erzeugen, so dass ein Kreis entsteht. Um dies zu erreichen, können wir versuchen die Ansichten zusammenzubringen, indem wir beabsichtigen uns auf der Gedankenebene zu vereinen. Aber das Ergebnis dieses Versuchs wird sich zwangsläufig als unbefriedigend erweisen. Es wird deutlich werden, dass die Ansichten zwar miteinander verbunden, aber nicht zu einer wirklichen Einheit geworden sind. Dies liegt daran, dass zwischen den einzelnen Ansichten immer ein Leerraum liegt. Da ein Pralaya-Zustand zwischen der alten Saturn-Seinsphase und der alten Sonne eingefügt ist, ist in ähnlicher Weise eine Art von Gedanken-Pralaa[46] zwischen einem

---

[46] *Pralaya bedeutet in der hinduistischen Kosmologie Auflösung oder Zerstörung. Steiner lehrte, dass das Sonnensystem ein- und ausblendet, sich in aufeinanderfolgenden Zuständen manifestiert und wieder manifestiert, in einem zarten, nicht greifbaren Zustand beginnt und*

Standpunkt und einem anderen eingefügt. Um diese Abgründe zu überbrücken, müssen wir vermeiden die Aufgabe durch Verbindung auf derselben Ebene, nämlich der Gedankenebene auszuführen. Um diese Verbindung herzustellen, müssen wir tatsächlich vom Kopf, von der Ebene der Gedanken, herabsteigen und in das Herz eintauchen und dann von dort wieder auf die Ebene der Gedanken aufsteigen - im Kopf des anderen Menschen. Nur so lernt man den anderen zu verstehen. Denn wenn Menschen sich mit ihren Köpfen begegnen, können sie sich nicht verstehen. Aber man versteht die andere Person, wenn ihre Gedankenwelt durch das Herz betreten wird. Und wenn man die Gedankenwelt der anderen verstanden hat, wird man auch Einsicht in das haben, was in den anderen Ansichten wahr und gerechtfertigt ist. Dann werden auch die fehlenden Links gefunden, die den Standpunkt mit dem Standpunkt verbinden.
Die innere Aktivität der Kreisbildung ist daher keine solche Oberflächenbewegung.

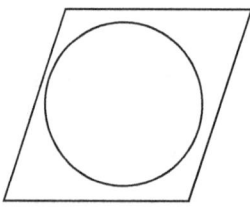

dichter wird. Das erste Blinzeln war der alte Saturn, gefolgt von einem zweiten Blinzeln namens alte Sonne. Dazwischen ist Pralaya, ein Zustand des Nichts.

Stattdessen ist es eine rhythmische wellenartige Bewegung, die zwischen dem Kopf und dem Herzen stattfindet.

Es ist diese Art von innerer Aktivität, die einen Kreis oder eine Gruppe von Menschen formt, die durch das Herz vereint sind und nach Wissen streben. Daher beobachten die beteiligten Personen nicht nur einander, sondern haben sich auch innerlich die Hände gegeben. Und wenn sich eine Gruppe von Menschen in diesem Sinne verbunden hat, entsteht der Kreis. Dann entsteht das erhellende Zentrum - und es ist eine freie anthroposophische Gruppe entstanden, die einen Namen hat, der auch in der geistigen Welt gültig ist. Die Arbeit dieser Gruppe wird dann so sein, dass sie sich in eine vertikale Beziehung zur höheren Welt stellt. So wird es wirklich mit der Weihnachtstagung von 1923 übereinstimmen[47].
Solche Gruppen sind das Rückgrat der anthroposophischen Bewegung geben Hoffnung, dass nicht nur der anthroposophische Schatz des Wissens, sondern auch lebendige anthroposophische Bestrebungen Bestand haben. Und wenn einzelne Gruppen dieser Art in inhaltlichen Fragen einen objektiven menschlichen Kontakt zueinander finden,

---

[47] Weihnachtstagung von 1923: Die Geschichte der anthroposophischen Gesellschaft geht bis ins Jahr 1902 zurück. Nach einer Spaltung unter den jüngeren Mitgliedern, von denen viele in neuen Initiativen, wie der Freien Anthroposophischen Gesellschaft, aktiv waren, haben diese zusammen mit älteren Mitgliedern die Anthroposophische Gesellschaft unter neuer Führung neu gegründet. Im Dezember 1923 wurde ein Treffen einberufen, das als Weihnachtstagung bekannt wurde. Steiner schlug vor, dass ein meditativer Vers, die Grundsteinmeditation, zum geistigen Eckstein einer erneuerten Bewegung werden sollte. Auf dieser Tagung gründete er die Schule für Geisteswissenschaft.

werden sie nicht nur vor der Gefahr des "spirituellen Provinzialismus" bewahrt, sondern sie können sich zu einer moralischen geistigen Vereinigung zusammenschließen, die nicht ausschließlich für das eigene Wohlbefinden existiert. Diese Verbindung zu fördern, ist die wertvollste Aufgabe, da es darum geht, das zu kultivieren, was in der gegenwärtigen Situation der anthroposophischen Bewegung am dringendsten benötigt wird.

Die Bedeutung von Erzengel Michaels Kampf gegen Dämonen.

Wie in Kapitel 5 beschrieben, wollen Dämonen Erzengel Michael[48] nicht begegnen, da er der personifizierte Widerstand gegen sie ist. Michael steht auf der Seite von Christus, der der oberste Befehlshaber aller Legionen von Engeln im Kampf gegen die Dämonenhorden ist. Es gibt viele alte Geschichten darüber, wie Michael, ein spirituelle Wesen im Rang eines Archangeloi, die Legionen von Engeln und guten Kräften in der großen Schlacht gegen die Legionen von Ahriman und Luzifer führt.

---

[48] Michael ist ein Erzengel im Judentum, Christentum und Islam. Katholiken, Orthodoxe, Anglikaner und Lutheraner nennen ihn "Heiliger Michael der Erzengel" und auch "Heiliger Michael". Orthodoxe Christen nennen ihn "Taxiarch Erzengel Michael" oder einfach "Erzengel Michael". Die Idee, Michael sei der Anwalt der Juden, war so weit verbreitet, dass Michael, trotz des Verbotes der Rabbiner, als Vermittlerengel zwischen Gott und seinem Volk anzusprechen, einen bestimmten Platz in der jüdischen Liturgie einnahm. Im Neuen Testament führt Michael im Buch der Offenbarung Gottes Armeen gegen Satans Kräfte, wo er während des Krieges im Himmel Satan besiegt. Im Judas Brief wird Michael als "Erzengel Michael" bezeichnet. Christliche Heiligtümer zu Michael entstanden im 4. Jahrhundert. Er wurde anfangs als heilender Engel gesehen, und dann im Laufe der Zeit als Beschützer und als Führer der Armee Gottes gegen die Mächte des Bösen. Im 6. Jahrhundert waren Messen für Erzengel Michael sowohl in der östlichen als auch in der westlichen Kirche weit verbreitet. Mit der Zeit entstanden verschiedene Versionen über Michaels Lehren in den christlichen Glaubensrichtungen.

Es gibt eine umfangreiche Literatur zu den vielen Geschichten über diesen Kampf. Hier werde ich teilen, was meine Freunde und ich erlebt haben, und dann versuchen, die Schlussfolgerungen zu ziehen, wie man kämpft und hoffentlich wie man diesen existenziellen Kampf gewinnt.

Beispiel

Einer meiner Freunde wurde im Haus einer Londoner Loge angegriffen, die sich mit schwarzer Magie beschäftigte. Ironischerweise nannte sich diese Loge "White Lodge". Er wurde in eine ihrer Wohnungen eingeladen und dort allein gelassen, um zu warten. Nach kurzer Zeit begann eine Buddha-Statue Energie gegen ihn zu pulsieren, die stärker und stärker wurde. Als er begriff, dass er in Gefahr war, traf er die fast fatale Entscheidung zu zeigen, dass auch er etwas Kraft besaß. Eine seiner Fähigkeiten bestand darin, Psychokinese (physische Gegenstände nach Belieben zu bewegen) auszuführen, und er setzte eine der Deckenlampen in Bewegung. Sofort wurde der Pulsen der Buddha-Figur stärker.

Nach kurzer Zeit wurde er überwältigt und fiel zu Boden. Als er verstand, dass der Tod eintreten könnte, gab er jeden Widerstand auf und bat Jesus Christus und Michael um Hilfe. Sofort hörte das Pulsieren auf und er war frei zu gehen.

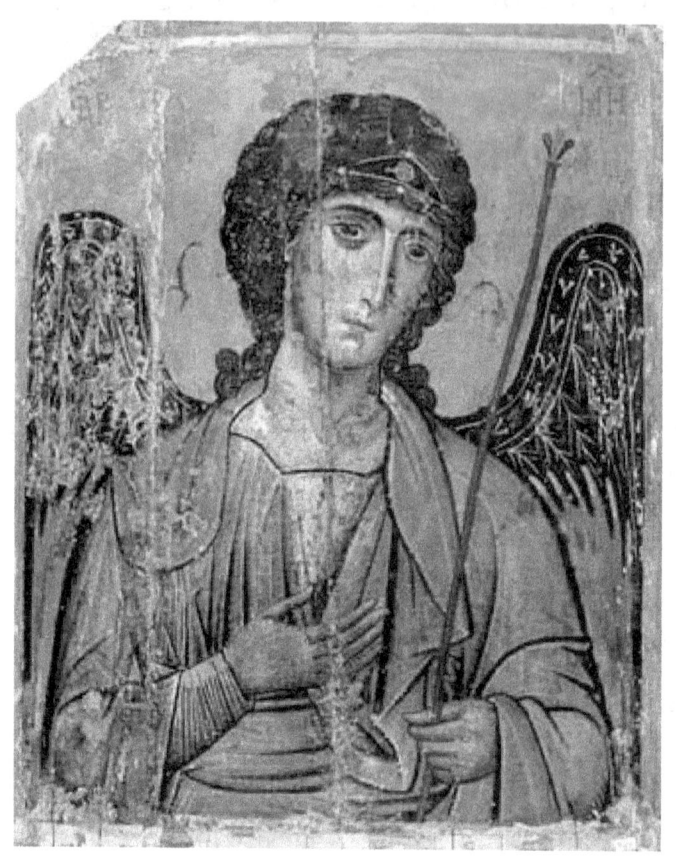

Erzengel Michael

Beispiel

Ein anderer Freund ging im Wald spazieren (in der Nähe von Trondheim, mitten in Norwegen, westlich der Stadt). Dort wurde er plötzlich von einer Wesenheit angegriffen, die er mit seinen Augen nicht sehen konnte. Der Kampf dauerte 30 Minuten und der Feind wurde stärker und stärker, je mehr sich mein Freund wehrte. Plötzlich entspannte sich mein Freund, gab jeglichen Widerstand auf und bat Jesus Christus und Michael um Hilfe und sobald dies geschah, verschwand der Feind.

Beide dachten, dass sie genug Kraft besaßen, um gegen das Dämonische zu kämpfen. Beide waren kurz davor, getötet zu werden, als ihnen klar wurde, dass je mehr sie den Dämon bekämpften, desto mehr Kraft und Macht wurde vom Dämon aus ihnen gesaugt.

Das ist eines der Geheimnisse der Dunklen Mächte. Sie haben keine eigene Kraft. Sie können sich nur von dem Schreck und dem Widerstand ernähren, den sie auslösen.
Im Kampf gegen die bösen Mächte brauchen wir beides: wir dürfen uns nicht widersetzten und müssen Michael oder Christus um Hilfe bitten.

Beispiel
Im folgenden Beispiel spreche ich über meine eigenen Erfahrungen in der dritten Dichte, wie ich es in meinem Buch "Die verborgenen Geheimnisse von Atlantis", aus dem diese Beschreibung stammt, geschrieben habe.
"... er traf drei gefährliche und extrem starke Dämonen. Sie waren riesig und wild ... er sah und verstand, dass sie seit 25000 Jahren bei ihm waren. Sie waren in all seinen zerstörerischen Leben und bei all seinen kranken Taten bei ihm gewesen. Er hatte sie in seinen Inkarnationen, als er als Orakel tätig war, erschaffen und sie in einer anderen Dimension erzeugt oder von dort angezogen, aus einem anderen Bereich der Existenz. Diese Dämonen waren während all seiner vielen Leben bei ihm gewesen, halfen ihm in seiner Gier nach Macht, bei seinen dunklen Taten, bei seinen Manipulationen anderer, bei seinem Missbrauch von allem, was er missbrauchen konnte. "Was willst du von uns?", schrien sie ihn an. Ihre Stimmen fühlten sich an wie Donner. "Ich will, dass ihr und ich frei seid", antwortete er ruhig. "Wir sind lange genug dem schwarzen Pfad gefolgt. Jetzt ist die Zeit gekommen, sich zu ändern. Die Zeit ist

gekommen, dies zu beenden. Jetzt ist die Zeit gekommen, den weißen Pfad zu wählen. Jetzt ist die Zeit gekommen, alles alte, schwarze Karma in weisses Karma zu verwandeln. Jetzt ist es an der Zeit, der Macht abzusagen. " Er war ziemlich erstaunt über sich selbst, wie er das alles vor solchen schrecklichen und furchterregenden Kreaturen sagen konnte. Er verstand, dass er gegen die Dämonen kämpfen musste. Er musste sie mit der geistigen Projektion seines irdischen Körpers bekämpfen; er musste sie mit sich selbst bekämpfen, weil die Erinnerungen und Taten, die er in früheren Zeiten und vergangenen Inkarnationen begangen hatte, immer noch in seinen gegenwärtigen physischen Körper eingeprägt waren. Jetzt musste er seine "Muskeln und Arme" aus der gegenwärtigen Inkarnation benutzen, um sie zu bekämpfen, obwohl er wusste, dass dies nur eine Illusion war, denn es gibt keine wirklichen Muskeln und Arme in der geistigen Welt. Trotzdem musste er kämpfen, als wäre er in der physischen Welt (ähnlich wie im Film "The Matrix"). Der Kampf begann und dauerte eine beträchtliche Zeit. Er wurde müder und müder. Er konnte sich keinen Moment ausruhen, da sonst die Dämonen die Oberhand bekommen hätten. Sie durften unmöglich durchkommen. In einer Sekunde fühlte er Verzweiflung ... aber diese Verzweiflung brachte ihm die Erlösung ... Er verstand, dass Stärke und Macht ihm keinen Sieg bringen konnten. Er verstand, dass die Liebe der einzige Weg war ...... er rief nach Christus, der Liebe und dem Licht Christi ..... und im gleichen Moment wurden die Dämonen sichtlich geschwächt .... Dies war eine sehr wichtige Erkenntnis, aber er hatte die Bedeutung seines Anrufens erst später verstanden und begriffen, dass er die Bedeutung des Christus für die gesamte Entwicklung der Erde bis zum Ende aller Zeiten erkannt hatte. Jetzt musste er seine ganze Kraft auf die Eroberung der Dämonen konzentrieren. Die Dämonen zeigten deutliche Anzeichen von Schwäche, und ihre Dunkelheit verblasste. Er fühlte plötzlich einen Hoffnungsschimmer. Der Glaube trat in seinen Geist ein, der Sieg kam näher. Nach einer letzten Anstrengung schaffte er es wirklich, "durchzukommen", direkt durch ... und in das Licht ".

Beispiel

Eine Gruppe von Frauen, die in Mitteleuropa lebten, benutzten Medialität und Channeling, um sich durch ihr Leben führen zu lassen und ihre vergangenen Leben (die natürlich glorreich waren) zu aufzudecken. So wählten sie sogar ihre Ehemänner oder entschieden sich so für die Scheidung.

Ein enger Freund von mir wurde eingeladen, mit dieser Gruppe zu sprechen. Da er sich sehr mit Erzengel Michael beschäftigte, der den Dämonen feindlich gesinnt ist, entschied er sich, über dieses Thema zu sprechen. Auf seiner Reise zum Ort des Vortrags wurde er sowohl von Zahnschmerzen als auch von Kopfschmerzen überwältigt - eine Kombination, die er vorher noch nie erlebt hatte. Beinahe hätte er den Vortrag abgesagt, aber er fuhr weiter.

Es war klar, dass die Dämonen, die mit dieser Gruppe von Frauen verbunden waren, das Wissen von Michael fürchteten und wollten meinen Freund davon abhalten, über diese universelle Kraft zu unterrichten.

Später erzählte mir mein Freund, wie überrascht er sei, dass so eine Spirituelle Frauengruppe noch nie von Michael gehört hatte.

Er versuchte ihrer Führerin zu helfen, den altmodischen Weg zu sehen, auf dem sie und ihre Gruppe waren, aber es fruchtete wenig. Interessanterweise leugnete diese Gruppe auch die Bedeutung des Willens, und nach Rudolf Steiner ist der Wille und die Willensumwandlung von entscheidender Bedeutung für die Zukunft des Christentums.

Eine Zusammenfassung darüber, wie man Denken, Fühlen und Wollen in der medizinischen Behandlung von Patienten anwendet.

Eine Beschreibung des praktischen Gebrauchs der Spirituellen Seelenkräfte in der Heilung und ihrer Beziehung zur Mitte, dem Christus.

An mehreren Stellen in diesem Buch habe ich die Aufteilung der drei Seelenkräfte beschrieben, wie die einzelnen und getrennten Kräfte erfahren werden und wie sie einzeln oder in Kombination verwendet werden können, insbesondere bei der Diagnose und Behandlung kranker und Dämon-beeinflusster Patienten.

Ich werde hier eine kurze und systematische Beschreibung geben.

Das **Denken** muss im Anfangsstadium der Diagnose bei jedem Patienten, sowohl bei Tieren als auch bei Menschen, verwendet werden. Wir müssen nach der Krankheit fragen, unsere Beobachtungen machen und darüber nachdenken, wie wir die ganze Operation durchführen werden. Ist eine Operation notwendig, ist das Pferd gefährlich, kann uns der Hund beißen, brauchen wir irgendwelche Medikamente und so weiter?

Dann gehen wir zur Trennung von Denken, Fühlen und Wollen über.

Die Trennung geschieht, wie in der Einleitung dieses Buches beschrieben. Wenn wir dann den erwünschten Geisteszustand erreicht haben, gehen wir in das Gefühl.

Das **Gefühl** liegt hauptsächlich im Herzen, es ist zumindest dieses Organ, was wir zur Diagnose des Patienten verwenden. Wir lassen das Denken und Wollen hinter uns und gehen ganz in unser eigenes Herz, bis zur 12. Schicht, in die Mitte des Herzens. Wir stellen uns dann einen Tunnel von unserem Herzen zum Herzen des Patienten vor. Dieser Tunnel durchquert alle 12 Schichten des Körpers, genau den Weg in die Mitte des Herzens. Hier in der 12. Schicht beginnen wir zu diagnostizieren. Persönlich benutze ich die Pulsdiagnose, um alle verschiedenen Prozesse des Körpers durchzugehen, sowohl in der Gegenwart als auch in der Vergangenheit, aber auch alle anderen Formen einer Spiritueller Diagnose können angewendet werden. Phantasie, Inspiration, Intuition, Pendel, Kinesiologie oder jede andere Methode, die dir die Informationen liefert, die du brauchst. Wir gehen in die Prozesse der Urväter und Urmütter hinein, untersuchen die verschiedenen physischen, mentalen oder spirituellen Traumata und behalten all diese Informationen in unserem Kopf.

Um die Informationen in unserem Kopf zu behalten, müssen wir das Denken mit dem Fühlen verbinden.

Wenn wir mit unserem Denken entschieden haben, wie wir diese Krankheit behandeln wollen, lassen wir sowohl das Denken als auch das Fühlen zurück und gehen in die Willenskräfte des Universums, die auf der Erde selbst zu finden sind.

Die **Willenskräfte** müssen im therapeutischen Teil des Verfahrens verwendet werden. Der Fokus des Therapeuten wird dann in seinen Gliedmaßen, seinen Füßen oder sogar in der Erde selbst unter seinen Füßen sein. Aus diesem Bereich wird die Willenskraft erweckt, und diese Kraft wird dann durch den Körper strömen. Der Weg, den diese Kraft nimmt, geht oft entlang der Wirbelsäule. Die Kraft die in alten Traditionen als "Kundalini" Kraft beschrieben wird. Ich selbst erlebe das oft als Tanz zweier Schlangen durch meinen Körper, einer weißen und einer schwarzen. Diese Kraft muss dann in das Herz eindringen und sich mit dem Gefühl vermischen, mit Mitgefühl und Liebe für den Patienten, tatsächlich für die gesamte Menschheit. Dieses Vermischen führt oft zu einem Gefühl der kosmischen göttlichen Liebe, die das Zentrum des Herzens erfüllt. Von diesem Zentrum im Herzen strömt die heilende Kraft, die jetzt von jeglichem egoistischen Wunsch oder Vorsatz befreit ist, in den Patienten. Hier wird die heilende Kraft im Körper, die die Kraft der Dämonen schwächt, durch beabsichtigtes Denken gesteuert, das vom Kopf herab strömt. Wenn diese Kraft gegen den Ahrimanischen Dämon gerichtet ist, wird die

Heilung der organischen Strukturen beginnen. Wenn sie gegen den luziferischen Dämon gerichtet ist, werden die Schmerzen und Unannehmlichkeiten abnehmen. Wenn sie auf die Mitte, den Christus-Punkt oder die von Christus erfüllte Lücke zwischen den beiden Dämonen gerichtet ist, werden sich beide Dämonen zurückziehen und beginnen sich aufzulösen oder zu transformieren.

Wie man das Denken, Fühlen und Wollen bei verschiedenen Arten der Behandlung verwendet.

Es gibt drei Möglichkeiten, eine Krankheit zu behandeln.

• Behandelst du das Übermaß, dann behandelst du die Symptome, d.h. den Luziferischen-Dämon. Dann sollten wir unser Denken, den Kopf, das weiße Licht und die Rhythmen des Kopfes benutzen.
• Behandelst du den Mangel, dann bekämpfst du den ahrimanischen Dämon, der die Ursache für das Übermaß ist. Dann sollten wir unser Wollen, unser Verdauungssystem und unsere Erde, die dunkle rhythmische Energie aktivieren.
• Behandeln wir den Mittelpunkt mit Christus-Bewusstsein, der Kraft, die sowohl die luziferischen als auch die ahrimanischen Dämonen auflöst, dann sollten wir nur unser Gefühl aktivieren und benutzen, das ist unsere Liebe, unser Herz, unser Sonnenlicht, unser Christus. Nur so können wir sicher sein, dass die schädlichen Strukturen, die Dämonen, nicht translozieren. Das ist es, was Judith von Halle meinte, mit Behandeln mit der Christusenergie.

Beispiel

Cranio-Sacral-Therapie ist definiert als Behandlung durch die feine Pulsation der Cerebrospinalflüssigkeit. Dies ist natürlich eine grobe und ungenaue materielle Beschreibung mehrerer tiefer und starker spiritueller Atemrhythmen. Alle Lebewesen atmen geistig, und wir können diesen spirituellen Rhythmus im Ätherkörper (3-6 Rhythmen pro Minute), im Astralkörper (ein Rhythmus in 10 Minuten) und in der Ich-Organisation (ein Rhythmus in 45 Minuten) finden. So müssen wir uns in der Cranio-Sacral-Therapie mit mehreren Rhythmen befassen, drei, um genau zu sein, und so eine Dreieinigkeit zu bilden. Eigentlich müssen wir uns mit mehreren 3-fach Funktionen, mehreren Trinitäten, beschäftigen.

- Wir haben die 3-fache Seele: Fühlen, Wollen und Denken,
- Wir haben den 3-fachen Körper: das sind das Nervensystem, das rhythmische System und das Verdauungssystem / Gliedmaßensystem.
- Dann haben wir den 3-fachen cranio-sacralen Rhythmus: den kürzeren Kopfrhythmus, der mit dem Denken verbunden ist, den längeren Herzrhythmus, der sich auf das Gefühl bezieht, und den längsten, den Hüftrhythmus, der sich auf das Wollen bezieht.
- Es gibt drei Arten von spirituellen Wesen, auf die man sich beziehen kann: den Vater im Wollen, den Sohn im Fühlen und den Heiligen Geist im Denken.
- Es gibt drei Arten von Gegnern, den Luziferischen, den Ahrimanischen und den Azurischen.
- Und es gibt drei spirituelle Körper, den Ätherkörper, den Astralkörper und die Ich-Organisation.

Wie in jeder spirituellen Arbeit müssen wir zuerst die 3 Seelen-Teile (Denken, Fühlen und Wollen) trennen, wenn wir mit der Craniosacral-Therapie arbeiten. Dann müssen wir sie getrennt voneinander gebrauchen. Im Körper gibt es drei cranio-sacrale Rhythmen, einen Rhythmus für den Ätherkörper, einen für den Astralkörper und einen für die Ich-Organisation. Das Ätherische ist stärker im unteren Bereich des Körpers, das Astrale in der Mitte und die Ich-Organisation im Kopf. Wir müssen auch bedenken, dass der Wille mit dem Ätherischen verbunden ist, dass er zum Astralen fühlt und zur Ich-Organisation denkt.
Wir müssen fast die gleiche Reihenfolge und Einteilung in der

Diagnose verwenden. Wir müssen in den Denken-Kräften des Kopfes sein, wenn wir den Rhythmus des Kopfes diagnostizieren. Wir müssen in den Willen-Kräften des Erdelements oder des Hüftbereichs sein, wenn wir die Rhythmen der Hüfte oder des Verdauungs- oder Fortpflanzungssystems diagnostizieren. Wir müssen in den Fühlen-Kräften des Herzens sein, wenn wir das rhythmische System unseres Gefühlsherzens und unserer rhythmischen Lungen diagnostizieren. Bei der Untersuchung jedes Rhythmus müssen wir spüren, wo die Unregelmäßigkeiten sind, wo etwas pathologisch ist. Wir wählen dann, welchen Rhythmus wir behandeln sollen. Dabei wählen wir auch aus, welcher Bereich behandelt werden soll. Wir wählen dann auch, ob wir das Denken, das Fühlen oder das Wollen als treibende Kraft in der Behandlung verwenden. In der Behandlung verwenden wir die jeweiligen Kräfte, die wir in unserem eigenen Körper finden. Von der Brust oder vom Herzen fühlen und benutzen wir den Gefühlsrhythmus, um Unregelmäßigkeiten im Herzrhythmus zu behandeln. Vom Kopf aus nutzen wir die Kräfte unseres Denkens, um Unregelmäßigkeiten im Denkrhythmus zu behandeln. Aus dem unteren Teil des Körpers verwenden wir die Willenskraft, um Unregelmäßigkeiten des Hüftrhythmus zu behandeln.

Aus dem Willen heraus benutzen wir die Willenskraft, um die Herrschaft über Ahriman zu erlangen. Aus dem Denken heraus nutzen wir die Denkkraft, um die Herrschaft über Luzifer zu erreichen.
Aus dem Herzen heraus fühlen wir Verehrung für die ausgleichende und auflösende Kraft Christi, für seine Liebe.

• Indem wir das hier beschriebene Denken so nutzen, öffnen wir uns der Welt der Imagination
• Indem wir das hier beschriebene Fühlen nutzen, öffnen wir uns der Welt der Inspiration
• Indem wir auf diese Weise beschriebenes Wollen verwenden, öffnen wir uns der Welt der Intuition.

Dann kann eine dauerhafte Heilung auftreten und eine Translokation der Krankheit wird vermieden.

Ähnliches heilt (oder ängstigt) ähnliches. Eine Zusammenfassung.

Eine Beschreibung der Ähnlichkeiten zwischen Kräutertherapie, Homöopathie, Dämonen-Bildern in Kirchen und ihrer Beziehung zur Mitte, dem Christus.

Wie zuvor beschrieben, ist es im ätherischen Bereich ein Gesetz, dass alles umgekehrt wie in einem Spiegel gesehen wird. Alles hat sein Gegenstück in der Ätherischen Welt.
Diese beiden haben genau so eine Beziehung zu einander, wie die verschränkten Teilchen in der Quantenphysik, die für immer in entgegengesetzten Richtungen miteinander verbunden sind.

Eine andere Herangehensweise an dieses Phänomen wird durch den Satz „Ähnliches heilt Ähnliches" ausgedrückt. Dämonen werden durch ihr Spiegelbild verängstigt oder vertrieben, oder wie Hahnemann sagte; "Alle Pflanzen oder Substanzen, die bei Verabreichung an einen gesunden Menschen bestimmte Symptome zeigen, heilen bei einer erkrankten Person die gleichen Symptome".

Beispiel
Am 30. Mai 2016, nach einem Kurs in Italien, besuchte ich Pisa. Ich ging zum "schiefen Turm" und erkannte sofort, dass da etwas Besonderes war. Touristeninformationen erzählten, dass es viele Geheimnisse darüber gäbe, warum es gerade dort gebaut wurde, warum er schief wurde und nicht vollständig umgefallen ist. Auf der Südseite, der Seite, von der der Turm weg geneigt ist, beobachtete ich ein riesiges ätherisches Loch im Boden (ich habe nur noch ein anderes Loch wie dieses gesehen, und das war in Rishikesh in Nordindien, am Ursprung des Ganges). Diese Löcher führen zu den

ahrimanischen Kräften der Erde. Die Leute, die den Turm in Pisa gebaut haben, haben auf der ersten Ebene 19-20 Säulen rund um den Turm gebaut (es gibt insgesamt 7 Ebenen (!!) und der Glockenturm an der Spitze). Auf nur zwei Säulen können Dämonen-Skulpturen gesehen werden. Beide stehen gegenüber dem dämonischen Loch. Die Bauherren müssen dies bewusst getan haben. Der Turm neigt sich von dem dämonischen Loch weg, als hätten die dämonischen ahrimanischen Kräfte den Turm weggeschoben. Ich nehme an, dass diese Kräfte auch den Turm an seinem Platz halten.

Was ist seine Bedeutung und warum ist es so wichtig für die ahrimanischen Mächte, diesen Turm so zu haben wie er ist?

Nach meinem Verständnis war dieser Turm der erste Ort, an dem sich der freie Gedanke der neuen Zeit sich durch den genialen Geist von Galileo Galilei zeigte. Die Neigung des Turms ermöglichte ihm die Idee, zwei Steine auf den Boden fallen zu lassen, zu verstehen und Aristoteles damit zu widerlegen. Diese Tat war der Anfang, die erste Aktion, um die Menschheit vom scholastischen Denken zu befreien. Die ahrimanischen Kräfte brauchten diesen Mann, diesen Turm und diesen Ort, um die Menschen aus dem Griff der katholischen Kirche und der alten Weltsicht zu befreien, um die Menschen zum Materialismus zu führen.

Ich glaube, Pisa war im 16. Jahrhundert der Hauptort des ahrimanischen Angriffs auf die Menschheit.

Die Geschichte über den Einfluss der Kirche auf die Wissenschaft durch die Schriften von Aristoteles, und wie die Renaissance die Bevölkerung Europas von diesem Griff befreit hat, ist eine lange und aufregende Geschichte. Es ist aber nicht die Aufgabe dieses Buches, sie zu erzählen.

Der Bau des Turms wurde im 12. Jahrhundert begonnen.

Die ahrimanischen Mächte bereiteten dies also schon eine lange Zeit vor.

Auf der Spitze des Turms ist das Jerusalemkreuz platziert.

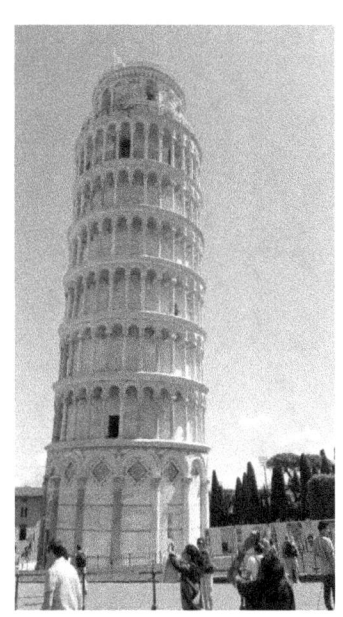

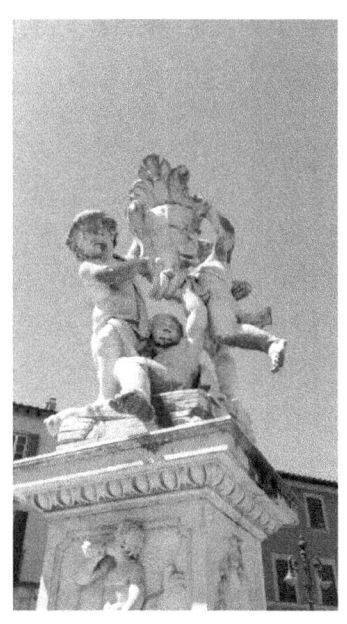

363

Kapitel 6

Dämonen, die in der physischen Welt arbeiten.
Poltergeister. Kornkreise. Silbury Hügel. Zusammenfassung
und Nachwort.

Kornkreise.

Es könnte umstritten sein, über Kornkreise zu schreiben, da sie
innerhalb der alternativen Bewegung so populär sind. Diese
Bewegung ist für die spirituelle Welt offener als der Rest der
Bevölkerung. Allerdings werden Menschen mit so einem spirituellen
Standpunkt auch oft durch ein mangelndes Verständnis der
dämonischen Seite der spirituellen Welt, in die Irre geführt Dies sieht
man auch im Schamanismus. Dort glauben einige Schamanen mit
Naturgeistern zu arbeiten, verwandeln aber stattdessen die
Naturgeister in Dämonen (gemäß der Definition hiervon). Spirituelle
Menschen denken oft, dass alle Spiritualität gut ist, aber vergessen,
dass die meisten spirituellen Manifestationen, die wir in der
physischen Welt beobachten können, Gegner sind, sie sind von der
"dunklen" Seite.

Um dies zu verstehen, müssen wir die Definition eines Dämons und
eines Geistes noch einmal wiederholen.

• Ein Dämon arbeitet in der physischen Welt, um Effekte zu
verursachen, die vom Beobachter oder dem "Opfer" nicht
verstanden werden. Sie können Krankheiten und unbegreifliche
Phänomene verursachen und sind oft an Katastrophen schuld. Sie
kommen meist aus der 6. - 7. - 8. oder 9. Schicht der Erde und ihnen
ist "erlaubt", Menschen ohne ihren bewussten Willen oder ihr
bewusstes Einverständnis zu beeinflussen. Dies wird daher als
"Weiter Pfad" bezeichnet.
• Ein Geist darf nicht in die menschliche Sphäre eingreifen ohne das
bewusste Wissen desjenigen, in die sichtbare Welt eindringen. Ihnen

ist sind nicht "erlaubt", Menschen ohne ihren bewussten Willen oder ihr bewusstes Einverständnis zu beeinflussen. Dies wird daher als "enger Pfad" bezeichnet.

Ich habe die Gegend um Wiltshire mehrmals besucht und dort verschiedene Arten von Geistern und Dämonen gesehen und persönlich getroffen.
Das wichtigste Treffen, das ich hatte, war mit einem Wächter der Tumulai[49], in der Nähe von Silbury Hill.
Der Wächter und ich schlossen an einen Abend Freundschaft miteinander und wir begannen uns zu unterhalten. Ich fragte ihn, wer oder was die Kornkreise gemacht habe.

Anfangs hat er sich geweigert, darüber zu reden, aber dann hat er seine Meinung geändert.
In der folgenden Nacht besuchte mich der Wächter in einem Halbtraum und informierte mich darüber, was die Kornkreise wirklich sind und warum sie hergestellt werden.

Sie sind Tore, Tore zur Geistigen Welt und werden sowohl von guten als auch von bösen Mächten gemacht. Die bösen Mächte in der Gegend hatten vor Tausenden von Jahren damit begonnen, die Kreise zu erstellen, um ihren in Silbury Hill gefangenen Meister zu befreien (mehr dazu später). Um diesen üblen Versuchen entgegenzuwirken, begannen die Kräfte, die im Guten handeln, ihre eigenen Kreise zu bilden.
Leider sind die Menschen nicht in der Lage, die Unterschiede zwischen den böswilligen und den nützlichen Kreisen zu erkennen.

Nachdem er das alles gesagt hatte, hielt der Wächter für einen Moment inne und fuhr dann fort: "Menschen können die Kreise auch nutzen, aber sie müssen auf angemessene Weise aktiviert werden. Sie können nur aktiviert werden, indem man genau in der Mitte des

---

[49] Tumulai sind die Grabhügel alter Priester oder Könige aus der alten Zeit, meist aus der Zeit vor 1000-2000 Jahr

Kreises einen vollen Topf mit Wasser kocht, so dass Dampf von der Mitte aufsteigt ". Er hat mir nicht mehr über dieses Thema erzählt.

Die Dunklen Mächte der heutigen Zeit sind ernsthaft damit beschäftigt, die Menschen davon abzuhalten, die wahre Geistige Welt zu erfahren, hauptsächlich indem sie sie mit materiellen Projektionen von spirituellen Aktivitäten dämonischen Ursprungs ablenken.
Erstens führt dies die Menschen, ohne wählen zu können, in die Geistige Welt und lenkt sie zweitens unbewusst in die Reiche der dunklen Mächte. Diese Mächte sind sehr geschickt darin, diejenigen zu verführen, die sich für Spirituelles interessieren.

Es sind Manifestationen auf falschen Wegen, die durch Missbrauch von Drogen, Missbrauch von Sex und Missbrauch künstlicher Intelligenz (Handys etc.) entstehen.

Gute Geister müssen dem strengen kosmischen Gesetz gehorchen, die Menschheit nicht mit Hilfe der materiellen Projektionen in die spirituelle Welt zu führen.

Oft ist das Aussehen dieser Projektionen "insektenartig", genauso wie die Mehrheit der Kornkreise.

Denken Sie daran, dass alle Kreaturen der 8. Sphäre insektenartig sind.

Der Wächter erzählte mir dann von Silbury Hügel.

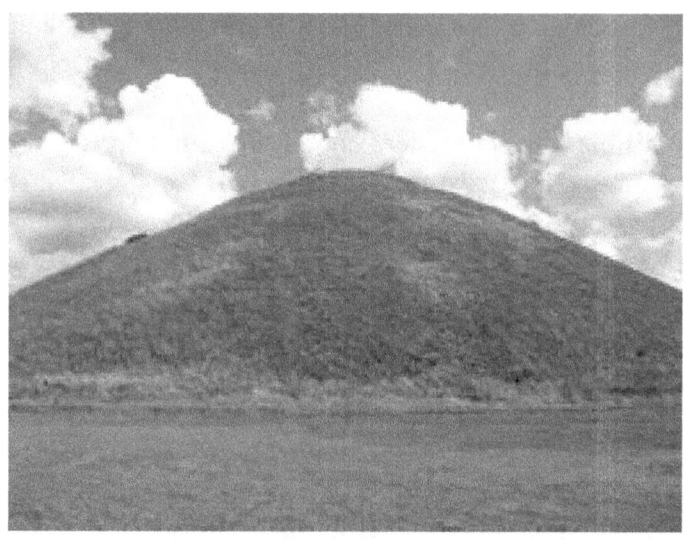

Silbury Hügel

Vor ungefähr 5000 Jahren verfolgte ein wütender Dämon die Länder von Wiltshire, tötete Menschen, Tiere und unschuldige Kinder, zerstörte Häuser und hinterließ Farmen als Ruinen. Etwas musste getan werden. Die Menschen der Region versammelten sich und diskutierten, wie sie sich von diesem Alptraum befreien können. Ein Gesandter suchte einen Zauberer auf, der im westlichen Teil Englands in Wales lebte. Er kam, und kämpfte mit all seinen Kräften gegen den Dämon. Dieser Kampf dauerte drei Jahre, aber schließlich konnte der Zauberer den Dämon mit Hilfe von Zaubern, Wissen, speziellen Steinen und Materialien, die er aus seiner Heimatregion mitbrachte, in spirituelle Ketten legen. Die Kräfte des Dämons wurden so für die Ewigkeit eingesperrt. Um sicher zu gehen, dass niemand dieses Monster befreien konnte, befahl der Zauberer den Leuten, den Dämon zusammen mit den Steinen und dem Material, das er aus seiner Heimat mitgebracht hatte, mit so viel Erde wie möglich zu bedecken. Dies wurde getan, und für die kommenden Generationen stapelten die Menschen in dieser Region noch immer viel Erde und Kalkstein, um den Dämon davon abzuhalten, zu entkommen.

Heute wird dieser als der Silbury Hügel bezeichnet.

Dennoch ist der gefangene Dämon noch am Leben und möchte frei sein, und sehnt sich nach dem Tag, an dem er wieder in die Welt der Lebenden, der Menschenwelt, eintreten und wieder Blut schmecken kann. Es kann immer noch gespürt werden, wie er sich in den Tiefen des Hügels bewegt und auf den Tag wartet, an dem Ahriman in körperlicher Form erscheint, nur um die Menschheit zu bekämpfen. Dann kann der Dämon von Silbury Hill in seiner Kampfrüstung erscheinen, und wir müssen ihn erneut bekämpfen, diesmal ohne den Zauberer, aber mit der Hilfe von Michael und Christus.

Mehrere Steinringe und Steingassen wurden ebenfalls gebaut, um die Dunklen Mächte in Schach zu halten. Sie wurden bewusst so konstruiert, um die Dunklen Mächte im Inneren zu halten, nicht außerhalb, wie viele heute zu glauben scheinen.
Rituale wurden auch durchgeführt, um die Dunklen Mächte zu transformieren.
Die Kornkreise sind in erster Linie Versuche der Diener des dunklen Dämons, ihn zu befreien. Da wir heute der Zeit nahe sind, in der Ahriman inkarnieren wird, nimmt die Anzahl der Kornkreise zu. Einige werden jedoch von den guten Kräften der Erde dazu gebraucht, den Dunklen Kräften der 8. Sphäre entgegenzuwirken, um die dunkle Energie im Inneren zu halten.

Diese Geschichte habe ich in der Gegend um Silbury Hill erlebt, als ich die lokalen Akasha-Aufzeichnungen zwischen den megalithischen Steinen las und den Geschichten des Hüters der Tumulai lauschte.

Nach dem Gespräch mit dem Hüters der Tumulai ging ich um die Steinkreise herum und untersuchte das ganze Gebiet.

Da war ein Team von Archäologen, die dort arbeiteten, und ich begann ein Gespräch mit ihnen. Ich fragte nach dem Zweck der Steinkreise und eröffnete ihnen meine neue Theorie. Dann wandte sich einer der Wissenschaftler an mich und nahm mich zur Seite. Dann flüsterte er mir zu, er arbeite an seinem Doktortitel, und als er die Konstruktion der Kreise studierte, hatte er entdeckt, dass es schien, als seien die Kreise dazu bestimmt, etwas im Inneren zu halten, statt gegnerische Geister draußen. Diese Information war für mich eine der interessantesten Erfahrungen, die ich in der Umgebung von Silbury Hill hatte, und gab mir die Gewissheit, dass der Wächter die Wahrheit sagte.

Ich betone nochmals, dass Gegner und Dämonen Menschen ohne Achtung ihres freien Willens und ohne ihr bewusstes Einverständnis beeinflussen können.

Die guten Geister hingegen müssen den bewussten freien Willen achten und das Einverständnis haben, denn das Ziel der Evolution der Erde ist es, eine Menschenrasse mit einem freien Willen zu erschaffen.

Wir müssen den guten Weg in der Freiheit wählen, der die tiefere Ursache des Bösen ist, denn ohne Böses können wir nicht in Freiheit das Gute wählen.

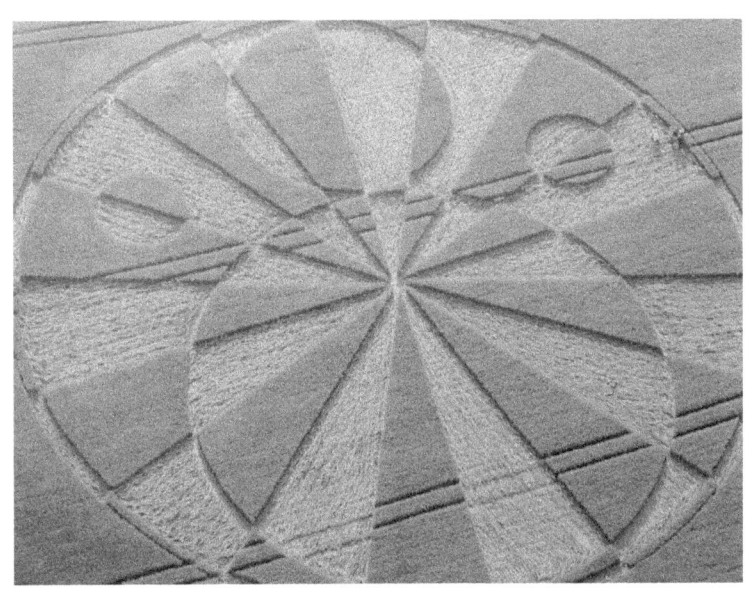

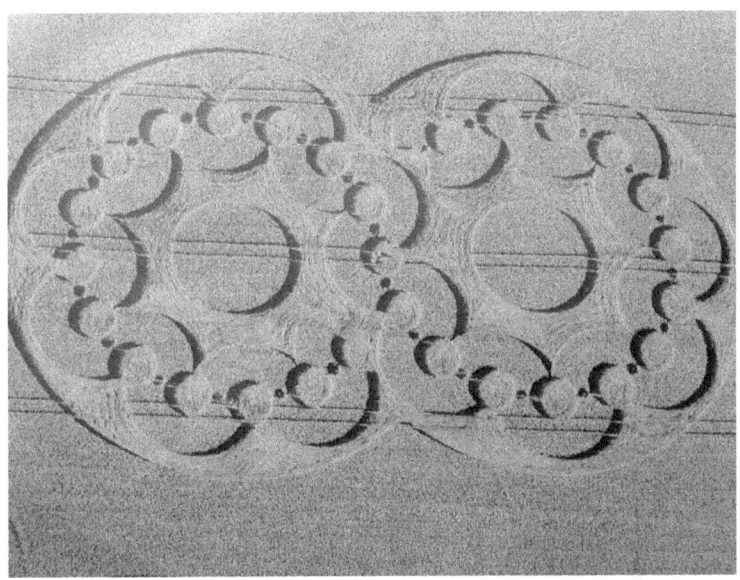

Verschiedene Kornkreise, die 2013 in Wiltshire auftauchten

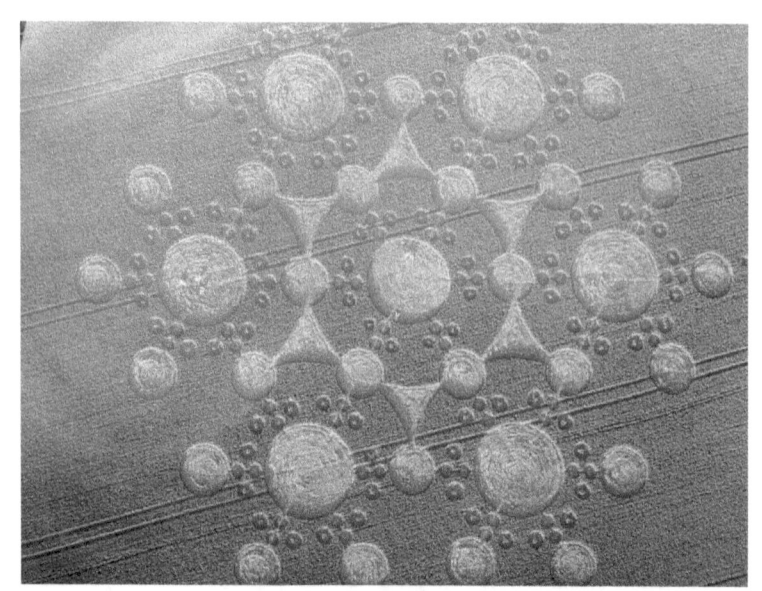

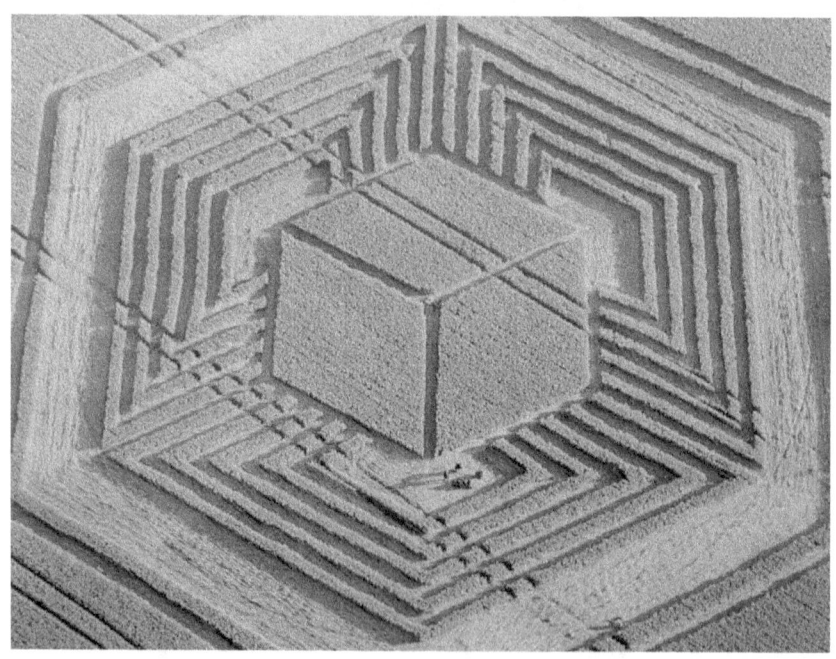

Verschiedene Kornkreise, die 2013 in Wiltshire auftauchten

Poltergeister.

Ich habe leider eine lange eigene Geschichte mit Poltergeistern. Während meines Lebens habe ich die "Witze" dieser Geister ausgehalten, die sicherlich als Dämonen gelten müssen. Sie mischen sich in die physische Welt ein, sie verändern die physische Welt, sie interagieren ohne die Akzeptanz oder den bewussten Willen der beteiligten Personen, obwohl es scheint, dass sie auch ausversehen gute Taten vollbringen können.

Beispiel
Ich lebte in einer "Camphill" Gemeinde namens Vidaråsen, in Vestfold, Norwegen. Am Samstagabend bereitete die Familie, bei der ich lebte, einen Bibelabend vor. Ich wurde gebeten, für diesen Anlass einen Anzug zu tragen, hatte aber keinen. Ich war 21 Jahre alt, also lieh ich mir einen von meinem Vater. Ich brachte den Anzug in mein Zimmer und legte ihn auf das Bett. Das Zimmer war klein mit nur einem Fenster, einer Tür, einem Bett und einem Waschbecken. Ich legte den Anzug auf das Bett und sah für 5 Sekunden weg. Als ich wieder hinschaute, war er weg und er tauchte auch nie wieder auf. Ich habe meinen Vater angelogen und irgendeine Geschichte erzählt, wie ich ihn verloren hatte, die er glauben konnte. Wenn ich die Wahrheit gesagt hätte, hätte er gedacht, ich sei verrückt.

Beispiel
Ich kam mit meiner Frau aus Zürich zurück. Wir hatten einen langen Zwischenstopp in Amsterdam und beschlossen, eine Stadtrundfahrt zu machen. Wir legten unsere Koffer in ein großes Schließfach, warfen unser Geld ein und heraus kam das entsprechende Ticket. Ich nahm es und gab es meiner Frau, damit sie es in ihrer kleinen Handtasche aufbewahren konnte. Ich dachte, sie hätte das Ticket bekommen, und sie dachte, ich hätte es zurückgenommen. Auf halbem Weg zwischen uns beiden war es verschwunden. Das haben wir erst später verstanden, als wir zurückkamen, um die Koffer abzuholen. Nach 5 Minuten Streit darüber, wer von uns das Ticket hatte, durchsuchten wir beide unsere Taschen und jeden

erdenklichen Ort, an dem wir die letzten 20 Minuten gewesen waren. Wir fanden kein Ticket. Wir kontaktierten einen Wachmann, und nach weiterer 20 Minuten schafften wir es, das Schließfach zu öffnen und unsere Reise fortzusetzen. Als wir nach Hause kamen, entriegelten wir die Eingangstür, gingen ins Wohnzimmer, und dort, in der Mitte des Tisches, war das Ticket, ohne die geringste Knickspur oder Knitterfalte.

Beispiel
Ich hatte meine Brieftasche auf den Wohnzimmertisch gelegt (derselbe Tisch, auf dem das Ticket im zweiten Beispiel auftauchte). Ich zog meine Jacke an, um in die Stadt zu gehen, und dann, als ich die Brieftasche ergreifen wollte, war sie weg. Der Tisch war aufgeräumt und es gab da nur ein paar Sachen. Die Brieftasche war wirklich verschwunden. Ich musste mir von meiner Frau etwas Geld leihen und ging in die Stadt. Zu Hause angekommen, lag die Brieftasche in der Mitte des Tischs.

Beispiel
Ich hatte meine Haarbürste auf das Glasregal über der Spüle im Badezimmer gelegt. Am nächsten Morgen wollte ich mir die Haare bürsten aber die Bürste war weg. Sie ist nicht wieder aufgetaucht, also habe ich eine neue gekauft. Eines Morgens, 6 Monate später, tauchte sie wieder im Badezimmerregal auf.

Beispiel
Ich ging mit meiner Frau im Wald spazieren, als ich plötzlich eine schöne Feder vor mir auf dem Boden liegen sah. Ich nahm sie auf und gab sie ihr. Sie nahm sie und steckte sie in ihren Rucksack. Als wir nach Hause kamen, war die Feder weg. Die folgende Nacht träumte ich, dass ein alter nordamerikanischer Indianer mir sagte, dass die Feder für mich bestimmt war, und dass ich sie nicht weggeben sollte. Er sagte mir, ich würde noch eine Chance bekommen. Nach etwa einem Monat ging ich in den Keller, um einen Rucksack zu holen, der

zwei Jahre lang dort gehangen war. In diesem Rucksack war die Feder.

Beispiel

Ich hatte geplant, vom Flughafen Oslo in die Schweiz zu reisen. Ich hatte meinen Reisepass in der Innentasche meiner Jacke. Um zu überprüfen, ob der Pass da war, habe ich ihn mehrmals im Zug zum Flughafen angeschaut. Als ich am Sicherheitsschalter am Flughafen ankam, war der Pass weg. Ich suchte mehrmals alle Taschen durch, aber er war weg. Ich kehrte nach Hause zurück, da ich ohne den Pass nicht reisen konnte. Als ich nach Hause kam, war der Pass wieder in meiner Tasche.

Was sind Poltergeister?

Dies ist eine Frage die eine eigenartige Antwort erhält. Wie bereits erwähnt, dürfen Geistwesen nicht in den freien Willen des Menschen eingreifen. Wenn sie sich der dunklen Seite zugewandt haben und sich dem dämonischen Reich angeschlossen haben, scheinen sie zu tun, was immer sie tun wollen.
Geister, die den freien menschlichen Willen missachten, werden als dämonisch definiert.
Meistens sind sie von dämonischer Art, aber manchmal scheint es mir, dass sie einem höheren Zweck dienen, so auch, als mir die Feder gegeben wurde.

Mein Treffen mit einem Mann, der das Phänomen Poltergeister untersucht.

Ich war 21 Jahre alt und nahm an einem Treffen in Oslo teil. Während des Treffens war ich hungrig und verließ das Zimmer, um Bananen von einem Kiosk auf der Straße zu kaufen. Ich ging hinein und kaufte die Bananen. Als ich ging, um zu dem Treffen zurückzukehren, sprach plötzlich ein älterer Mann auf meiner linken Seite zu mir; "Ist in letzter Zeit etwas von dir verschwunden"? Ich war überrascht, weil das mitten einer Zeit war, in der die Poltergeister besonders aktiv waren. "Ja", antwortete ich. Er machte weiter; "Sehen Sie, ich untersuche das Phänomen der Poltergeister und sammle so viele Geschichten wie möglich über dieses Thema. Vor einer Stunde sagte mir eine Stimme, ich solle zu diesem Kiosk kommen und den Mann zu meiner Rechten ansprechen und ihn nach Poltergeistern fragen. " Ich war verblüfft und wir kamen überein, nach Hause zu gehen, um uns mehr über dieses Phänomen auszutauschen. Ich verließ das Treffen und verbrachte den Rest des Tages mit ihm.

Er erzählte mir sehr viel über die Phänomene des Poltergeistes. Ich werde kurz auf sein Wissen hinweisen.

1. Es gibt genauso viele Menschen, die verschiedene Dinge erhalten, wie Menschen die dieselben Dinge verlieren.
2. Die Menschen, die Dinge erhalten, brauchen gewöhnlich das Empfangene, wie Geld, Essen oder andere Sachen.
3. Einige Sachen, die verschwinden, tauchen wieder auf. Sie sind nur für kurze Zeit ausgeliehen.
4. Manchmal scheint es, dass die Poltergeister sich nur über dich lustig machen.
5. Es scheint, dass es eine Art kosmischen "Robin Hood" gibt, der von den Reichen nimmt und den Armen (in Not) gibt.

Also, ich glaube, ich brauchte den Anzug nicht, aber jemand anderes tat es.
Das Ticket in Amsterdam war nur Spaß.
Diese Aktionen werden definitiv von Dämonischen Geistern ausgeführt, aber ich weiß nicht, welche Art von Geistern oder Dämonen.

Zusammenfassung

Es ist nicht einfach, eine Zusammenfassung und ein Nachwort zu diesem Buch zu schreiben.

Dieses Buch zu schreiben war eine sehr schwierige Aufgabe, zumal die meisten meiner Freunde nicht glauben, dass es Dämonen gibt. Ich wäre lächerlich gemacht worden, hätte ich mit ihnen gesprochen und ihnen diesen Zusammenhang erklärt. Ich glaube jedoch, dass es jetzt an der Zeit ist, über Dämonen zu sprechen. Tatsächlich ist die Zeit überfällig.

Ahriman und Luzifer wollen das Herrschaftsschiff sowohl der materiellen als auch der geistigen Welt übernehmen, und es ist wichtig, dass sie daran gehindert werden. Der Kampf wird durch unser Denken, unser Fühlen und unser Wollen ausgetragen.

Ahriman, Luzifer und ihre helfenden Legionen von Dämonen arbeiten auf der Erde, in unseren Körpern, in unseren Seelen und in unserem Geist. Sie verursachen Krankheit, Materialismus, Atheismus und Unmoral.

Wenn Dämonen die 3 Seelen-Fähigkeiten (Denken, Fühlen und Wollen) der Menschheit übernehmen, wird die menschliche Rasse für alle Ewigkeit verloren sein. Deshalb ist das Wissen über die Dämonen, die Seelen-Fähigkeiten und das über Christus von entscheidender Bedeutung. Dieses Wissen wird als Heilimpuls in der Menschheit wirken und den Weg für Christus und seine höheren Engel öffnen. Dies sind die einzigen Kräfte, die der Dämonischen Macht entgegenwirken können. Solch ein Wissen wird uns helfen, diese Dämonen zu erobern und zu befreien. Die wichtigste schützende / entgegenwirkende Kraft gegen die Dämonische Kraft ist die menschliche Integration des Christusbewusstseins ins Denken, Fühlen und Wollen.

Heute ist es ebenso schwierig, über das Christusbewusstsein zu sprechen, wie über die Existenz von Dämonen. Der Name Christi wird heute sowohl in der Bevölkerung als auch in alternativen Kreisen abgewertet und verachtet. Dies ist auf die Missetaten vieler hochrangiger Geistlicher im Laufe der Jahrhunderte zurückzuführen. Sündige Geistliche haben sich diametral gegenüber dem, was Jesus Christus gelehrt hat, verhalten. Ihre Missetaten haben zu einem massiven Skandal und einer Entfremdung von guten Christen, insbesondere von jungen Menschen, geführt.

Meiner Meinung nach muss betont werden, dass die Christus-Essenz, die kosmische Kraft, die in Jesus von Nazareth inkarnierte, die einzige Kraft ist, die den zerstörerischen Kräften, die von den ahrimanischen und luziferischen Dämonen ausgehen, entgegenwirken kann.

In meinem Wissen über Tantrismus, Hinduismus, Buddhismus und viele andere spirituelle Bewegungen habe ich kein tieferes Verständnis dieser einzigartigen Kraft gefunden.

Das Geheimnis des Hexagons

Giftige Pflanzen, psychedelische Drogen, luziferische Erfahrungen und Geisteskrankheiten

In einem Vortrag in Dornach am 22. März 1923 (GA 222, 99ff.) Beschreibt Rudolf Steiner, wie die Giftstoffe aus der Pflanze "Belladonna" im menschlichen Körper wirken und wie diese Toxine in der ätherisch / astralen Konfiguration des Individuums "bleiben", der diese Toxine aufgenommen hat.
Er machte eine Tafelzeichnung, wie Atropin aus der Belladonna-Pflanze, Strukturen in der ätherisch / astralen Struktur eines Menschen erzeugt.

Ich habe mich über viele Jahre intensiv mit der Beziehung zwischen molekularen Strukturen und der Wirkung sowohl im ätherischen als auch besonders im astralen Bereich beschäftigt. In der unten gezeigten Molekülstruktur von Atropin werde ich den Leser besonders bitten, die Fläche des Moleküls zu betrachten, in der sowohl ein Sechseck als auch ein Fünfeck kombiniert sind. Dann beziehen Sie diese Struktur auf die Struktur, die Rudolf Steiner im Bauch des Menschen auf dem Bild gezeichnet hat. Kann der eine Zufall sein? Ich denke nicht.

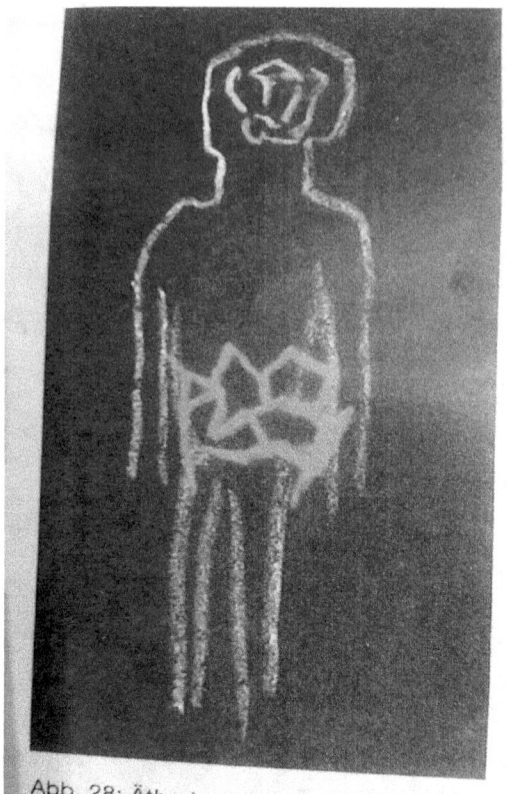

Abb. 28: Ätherische Belladonnawir-
kung im unteren (rot) und

Um weiter zu aufzuzeigen, wie sich die molekulare Struktur speziell des Sechsecks auf die toxischen Wirkungen der luziferischen Wesen und ihres Reiches bezieht, werde ich in Kürze einige meiner

Erkenntnisse und Überlegungen zu diesem Thema aufführen.

In der Zeitschrift der britischen psychedelischen Presse[50] gab es kürzlich eine Diskussion über die Beziehung zwischen dem Konzept des Christentums und den gemeinsamen Erfahrungen mit der Einnahme eines Halluzinogens namens Ciguatoxin (CTX), das von dem Fisch namens Sarpa Salpa produziert wird. Es kann Einsichten geben, die aus der Untersuchung der Beziehung zwischen der Molekülstruktur, solcher Verbindungen und religiösen Erfahrungen hervorgehen können. Darüber hinaus könnte es sich als fruchtbar erweisen zu diskutieren, ob solche Erfahrungen "real" oder nur "halluzinatorisch" sein könnten und welche Bereiche der geistigen Welt sich tatsächlich mit diesen Molekülen öffnen.

Mit dem ikonischen Symbol des Fisches als Darstellung von Jesus als Fischer argumentiert der Autor dieses Artikels, dass diese Darstellung vielleicht eher mit der halluzinogenen Erfahrung in Zusammenhang steht, die durch die Aufnahme giftiger Fische wie Sarpa ausgelöst wird. Als weiterer Beweis präsentiert der Autor Erzählungen von zwei Themenerfahrungen mit diesem Toxin, in die wir hier nicht eingehen werden.

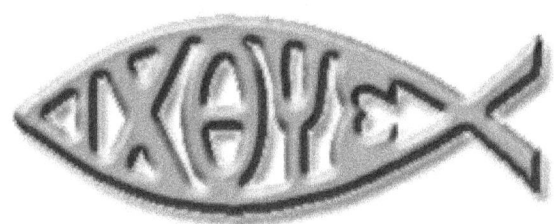

---

[50] **The Psychedelic Press**: Band XX - 2017: -Memer- die Halluzination des Christentums über den "psychedelischen" Fisch namens Sarpa Salpa, allgemein bekannt als der Traumfisch, Salema, Salema Porgy, Rinderbrasse oder Goldline.

Molekülstruktur von CTX

Meine Arbeitstheorie ist, dass die hexagonale Struktur des Benzolrings, die in den meisten bewusstseinsverändernden chemischen Verbindungen gefunden wird, im Astralkörper als Giftstoff wirkt und so ein Tor zu luziferischen Kräften, Geistern oder dem luziferischen Reich der Wirklichkeit schafft. Um dies zu verstehen oder damit umgehen zu können, bedarf es eines tieferen Verständnisses der Lehren von Rudolf Steiner, was impliziert, dass die Geistige Welt sowohl wohlwollende als auch schädliche Bereiche enthält. Für den Beobachter kann oft die Fähigkeit, den Unterschied zwischen diesen Domänen zu unterscheiden, problematisch sein.

Die Begegnung spiritueller Wesen unter dem Einfluss von Halluzinogenen

Einzelberichte haben beschrieben, dass, während Drogen induzierte Halluzinationen erlebt wurden, Begegnungen mit "extraterrestrischen" Entitäten stattgefunden haben. Dies könnte einer der Gründe sein, warum man glaubt, dass solche Wesenheiten eher bloße Halluzinationen sind als wirkliche und lebendige Wesen des geistigen Daseins, obwohl sie von luziferischen Wesen erschaffen wurden und daher nicht spirituell real sind. Zusammenfassend glaubt

382

Rudolf Steiner, dass man, um diesen Schutz zu erreichen, verstehen muss, wie man die kontradiktorischen Kräfte (Luzifer und Ahriman) mit einem Christus-Bewusstsein ausgleicht.

Halluzinogene chemische Wirkung auf den menschlichen Körper

Es scheint, dass halluzinogene Substanzen Türöffnungen, Portale oder Tunnel öffnen können, die in die luziferische Welt führen. Als Veterinärmediziner erinnere ich mich an die Existenz verschiedener natürlich vorkommender hexagonaler Verbindungen. Diese sechsseitigen Moleküle werden als Benzolringe bezeichnet. Ich habe auch gelernt, dass in den meisten halluzinogenen Substanzen, Substanzen enthalten sind, die ein Stickstoffatom enthalten, gefolgt von zwei oder drei Kohlenstoffatomen und einem Benzolring. Daher stellte ich die Hypothese auf, dass diese hexagonale Form eine Verbindung zu luziferischen Qualitäten bieten kann.

5-HT serotonin   psilocin   5-MeO-DMT   LSD

Oben sind die molekularen Strukturen einiger der heute verwendeten psychotropen Substanzen dargestellt. Zum Beispiel ist Psilocybin (5-MeO-DMT) eine halluzinogene Verbindung, die Chemikalien ähnelt, die im neurogenen Teil der Hypophyse produziert werden. Das häufigste psychedelische Medikament, LSD, besteht ebenfalls aus einer ähnlichen chemischen Zusammensetzung.

Rudolf Steiner hat 1924 im "Landwirtschaftlicher Kurs" die Bedeutung dieser Atomfolge beleuchtet. Das folgende Zitat stammt direkt von Rudolf Steiner:

DRITTER VORTRAG Koberwitz, 11. Juni 1924

Exkurs in das Schaffen der Natur: Die Wirkung des Geistes in der Natur

„Die Kräfte der Erde und des Kosmos, von denen ich Ihnen gesprochen habe, sie wirken ja innerhalb des Landwirtschaftlichen durch die Stoffe der Erde. Und es wird daher nur möglich sein, zu allerlei praktischen Gesichtspunkten in den nächsten Tagen den Übergang zu finden, wenn wir heute uns auch mit der Frage etwas genauer noch beschäftigen: Wie wirken durch die Stof- fe der Erde die Kräfte, von denen wir gesprochen haben? Nun werden wir da gewissermaßen einen Exkurs machen müssen in die Tätigkeit der Natur überhaupt.

Eine der allerwichtigsten Fragen, welche aufgeworfen werden können, wenn es sich um die Produktion auf landwirtschaftlichem Gebiete handelt, war schon diejenige nach der Bedeutung und dem Einflusse des Stickstoffes auf die gesamte landwirtschaftliche Produktion. Allein gerade diese Frage nach dem Wesen der Wirksamkeit des Stickstoffs ist ja heute in eine große Verwirrung hineingeraten. Man sieht sozusagen überall, wo Stickstoff tätig ist, nur die Ausläufer seiner Wirkungen, das Alleroberfächlichste, worin er sich äußert. Man sieht aber nicht hinein in die Naturzusammenhänge, in denen der Stickstoff wirkt, und das kann man auch nicht, wenn man innerhalb eines Naturgebiets stehenbleibt; das kann man nur, wenn man in die Weiten des Naturgebiets hinausschaut und sich um die Betätigung des Stickstoffs im Welten All dabei bekümmert. Man kann sogar sagen - und das wird aus meinen Ausführungen hervorgehen -, der Stickstoff als solcher spielt vielleicht nicht einmal die allererste Rolle im pflanzlichen Leben; allein seine Rolle kennenzulernen, ist dennoch in erster Linie notwendig für das Verständnis des pflanzlichen Lebens.

Der Stickstoff hat aber, indem er wirkt im Naturwesen, ich möchte sagen, vier Geschwister, deren Wirkungen man zugleich kennenlernen muss, wenn man seine Funktionen, seine Bedeutung im sogenannten Haushalte der Natur begreifen will. Und diese vier Geschwister sind diejenigen, die mit ihm verbunden sind auf eine ja auch heute der äußeren Wissenschaft noch geheimnisvolle Weise, verbunden sind in dem pflanzlichen und tierischen Eiweiß. Es sind die vier Geschwister: Kohlenstoff, Sauerstoff, Wasserstoff und Schwefel.

Wenn man die vollständige Bedeutung des Eiweißes kennen- lernen will, so darf man nämlich nicht bloß unter den bedeutenden Ingredienzien des Eiweißes aufführen Wasserstoff, Sauerstoff, Stickstoff und Kohlenstoff, sondern man muss den für das Eiweiß in einer tiefbedeutsamen Weise tätigen Stoff, den Schwefel mit anführen. Denn der Schwefel ist gerade dasjenige innerhalb des Eiweißes, was den Vermittler darstellt zwischen dem überall in der Welt ausgebreiteten Geistigen, zwischen der Gestaltungskraft des Geistigen und dem Physischen. Und man kann schon sagen, wer eigentlich in der materiellen Welt die Spuren verfolgen will, die der Geist zieht, der muss die Tätigkeit des Schwefels verfolgen. Wenn auch diese Tätigkeit nicht so offen liegt, wie diejenige anderer Stoffe, so ist sie darum doch gewiss von der allergrößten Bedeutung, weil auf dem Wege des Schwefels der Geist in das Physische der Natur hereinwirkt, Schwefel ist geradezu der Träger des Geistigen. Er hat seinen alten Namen Sulfur, der ja verwandt ist mit dem Namen Phosphor; er hat seinen alten Namen, weil man in älteren Zeiten in dem Licht, in dem sich ausbreitenden Licht, dem sonnenhaften Lichte sah auch das sich ausbreitende Geistige. Und man nannte deshalb diese Stoffe, die mit dem Hereinwirken des Lichts in die Materie zu tun haben, wie Schwefel und Phosphor, die Lichtträger.

Nun wird uns aber gerade deshalb, weil die Tätigkeit des Schwefels im Haushalt der Natur eine so feine ist, am besten dadurch, dass wir die anderen vier Geschwister, Kohlenstoff, Wasserstoff, Stickstoff, Sauerstoff, einmal ins Auge fassen und nun wirklich verstehen lernen, vor Augen treten, was eigentlich diese Stoffe im ganzen Weltenwesen sind. Denn der Chemiker weiß ja heute nicht viel von diesen Stoffen. Er weiß, wie sie äußerlich ausschauen, wenn er sie im Laboratorium hat, er kennt aber die innere Bedeutung dieser Stoffe im Ganzen der Weltenwirksamkeiten eigentlich gar nicht. Und die Kenntnis, die man heute durch die Chemie hat von diesen Stoffen, ist eigentlich keine viel größere als diejenige, die man von einem Menschen hat, den man seiner äußeren Gestalt nach beim Vor- beigehen auf der Straße gesehen hat, den man vielleicht abgeknipst hat mit einem photographischen Apparate, und an den man sich erinnert mit Hilfe des photographischen Bildes. Denn was die Wissenschaft tut mit diesen Stoffen, deren tieferes Wesen man eben kennen muss, ist nicht viel mehr als ein Abknipsen mit dem photographischen Apparat, und was in unseren Büchern steht, in unseren Vorträgen vorkommt über diese Stoffe, das enthält eigentlich nicht viel mehr.

Gehen wir daher - die Anwendung auf das Pflanzliche wird sich schon ergeben - zunächst von dem Kohlenstoff aus. Dieser Kohlenstoff, sehen Sie, der ist ja aus einer sehr aristokratischen Position in der neuen Zeit heruntergesunken - Gott, diese Wege haben ja dann später viele andere Weltenwesen gemacht - zu einer sehr, sehr plebejischen Situation. Man sieht halt in dem Kohlenstoff dasjenige, was man in die Öfen tut, die Kohle. Man sieht in dem Kohlenstoff dasjenige, womit man schreibt, den Graphit. Man schätzt ja eine bestimmte Modifikation des Kohlenstoffes noch immer als aristokratisch, den Diamant; aber man kann ihn ja nicht mehr sehr schätzen, weil man ihn nicht kaufen kann. Und so ist dasjenige, was über den Kohlenstoff gewusst wird, eigentlich gegenüber der ungeheuren Bedeutung des Kohlenstoffs im Weltall ein außerordentlich Geringes. Die- ser - sprechen wir ihn als Kerl an - schwarze Kerl galt nämlich bis vor einer verhältnismäßig sehr kurzen Zeit, bis vor ein paar Jahrhunderten, als dasjenige, was man mit einem sehr edlen Namen bezeichnete, mit dem Namen des «Steins der Weisen».

Man hat ja viel herum geschwätzt über dasjenige, was der Stein der Weisen sein soll; aber aus diesem Herumschwätzen ist nicht viel herausgekommen. Denn wenn die alten Alchemisten und dergleichen Leute vom Stein der Weisen gesprochen haben, meinten sie den Kohlenstoff in seinen verschiedenen Vorkommnissen. Und sie hielten seinen Namen nur deshalb für so geheim, weil ja, wenn sie diesen nicht geheim gehalten hätten, eigentlich jeder den Stein der Weisen natürlich gehabt hätte. Aber es war schon der Kohlenstoff. Und warum war es der Kohlenstoff?

Wir können dabei beantworten mit einer älteren Anschauung zugleich etwas, was man heute aber wissen sollte vom Kohlenstoff. Sehen Sie, wenn man absieht von der zerbröckelten Form, in der wir durch gewisse Vorgänge, durch die er durchgegangen ist, den Kohlenstoff in der Natur haben als Steinkohle oder auch als Graphit, wenn wir den Kohlenstoff auffassen in seiner lebendigen Tätigkeit, wie er durchgeht durch den Menschen, durch den Tierkörper, wie er aufbaut aus seinen Verhältnissen heraus den Pflanzenkörper, so erscheint uns das Amorphe, Gestaltlose, das man sich als Kohlenstoff vorstellt, nur als der letzte Ausläufer, als der Leichnam desjenigen, was die Kohle, der Kohlenstoff, im Haushalte der Natur eigentlich ist.

Der Kohlenstoff ist nämlich der Träger aller Gestaltungsprozesse in der Natur. Was auch gestaltet werden mag, ob die verhält- nismäßig kurz bleibende Gestalt der Pflanze, ob die in ewigem Wechsel begriffene Gestalt des tierischen Organismus ins Auge gefasst wird, der Kohlenstoff ist da der große Plastiker, der nicht bloß seine schwarze Substantialität in sich trägt, sondern der, wenn er in voller Tätigkeit, in innerer Beweglichkeit ist, die gestaltenden Weltenbilder, die großen Weltenimaginationen überall in sich trägt, aus denen alles dasjenige, was in der Natur gestaltet wird, eben hervorgehen muss. Ein geheimer Plastiker waltet in dem Kohlenstoff, und dieser geheime Plastiker, indem er die verschiedensten Formen aufbaut, die in der Natur aufge- baut werden, bedient sich dabei des Schwefels. So dass wir anschauen müssen, wenn wir auf den Kohlenstoff in der Natur hinschauen wollen im richtigen Sinne, wie die Geisttätigkeit des

Weltenalls sozusagen sich mit dem Schwefel befeuchtet, als Plastiker tätig ist, und mit Hilfe des Kohlenstoffs die festere Pflanzenform aufbaut, dann aber auch wiederum die im Entstehen schon vergehende Form des Menschen aufbaut, der gerade dadurch Mensch ist, nicht Pflanze, dass er die eben entstehende Form immer wiederum sogleich vernichten kann, indem er den Kohlenstoff, als Kohlensäure an den Sauerstoff gebunden, ab- sondert. Eben weil der Kohlenstoff im menschlichen Körper uns Menschen zu steif, zu fest formt, wie eine Palme macht - er schickt sich an, uns so fest zu machen -, da baut die Atmung sogleich ab, reißt diesen Kohlenstoff aus der Festigkeit heraus, verbindet ihn mit dem Sauerstoff, befördert ihn nach außen, und wir werden so gestaltet in einer Beweglichkeit, die wir als Menschenwesen brauchen.

Aber in der Pflanze ist er so drinnen, dass er in einer gewissen Weise in einer festen Gestalt auch bei den einjährigen Pflanzen in einem gewissen Grade festgehalten wird. Ein alter Spruch sagt in bezug auf den Menschen: «Blut ist ein ganz besonderer Saft», und man muss mit Recht sagen, dass das menschliche Ich im Blute pulsiert, auf physische Weise sich äußert. Aber eigentlich ist es im Genaueren gesprochen der webende, waltende, sich gestaltende und seine Gestalt wieder auflösende Kohlenstoff, auf dessen Bahnen, befeuchtet mit dem Schwefel, dieses Geistige des Menschen im Blute sich bewegt, das wir Ich nennen, und so wie das menschliche Ich als der eigentliche Geist des Menschen im Kohlenstoff lebt, so lebt wiederum gewissermaßen das Welten-Ich im Weltengeist auf dem Umwege durch den Schwefel in dem sich gestaltenden und immer wieder auflösenden Kohlenstoff.

Es ist so, dass in früheren Epochen unserer Erdentwickelung der Kohlenstoff dasjenige war, was überhaupt abgeschieden worden ist. Erst später kam dann dasjenige dazu, was zum Beispiel das Kalkige ist, das der Mensch dann benutzt, um als Unterlage nun auch ein Festeres zu schaffen, ein festeres Gerüste für sich zu schaffen. Damit dasjenige, was im Kohlenstoff lebt, bewegt sein kann, schafft der Mensch in seinem kalkigen Knochengerüste ein unterliegendes

Festes, das Tier auch, wenigstens das höhere Tier. Damit hebt sich der Mensch heraus in seiner beweglichen Kohlenstoffbildung aus der bloß mineralischen, festen Kalkbildung, die die Erde hat, und die er auch sich eingliedert, um feste Erde in sich zu haben. Im Kalk in der Knochenbildung hat er die feste Erde in sich.

Nun sehen Sie: dabei können Sie die Vorstellung haben, dass allem Lebendigen ein entweder mehr oder weniger festes oder mehr oder weniger fluktuierendes kohlenstoffartiges Gerüste zugrunde liegt, auf dessen Bahnen sich das Geistige bewegt durch die Welt. Lassen Sie doch das nur ganz schematisch ein- mal hinzeichnen, damit wir die Sache recht anschaulich haben. Ich will so ein Gerüste, das der Geist mit Hilfe des Schwefels irgendwie aufbaut, so hinzeichnen (Zeichnung, blau).

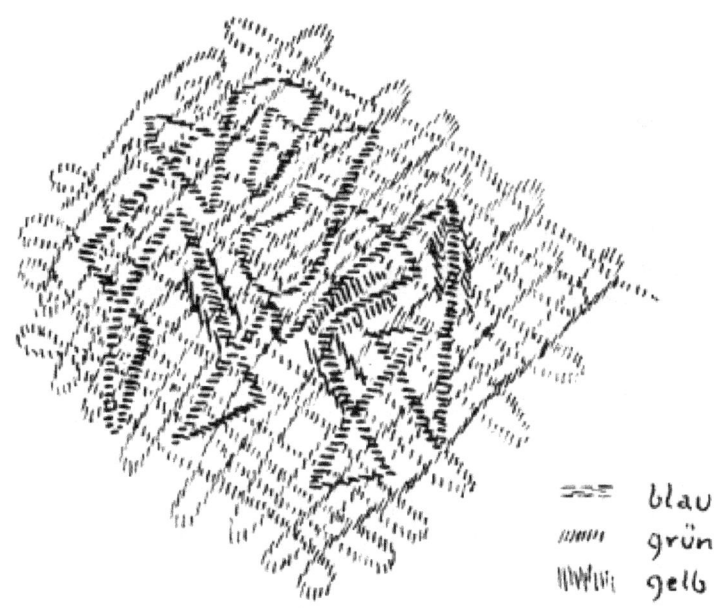

blau
grün
gelb

Das ist also entweder fortwährend wechselnder Kohlenstoff, der in dem Schwefel in sehr feiner Dosierung sich bewegt, oder es ist auch wie bei den Pflanzen ein mehr oder weniger fest gewordenes, mit *andern Substanzen, Ingredienzien vermengtes, festgewordenes Kohlenstoffgerüst.*

Nun sehen Sie: wenn wir den Menschen oder auch schließlich ein anderes Lebewesen betrachten, so muss - das ist ja gerade in unserem Zusammensein schon des öfteren hervorgehoben worden - dieses Lebendige von einem Ätherischen, das der eigentliche Träger des Lebens ist, durchzogen sein. Das also, was da darstellt das kohlenstoffartige Gerüste eines Lebendigen, das muss durchzogen sein von dem Ätherischen wiederum, so dass sich das Ätherische an diesen Gerüstbalken mehr still festhält, oder dass es mehr oder weniger fluktuierend in Bewegung ist. Aber es muss das Ätherische ganz ausgebreitet sein, wo das Gerüste ist (Zeichnung, grün). Wir können also sagen: ein Ätherisches muss überall da sein, wo dieses Gerüste ist.

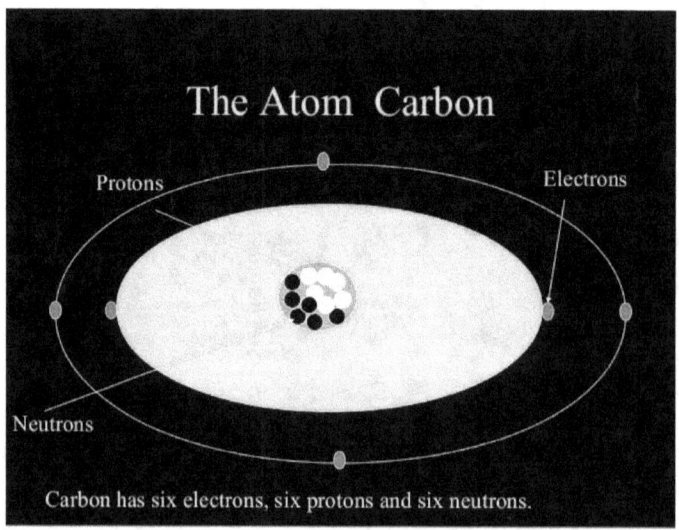

Nun, dieses Ätherische, das würde etwas sein, was zunächst als Ätherisches innerhalb unserer physischen Erdenwelt nicht existieren könnte, wenn es für sich bliebe. Es würde sozusagen wie ein Nichts

überall hindurchschlüpfen, würde nicht angreifen können dasjenige, was es anzugreifen hat in der physisch - irdischen Welt, wenn es nicht einen physischen Träger hätte. Das ist ja das eigentümliche bei allem, was wir auf der Erde ha- ben, dass das Geistige immer physische Träger haben muss. Die Materialisten nehmen dann nur die physischen Träger und vergessen das Geistige. Sie haben immer recht, weil ja das Nächste, was uns entgegentritt, der physische Träger ist. Aber sie lassen eben durchaus außer Acht, dass Geistiges überall einen physischen Träger haben muss. Und dieser physische Träger des Geistigen, das im Ätherischen wirkt - wir können sagen, im Ätherischen wirkt das niederste Geistige -, dieser physische Träger, der von dem Ätherischen durchzogen wird, also so durchzogen wird, dass der Äther sich gewissermaßen wiederum befeuchtet mit dem Schwefel und nun in das Physische hinein führt dasjenige, was es nun nicht in Gestaltung, nicht im Gerüste-Bauen, sondern in einer ewigen Beweglichkeit, Lebendigkeit, in dieses Gerüstwesen hineinzutragen hat, dieses Physische, das da aus dem Äther mit Hilfe des Schwefels die Lebenswirkungen hin- einträgt, das ist der Sauerstoff. So dass Sie also dasjenige, was ich hier grün skizziert habe, sich auch vorstellen können, wenn Sie es als physischen Aspekt betrachten, dass das den Sauerstoff und auf dem Wege des Sauerstoffs die wallende, vibrierende, webende Wesenheit des Ätherischen darstellt.

Auf diesem Wege des Sauerstoffes bewegt sich das Ätherische mit Hilfe des Schwefels. Dadurch wird der Atmungsprozess erst sinnvoll. Wir nehmen durch den Atmungsprozess den Sauerstoff auf. Der heutige Materialist spricht nur von diesem Sauerstoff, den er in der Retorte hat, wenn er die Elektrolyse von Wasser macht. Aber in diesem Sauerstoff lebt überall das niederste übersinnliche, das Ätherische, wenn es nicht daraus getötet ist, wie es in der Luft getötet sein muss, die wir um uns haben. In der Atmungsluft ist das Lebendige des Sauerstoffs getötet, damit wir nicht ohnmächtig werden durch den lebendigen Sauerstoff. Wir werden, wenn sich ein höheres Lebendiges in uns hineinbegibt, dadurch ohnmächtig. Schon eine gewöhnliche Wachstumswucherung, die in uns auftritt, wenn sie lebt an einem Orte, wo es nicht sein soll, macht uns ohnmächtig und noch viel mehr als das. Und so würden wir, wenn wir von einer lebendigen Luft, in der lebendiger Sauerstoff ist, umgeben wären, ganz betäubt herumgehen. Der Sauerstoff um uns herum muss getötet sein. Aber ich möchte sagen, von Geburt an ist er der Träger des Lebens, des Ätherischen. Er wird auch hier gleich der Träger des Lebens, wenn er aus der Aufgabensphäre herauskommt, die ihm zugeteilt ist dadurch, dass er uns Menschen äußerlich um die Sinne herum umgeben muss. Kommt er durch die Atmung in uns hinein, wo er lebendig sein darf, so wird er wiederum lebendig. Es ist nicht derselbe Sauerstoff, der da in uns zirkuliert, wie er äußerlich ist, wo er uns umgibt. Er ist in uns lebendiger Sauerstoff, und so wird er auch gleich lebendiger Sauerstoff, wenn er aus der Atmungsluft in den Erdboden hineindringt, wenn auch sein Leben da ein geringer gradiges ist wie in uns Menschen oder Tieren. Aber er wird da lebendiger Sauerstoff. Der Sauerstoff unter der Erde ist nicht derselbe wie derjenige, der über der Erde ist.

Es ist ja schwer, sich über diese Sache mit den Physikern, den Chemikern zu verständigen. Denn nach den Methoden, die sie anwenden, muss immer schon der Sauerstoff herausgezogen werden aus dem Irdischen; daher haben sie nur toten Sauerstoff vor sich. Es kann gar nicht anders sein. Aber dem ist ja jede Wissenschaft ausgesetzt, die nur auf das Physische gehen will. Sie kann nur Leichname verstehen. In Wirklichkeit ist der Sauerstoff der Träger des lebendigen Äthers, und dieser lebendige Äther bemächtigt sich des Sauerstoffs, beherrscht ihn, indem er das auf dem Umwege durch den Schwefel tut.

Nun aber habe ich jetzt - gewissermaßen noch nebeneinander - auf der einen Seite das Kohlenstoffgerüst, in dem das Höchste auf Erden uns zugängliche Geistige seine Wirksamkeit zeigt, das menschliche Ich, oder das in den Pflanzen wirkende Welten- geistige. Und wir haben, wenn wir auf den menschlichen Prozess hinschauen, die Atmung, den in dem Menschen auftreten- den lebendigen Sauerstoff, der den Äther trägt; und dann das Gerüst aus Kohlenstoff, das da dahintersteht und beim Menschen bewegt ist. Die müssen

zueinander. Der Sauerstoff muss sich auf die Wege begeben können,
die durch das Gerüst vorgezeichnet sind, und muss dahin gehen
können, wo irgendeine Linie oder so etwas hingezeichnet ist vom
Kohlenstoff, vom Geiste des Kohlenstoffs, und überall in der Natur
muss das Ätherisch-Sauerstoffliche den Weg finden können zu dem
Geistig-Kohlenstofflichen. Wie macht es das? Wer ist da der
Vermittler.

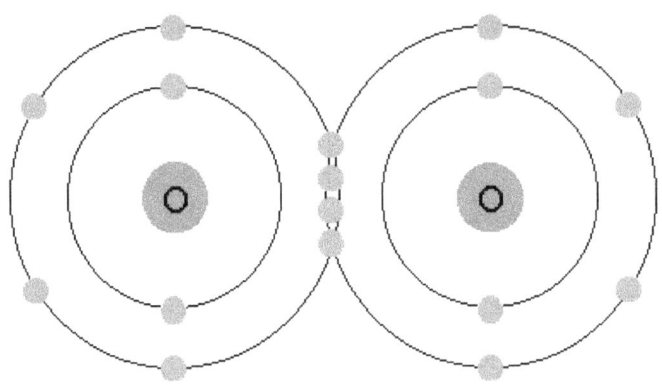

Da ist der Vermittler der Stickstoff. Der Stickstoff leitet das Leben
hinein in die Gestaltung, die im Kohlenstoff verkörpert ist. Überall, wo
der Stickstoff auftritt, hat er die Aufgabe, das Leben zu vermitteln mit
dem Geistigen, das zunächst geformt ist im Kohlenstofflichen. Die
Brücke zwischen dem Sauerstoff und dem Kohlenstoff wird überall im
Tier-, im Pflanzenreich, auch im Innern der Erde bewirkt durch den
Stickstoff. Und diejenige

Geistigkeit, die wiederum mit Hilfe des Schwefels da im Stickstoff
herumwirtschaftet, diese Geistigkeit ist dieselbe, die wir als die
astralische bezeichnen. Es ist die astralische Geistigkeit im
menschlichen Astralleibe, es ist die astralische Geistigkeit im Umkreis

der Erde, wo ja auch das Astralische wirkt im Leben der Pflanzen, im Leben der Tiere und so weiter.

Und so haben wir, geistig gesprochen, zwischen den Sauerstoff und Kohlenstoff hineingestellt das Astralische, aber dieses Astralische prägt sich im Physischen dadurch aus, dass es den Stickstoff benutzt, um physisch wirken zu können. überall, wo Stickstoff ist, breitet sich Astralisches aus. Denn das Ätherisch- Lebendige würde wolkenartig überall hin fluten, würde gar nicht berücksichtigen dieses Kohlenstoffgerüst, wenn der Stickstoff nicht eine so ungeheure Anziehung zu dem Kohlenstoffgerüst hätte. Überall, wo Linien und Wege gebahnt sind im Kohlenstoff, da schleppt der Stickstoff den Sauerstoff, da schleppt das Astralische im Stickstoff das Ätherische hin (siehe Zeichnung, gelb). Das ist der große Schlepper, dieser Stickstoff, des Lebendigen zu dem Geistigen hin. Daher ist dieser Stickstoff im Menschen das wesentliche für das Seelische im Menschen, das ja der Vermittler ist zwischen dem bloßen Leben und dem Geiste.

Dieser Stickstoff ist eigentlich etwas sehr Wunderbares. Wenn wir seinen Weg im menschlichen Organismus verfolgen, so ist er wieder ein ganzer Mensch. Es gibt so einen Stickstoffmenschen. Könnten wir ihn herausschälen, so würde er das schönste Gespenst sein, das es geben könnte. Denn er ahmt vollständig nach dasjenige, was im festen Gerüst des Menschen ist. Auf der anderen Seite verfließt er auch gleich wieder in das Leben. Da sehen Sie hinein in den Atmungsprozess. Da nimmt der Mensch durch den Atmungsprozess den Sauerstoff, das heißt, das ätherische Leben in sich auf. Da kommt der innere Stickstoff, der nun den Sauerstoff hinschleppt überall da, wo Kohlenstoff, das heißt Gestaltetes, webendes, wandelndes Gestaltetes ist; da bringt er den Sauerstoff hin, damit er sich dieses Kohlige holt und hinausbefördert. Aber der Stickstoff ist doch derjenige, der das vermittelt, dass aus Sauerstoff Kohlensäure wird, die Kohlensäure ausgeatmet wird.

Dieser Stickstoff umgibt uns überall. Es ist ja nur ein geringer Teil Sauerstoff, das heißt Lebensträger, um uns herum, und ein großer Teil astralischer Geistträger, Stickstoff. Bei Tage ist für uns ungeheuer notwendig der Sauerstoff, bei Nacht auch, der Sauerstoff in der Umgebung. Wir respektieren bei Tag und Nacht vielleicht weniger den Stickstoff, weil wir meinen, dass wir - ich meine den Stickstoff der Atmungsluft - ihn weniger brauchen. Aber der Stickstoff ist dasjenige, was einen geistigen Bezug zu uns hat. Sie könnten folgendes Experiment machen.

Sie könnten einmal versuchen, mit dem Menschen, der in einem gewissen Luftraume ist, zu experimentieren, und könnten der Luft, die in diesem Raume ist, entziehen ein kleines Quantum Stickstoff, so dass die Luft um den Menschen herum etwas Stickstoff ärmer wäre, als in gewöhnlicher Weise die Luft um den Menschen herum ist. Sie würden sich überzeugen, wenn das Experiment vorsichtig ausgeführt werden könnte, der Stickstoff ersetzt sich sogleich wiederum, wenn auch nicht von außen, sondern es zeigt sich, dass er sich ersetzt vom Innern des Menschen. Der Mensch muss abgeben seinen Stickstoff, um den Stickstoff wieder in denjenigen quantitativen Zustand zurückzuführen, den er eben gewöhnt ist. Wir sind als Menschen darauf angewiesen, das richtige prozentuale Verhältnis herzustellen zwischen unserem ganzen inneren Wesen und dem uns umgebenden Stickstoff; es geht gar nicht, dass der Stickstoff außen weniger ist. Er würde zwar noch immer taugen, wir brauchen ja nicht den Stickstoff zu atmen, er würde ja noch immer hinreichen, aber der geistige Bezug, der da ist, für den reicht nur diejenige Stickstoffmenge hin, die man in der Luft gewöhnt ist.

Sie sehen also, der Stickstoff spielt stark ins Geistige hinein, und dann werden Sie auch jetzt, ich möchte sagen, einen Gedanken, eine Vorstellung haben können, dass ja dieser Stickstoff für das Leben der Pflanzen notwendig sein muss. Die Pflanze hat ja, so wie sie zunächst auf dem Boden steht, nur ihren physischen Leib und ihren Ätherleib, nicht den astralischen Leib in sich darinnen wie das Tier; aber das Astralische von außen muss sie überall umgeben. Die Pflanze würde

395

nicht blühen, wenn das Astralische sie nicht von außen berührte. Sie nimmt nur nicht das Astralische auf wie das Tier und der Mensch, aber sie muss von außen davon berührt werden.

Das Astralische ist überall, und der Stickstoff, der Träger des Astralischen, ist überall, er webt in der Luft als Leichnam, aber in dem Augenblicke, wo er in die Erde kommt, wird er wiederum lebendig. Geradeso wie der Sauerstoff lebendig wird, wird der Stickstoff lebendig. Dieser Stickstoff in der Erde wird nicht bloß lebendig, sondern er ist dasjenige - was man besonders auf landwirtschaftlichem Gebiete berücksichtigen soll -, was, so paradox es heute erscheint dem materialistisch vertrackten Gehirn, was nicht bloß lebendig, sondern empfindlich wird. Er wird richtig ein Träger einer geheimnisvollen Empfindlichkeit, die über das ganze Erdenleben ausgegossen ist. Er ist derjenige, der empfindet, ob das richtige Quantum Wasser in irgendeinem Erdgebiete ist. Er empfindet das als sympathisch, er empfindet es als antipathisch, wenn zu wenig Wasser da ist. Er empfindet es als sympathisch, wenn für irgendeinen Boden die richtigen Pflanzen da sind und so weiter. Und so gießt dieser Stickstoff über alles eine Art empfindendes Leben aus.

Man kann sagen: Von alledem, was ich erzählt habe gestern und die vorigen Stunden, dass da die Planeten Saturn, Sonne, Mond und so weiter einen Einfluss haben auf die Pflanzengestalt und auf das Pflanzenleben: Ja, das weiß man nicht. Ja, sehen Sie, so für das gewöhnliche Leben kann man das sagen, man weiß es nicht. Aber der Stickstoff, der überall ist, der weiß das nämlich, der weiß das ganz richtig. Der Stickstoff ist nicht unbewusst über das, was von den Sternen ausgeht und im Leben der Pflanzen und im Leben der Erde weiterwirkt. Er ist der empfindende Vermittler, wie auch der Stickstoff im menschlichen Nerven-Sinnes-System dasjenige ist, was die Empfindung vermittelt; er ist in Wahrheit derjenige, der Träger der Empfindung ist.

Nun sehen Sie, da können Sie eigentlich in das feine Leben der Natur hineinblicken, indem Sie den überall wie die fluktuieren- den

Empfindungen sich herumbewegenden Stickstoff ins Auge fassen. Und es wird sich uns ergeben, dass gerade in der Behandlung des Stickstoff für das Pflanzenleben etwas ungeheuer Wichtiges liegt. Solches wird dann Gegenstand der weiteren Betrachtungen natürlich sein. Nun ist aber etwas anderes gerade noch notwendig.

Sie sehen also, dass da in einem lebendigen Zusammenwirken desjenigen, was aus dem Geiste heraus im Kohlenstofflichen Gerüstgestalt annimmt, mit demjenigen, was aus dem Astralischen heraus im Stickstoffartigen das Gerüst durchsetzt mit Leben und es empfindend macht, dass da Leben drinnen wirksam ist im Sauerstofflichen.

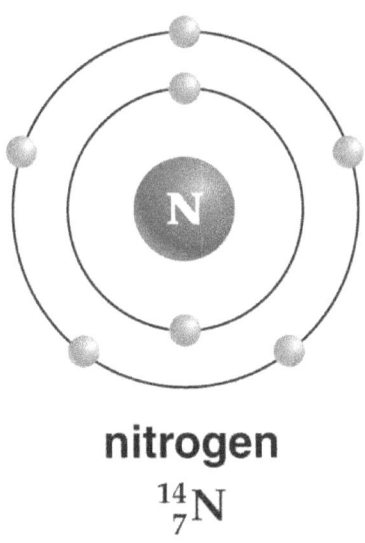

nitrogen

$$^{14}_{7}\text{N}$$

Der Vermittler ist nichts anderes als Stickstoff. Stickstoff führt das Leben in die Form oder Konfiguration, die im Kohlenstoff verkörpert ist. Überall dort, wo Stickstoff vorkommt, besteht seine Aufgabe darin, zwischen dem Leben und der geistigen Essenz zu vermitteln, die zunächst in der Kohlenstoff-Natur liegt. Überall - im Tierreich und in der Pflanze und sogar auf der Erde - wird die Brücke zwischen Kohlenstoff und Sauerstoff durch Stickstoff aufgebaut. Und die Spiritualität, die - wiederum mit Hilfe von Schwefel so im Stickstoff arbeitet - ist das, was wir als das Astrale zu bezeichnen pflegen. Es ist die astrale Spiritualität im menschlichen Astralkörper. Es ist die astrale Spiritualität in der Umwelt der Erde. Denn wie du weißt, arbeitet auch das Astrale - im Leben von Pflanzen und Tieren und so weiter."

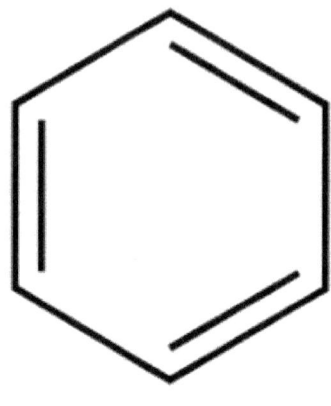

Der Benzol-Ring

Daher schlage ich vor, dass hexagonale Strukturen nicht nur eine Öffnung für die spirituelle Welt der Gegner bieten, besonders die Luziferische Welt, welche Luzifer versucht, in dieser irdischen Existenz aufzubauen. Dies gilt insbesondere für DMT, das von der Hypophyse produziert wird. Rudolf Steiner beschreibt dieses Organ als höchst spirituell und glaubt, es sei der Überrest unseres hellsichtigen dritten Auges oder des sechsten Chakras.
Steiner enthüllte auch, dass die geistige Welt eine Region enthält, die er die "achte Sphäre"[2] nannte, eine Welt, die von insektenartigen Wesen bewohnt wird. Nach den Erfahrungen derer, die DMT benutzen, kann es das Portal zur 8. Sphäre öffnen. In dieser Welt erscheinen die Bewohner insektenartig. Dies wird umso bedeutender, wenn man die hexagonale Struktur des Insektenauges

betrachtet. Darüber hinaus neigen Insekten dazu, Sechsecke zu konstruieren, wie z. B. die Honigwabe.

Studien haben gezeigt, dass die Hypophyse im Moment des Todes eine große Menge an DMT ausscheidet. Diese Tatsache könnte eine Erklärung für die Bedeutung der Ausscheidung dieser Substanz zu einem so bedeutenden Zeitpunkt liefern. Wenn man zustimmt, dass DMT in der Lage ist, ein Portal zur luziferischen Welt zu öffnen, würde dies die Nahtod-Erfahrung erklären, ein helles Licht zu sehen. Obwohl es eine mögliche Quelle des Trostes ist, wie es im "tibetischen Buch der Toten" steht, zeigt das hellste Licht den Weg zu Luzifer.

Die Beziehung des Sechsecks zu Membranen

Ein weiterer interessanter Aspekt von hexagonalen Strukturen zeigt sich in den Ergebnissen von Professor Gerald Pollack[51]. Er entdeckte, dass, wenn sich Wasser in der Nähe einer Membran befindet, eine vierte Phase als eine Art Gel erscheint. Diese zusätzliche Phase nimmt eine hexagonale Struktur an. Er fand auch heraus, dass diese einzigartige Wasserverbindung in der Lage ist, einen elektrischen Strom aus Sonnenlicht zu erzeugen. Auf Grund diesen Forschungen wird zur Zeit eine "Wasserbatterie" erfunden. Durch meine eigene Forschung habe ich herausgefunden, dass spirituelle Wesen durch Membranen von Grenzflächen angezogen werden.

Darüber hinaus öffnet die hexagonale Form der gelartigen Wasserphase ein Tor zu spezifischen gegnerischen spirituellen Wesen. Und schließlich werden die böswilligeren ahrimanischen Wesen von Elektrizität angezogen. Daher könnte die "Wasserbatterie" größere Implikationen haben, als einfach eine kostengünstige Energiequelle bereitzustellen.

---

[51] Pollack, Gerald. Exclusion Zone Water, Universität von Washington: Am besten bekannt für seine kontroverse Arbeit mit der 4. Phase des Wassers

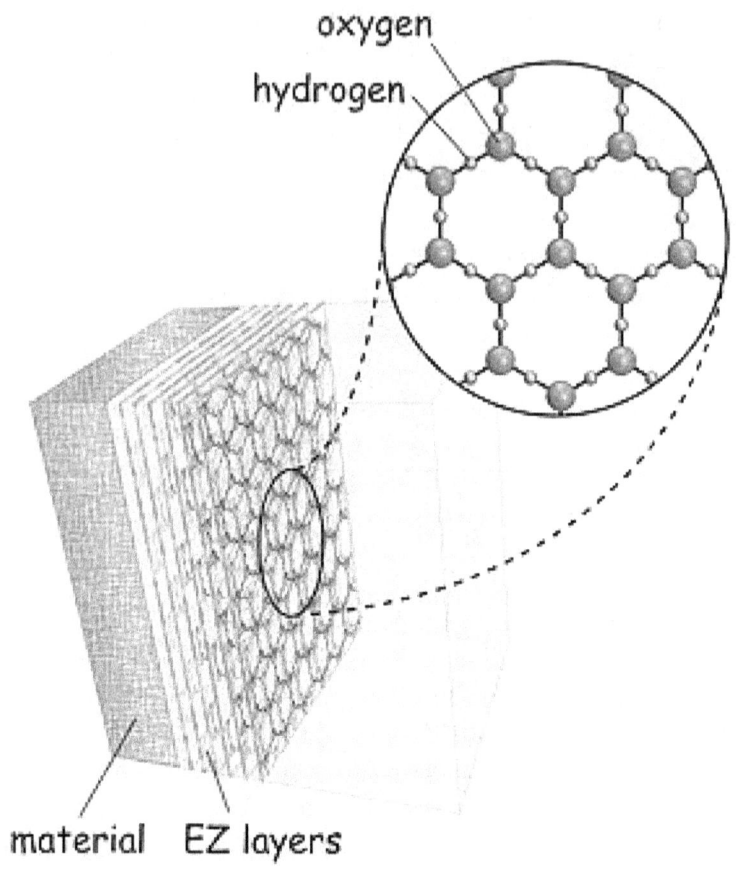

oxygen

hydrogen

material   EZ layers

Die Gelphase von Wasser, die 4. Phase des Wassers

Die Entdeckung des Benzol-Rings

Wie diese Struktur entdeckt wurde, liefert interessante Informationen über ihren möglichen luziferischen Ursprung. Oft wird gesagt, dass eine Erfahrung von Luzifer als eine Art Drache erscheinen kann. In Bezug auf dieses Ergebnis schrieb Friedrich August Kekulé, der deutsche Chemiker, der den Benzolring entdeckte, über zwei Träume, die er in Schlüsselmomenten seiner Arbeit hatte. In seinem ersten Traum, 1865, sah er Atome tanzen und sich verbinden. Er erwachte und begann sofort zu skizzieren, was er sich vorstellte. Später hatte er einen anderen Traum, in dem er sah, wie sich diese Atome zu Strängen formten und sich schlangenartig bewegten. Diese Vision setzte sich fort, bis der Zug der Atome zu einem Bild einer Schlange wurde, die ihren eigenen Schwanz fraß. Dieser Traum gab Kekulé die Idee der cyklischen und hexagonalen Struktur von Benzol.

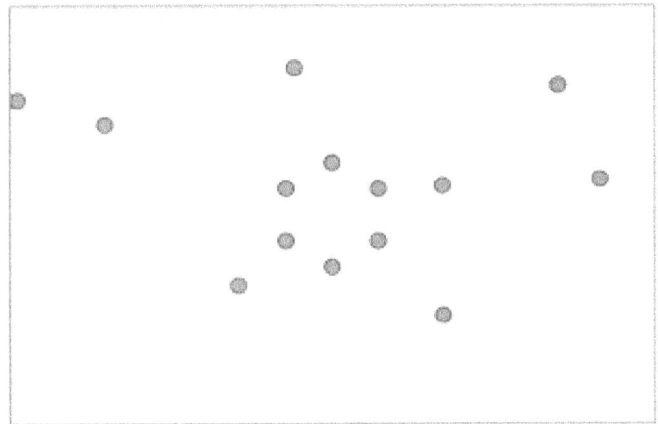

Abbildung 1: Sechs Kohlenstoffe haben sich zu einer Kette verbunden.

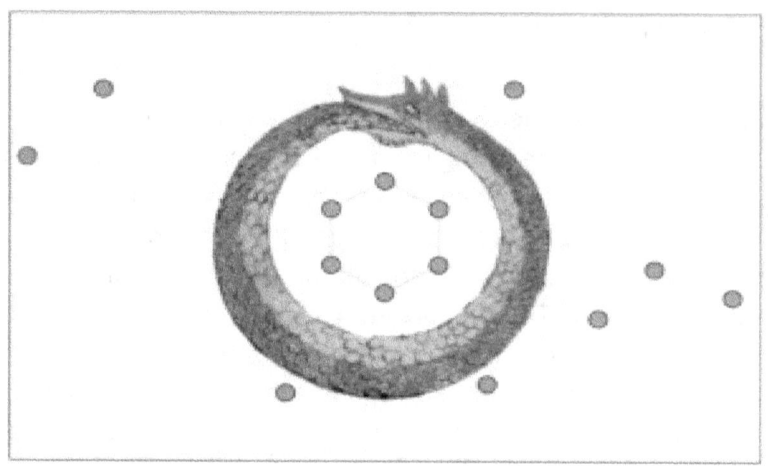

Abbildung 2: Die Kette hat sich zu einem hexagonalen "Ring" geschlossen.

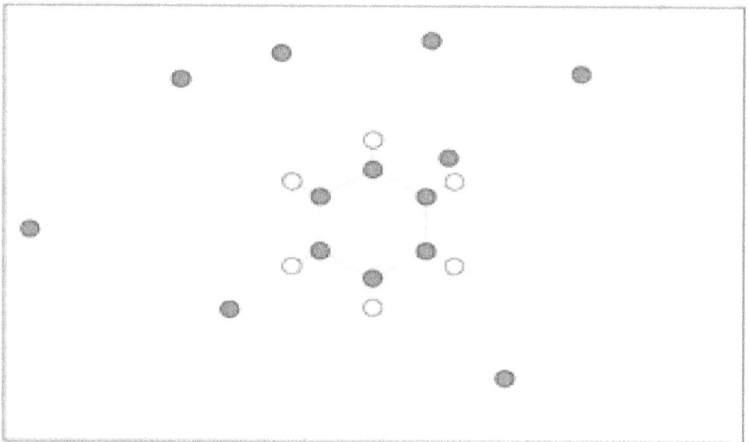

Abbildung 3: Der Ring ist von einer Schlange umgeben, die einen eigenen Schwanz frisst.

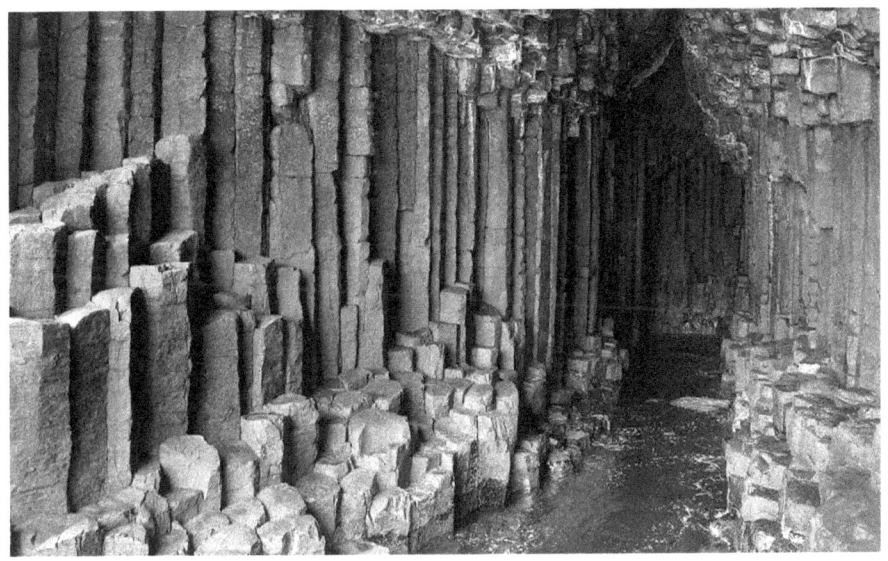

Fingals Höhle in Staffa, wo Musik zu hören ist

Beispiele für sechseckige "Portale" in der Natur

Ein interessantes Beispiel für die Verbindung zwischen hexagonalen
Strukturen, luziferischen Wesen und halluzinogenen Eigenschaften
ist Fingal's Cave in Schottland. In alten Zeiten wurde geschrieben,
dass diese Höhle für die Initiation der Druiden benutzt wurde. Später
wurde es berühmt als Inspirationsquelle für die Musik von Felix
Mendelssohn. Mendelssohn war meiner Meinung nach beeinflusst
von der Öffnung eines luziferischen Portals, das mit der Jahreszeit
zusammenhängt, der Art von Licht, die die Höhle im Augenblick
seiner Inspiration erleuchtete, und die hexagonalen Strukturen
dieses Wahrzeichens.

Ein schottischer Schriftsteller hat eine neue Verbindung zwischen
Felix Mendelssohns berühmter Komposition "Hebriden Overture"
und diesem Wahrzeichen vorgeschlagen. Diese Arbeit wurde am 16.
Dezember 1830, dem einzigen Tag im Jahr, an dem die Höhle

403

vollständig vom Sonnenlicht beleuchtet ist, absichtlich beendet. Mendelssohn besuchte die Höhle 1829 während einer Tour durch Schottland und beendete seine Hebriden-Ouvertüre am 16. Dezember des folgenden Jahres.

Es wurde häufig berichtet, dass man beim Besuch dieser Höhle tiefgehende musikalische Darbietungen hören kann. Ich habe diese Musik persönlich erlebt und bin in ein anderes Dasein übertragen worden.

Die gleichen hexagonalen Strukturen können an einem anderen Ort in Schottland gefunden werden, am Giant's Causeway oder in den Fußstapfen von Giant's Causeway.

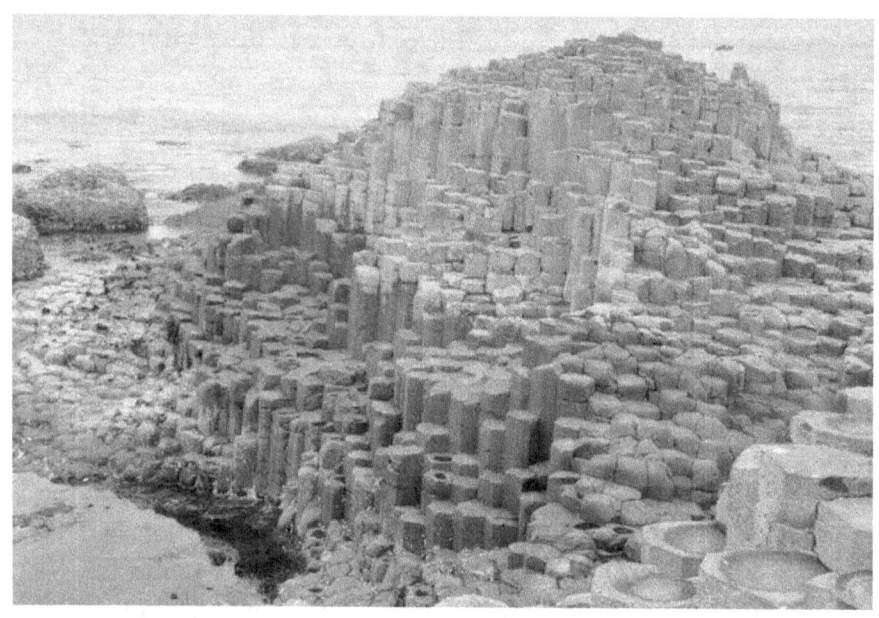

Giant's Causeway (Fußstapfen) in Schottland

Nachtrag

1) Spirituelle Wesen und Drogen

Begegnung mit positiven und negativen Wesenheiten, die durch psychedelische Substanzen auf Reisen in anderen dimensionalen Realitäten induziert werden.

Viele Menschen, die Drogen konsumiert haben, begegnen Spirituellen Wesenheiten, und dies könnte einer der Gründe sein, warum wir glauben, dass solche Wesenheiten reine Halluzinationen sind. Das ist jedoch nicht so!
Psychotrope Pflanzen und Substanzen öffnen Türen oder Portale in eine echte spirituelle Welt, und diese Türöffnung kann, sobald sie einmal geöffnet wurde, in beiden Richtungen bereist werden.
Dadurch können Wesen, die in der geistigen Welt leben (sowohl gute als auch schlechte), uns überfallen, in uns eindringen oder von uns eingeladen werden. Aber auch wir können, in den Spirituellen Bereich eintreten, der durch den Gebrauch bestimmter Substanzen oder Pflanzen geöffnet wird.
Deshalb müssen wir stark und bewusst genug sein, um unsere Seele und unseren Geist vor fremden Einflüssen zu schützen und unser Selbst, unser "Ich", von solchen Wesenheiten frei zu halten, die schädlich für uns sind. Die Wesenheiten, die unser Wohlbefinden im Herzen haben, wollen, dass wir uns als spirituelle Wesen entwickeln und sind viel weniger aggressiv/ invasiv und warten auf unsere Einladung.
Um klar zu machen, mit wem und womit wir es zu tun haben, müssen wir das Geisterland verstehen, seine Bewohner kennen und uns schützen können, wenn wir unerwünschten Einflüssen begegnen.

Alle Portale oder Eingänge zu den spirituellen Welten sind "persönlich" und müssen vom bewussten Selbst erobert werden,

um ein ewiges Eigentum des menschlichen Geistes zu werden.

Das Wissen, dass andere Dimensionen von Geistern / Entitäten bewohnt werden, ist sehr wichtig, wenn wir die Funktionsweise von natürlichen (oder synthetischen) psychotropen Pflanzen und Halluzinogenen, die benutzt werden, um in die geistige Welt einzutreten, bewerten, beschreiben und verstehen wollen.
Rudolf Steiner`s ganze Philosophie basiert auf dem Ausgleich der negativen Kräfte von Luzifer und Ahriman durch das Christus-Bewusstsein, das kosmische Christus-Bewusstsein.

Wie wirkt eine halluzinogene / psychotrope Substanz im menschlichen Körper?

Es besteht kein Zweifel, dass halluzinogene Substanzen Tore, Portale oder Tunnel öffnen, die in die spirituelle Welt führen. Diese Portale können uns in Situationen führen, in denen wir sowohl guten als auch schlechten Wesen begegnen, Geistwesen oder Dämonen. Durch diese Tunnel (Öffnungen) treten wir in die spirituelle Welt ein (und sehen darin), und können so, viel lernen. Was mit uns passiert, wenn wir in der Dimension reisen und was wir lernen, hängt von unserer Fähigkeit ab, diesen Tunnel mit unserem Bewusstsein zu "füllen" und in der spirituellen Welt navigieren zu können.
Wenn wir nicht wirklich auf die Substanz vorbereitet sind, haben wir nicht die richtige Einstellung, oder unser Wille ist schwach. Anstatt dass es eine nützliche Lernerfahrung ist, kann das Gegenteil passieren. Die böswilligen Mächte der Geistigen Welt können uns mehr beeinflussen, als wir merken, und sie können sich an uns hängen oder uns sogar irgendwie in Besitz nehmen. Sie können uns Energie entziehen, uns krank machen, in unsere Gedanken eintreten und Chaos in unserem Leben verursachen, wobei Depression nur ein Aspekt davon ist.
Dies ist eine nicht zu unterschätzende Gefahr, wenn wir halluzinogene oder psychotrope Substanzen verwenden. Viele wissen

das nicht, besonders diejenigen nicht, die die Spirituelle Welt nicht ernst nehmen.

Wir müssen aufpassen, dass wir uns den dunkleren Geistern nicht öffnen und sie in unser Sein lassen.

Deshalb ist es so wichtig, dass man psychotrope Pflanzen oder Medizin nur in der Begleitung eines erfahrenen Schamanen oder Führers nimmt, jemand, der gute Navigationsfähigkeiten in anderen Dimensionen besitzt.

Es ist ebenso wichtig dies an einem Ort zu tun, an dem man sich sowohl physisch, als auch mental wohl fühlt, und zu verstehen, wer du bist und warum du das machst, was du tust. Das heißt, man muss auch die Ressourcen haben, um negative Entitäten zu erkennen und mit ihnen umzugehen, sollten sie auftauchen.

Wir müssen uns vor diesen bösartigen dämonischen Geistern schützen, die in uns eintreten und den ganzen Weg in unser Herz reisen können.

Dieser Schutz kann nur mit Hilfe unseres **eigenen Bewusstseins** effektiv aufrechterhalten werden.

Verschiedene Pflanzen oder Substanzen öffnen verschiedene Sphären oder Räume in der spirituellen Welt:

1. LSD öffnet für Geister außerhalb des physischen Bereichs.
2. DMT öffnet für die Geister der 8. Sphäre, die insektenartig sind.
3. Ayahuasca öffnet für die Pflanzengeister Südamerikas die Pforten.
4. Iboga öffnet für die afrikanischen Naturgötter.
5. Kokain öffnet die ahrimanischen höheren Geister (von Amerika).
6. Opium öffnet für die niedrigeren luziferischen Geister (des Orients).
7. Marihuana öffnet für die höheren Luziferischen Geister (des Orients).
8. Pilze öffnen für die Ahrimanischen Geistern, die in der Natur zu finden sind (lokale Geister).
9. Alkohol öffnet für die niedrigeren Ahrimanischen Geistern (der ganzen Welt).

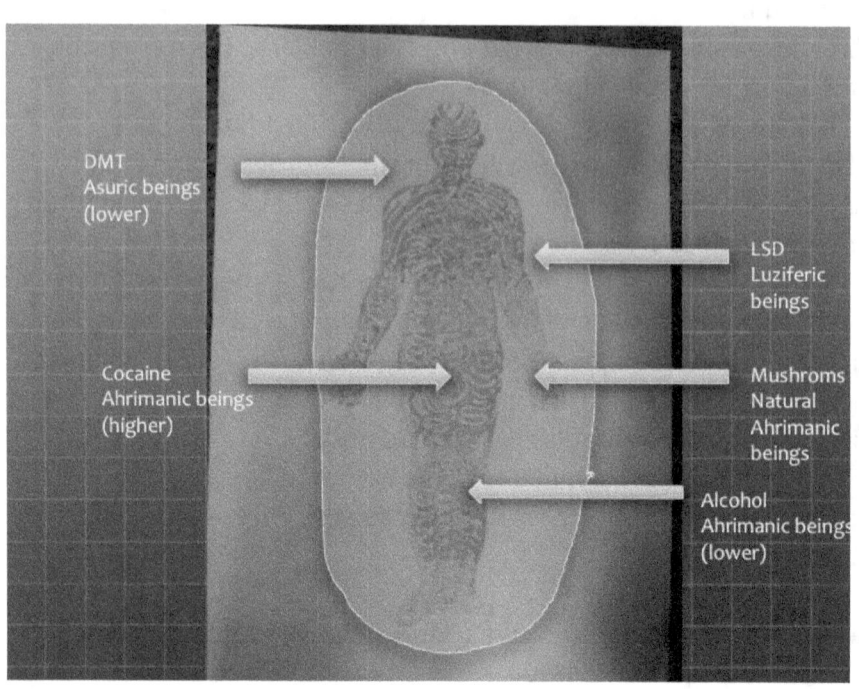

408

2) Spirituelle Wesen und Sexualität.
Bewusstsein für sexuell übertragbare Dämonen.

Kommentare von Dr. William Baldwin, Peter Michael, Barbara Marciniak, Eve Lorgen und Lisa Chase Patterson.
"Die Offenheit und Hingabe beim Geschlechtsverkehr kann den Austausch von anhängenden Entitäten zwischen zwei Menschen ermöglichen. Die Gedanken, Wünsche und Verhaltensweisen einer verbundenen Entität werden als eigene Gedanken, Wünsche und Verhaltensweisen der Person erfahren. Die Gedanken, Gefühle, Gewohnheiten und Sehnsüchte scheinen nicht fremd zu sein, weil sie schon seit der Kindheit präsent sind. Dies ist ein wesentlicher Faktor für die weitverbreitete Leugnung des Konzepts und der mangelnden Akzeptanz der Phänomene der Einmischung und der Anhaftung von Körperlosen, Besessenheit oder Besetzung des Geistes. "
- Dr. William Baldwin, Spirit Release Therapie -

"Die Menschen nehmen auch Entitäten durch Sex auf. Sex ist viel mehr als eine körperliche Interaktion. Es ist ein energetischer Austausch, eine Öffnung in eine andere Person auf einer energetischen und spirituellen Ebene. Der Sexualakt schafft eine Verbindung zwischen Ihrem Energiefeld (Aura) und dem Energiefeld der Person, mit der sie Sex haben. Wenn diese Verbindung hergestellt wird, werden sie alles, was im Energiefeld der anderen Person hängt, aufnehmen oder absorbieren.
Wenn Sie mit jemandem Geschlechtsverkehr haben, der eine Entität oder einen Dämon hat, werden Sie diese Entität in sich aufnehmen. Sie werden im Grunde keine Wahl haben, dem was innerhalb des Energiefeldes der Person mit der sie Sex haben ist, zu erlauben in sie einzutreten oder sie einzuladen. Es ist wichtig zu verstehen, was Sex eigentlich ist und was es jenseits von körperlichem Vergnügen schafft, und die richtigen Leute auszuwählen, denen man sich auf dieser Ebene öffnen möchte. "
- Peter Michael-

"Viele Wesen, die in Euren Begriffen seit Tausenden von Jahren leben, leben von ihrer Herrschaft und Elternschaft und suchen ihren Wert von Dir, weil Du Dich als wertlos und zwecklos angesehen hast. Diejenigen, die dich auf den physischen und multidimensionalen Ebenen regieren werden, verstehen die Kraft deiner Genitalien, um Leben, Vergnügen, Schmerz und Tod zu erschaffen. Sie benutzen deine Genitalien als Türöffnungen, ohne dass du es bemerkst.

Du rasterst die Erde neu und veränderst die Frequenz, so dass einzelne Lichter angehen und Felder von Energie errichtet werden. Du musst lernen, wie du aufhören kannst, jene Vampire zu füttern, die deine Energien aussaugen, von den Astralebenen, von den Dimensionen und selbst von unter der Erde. Ihre Sexualität und wie sie verwendet wird, sind die Schlüsselelemente.

Es ist in diesem sehr tiefen Teil deines regenerativen Selbst, deiner sexuellen Organe, dem Kern deines Seins, wo viele der Hauptprobleme liegen, Probleme, die so dunkel sind, so geheim sind, dass niemand es wagen würde, von ihnen zu sprechen. Doch sie müssen offenbart werden. Die Macht über deine Sexualorgane aufzugeben ist wahrhaftig, die Kraft des Lebens aufzugeben.

Unter Macht verstehen wir ein Gefühl der Verbundenheit und Verantwortlichkeit, die Reife, zu wissen, wann man sich sexuell ausdrückt und wann nicht ... ... Zuerst muss man Frieden mit den Sexualorganen seines Seins schließen, denn hier entsteht das Leben ... vor allem, versuchen Sie, die Kraft Ihrer Sexualität zu verstehen, um ihren Ausdruck nur mit Liebe zu erfüllen, denn Sex ohne Liebe ist wirklich nicht wert, erlebt zu werden.

Innerhalb der sexuellen Frequenz tauschen Sie sich miteinander aus. Wenn du dich also verbindest und chemisch mit einer Person austauschst, die dir nicht entspricht, nimmst du ihren Müll auf, weil du Energie ganz innig austauschst. Selbst wenn du nicht mit dieser Person zusammen sein willst, bleibt die sexuelle Erfahrung bei dir, weil du einen elektromagnetischen Austausch hattest. "

- Barbara Marciniak, Bringers der Dämmerung / Familie des Lichts -

"Sexuelle Chemie und Geschlechtsverkehr selbst sind ebenfalls eine bevorzugte Methode, um eine kraftvolle Verbindung zu seelischer Nahrung zu schaffen.

Es ist sehr wichtig, nicht an der Normalität der Sexualität teilzunehmen, an Sexualität, die nicht auf gegenseitigem Respekt und tiefer Ehrfurcht begründet ist. Das mag prüde klingen, aber ich denke, menschliche Sexualität ist kraftvoll und bedrohlich gegenüber den Dunklen Mächten und sie benutzen normierende sexuelle Abartigkeiten und loses sexuelles Verhalten, um Menschen zu zerstören und zu verhindern, dass das wahre spirituelle Potential der menschlichen Sexualität erkannt und genossen wird. Es gibt keinen Vergleich, wenn heilige Sexualität geehrt, gelebt und oder sie einem bekannt ist. Niedrigere Formen der Sexualität sind dann offensichtlich abstoßend, gering und erniedrigend für jeden Beteiligten.

Es ist wichtig gesunden Menschenverstand zu benutzen, angemessene Grenzen zu setzen, unsere blinden Flecken und vergangenen Traumata, die unbewusste Reaktionen erzeugen, zu finden und anzusprechen; ebenso ist es von außerordentlicher Wichtigkeit ein hochsensibles Unterscheidunsvermögen zu entwickeln. Wenn wir unsere eigenen blinden Flecken und unbewussten Auslöser nicht angesprochen haben oder kein klares Bild davon haben, was wirklich vor sich geht, kann dies eine der einfachsten Möglichkeiten sein, die Narzissten und Wesen nutzen können, um uns unsere Energie zu stehlen und zu missbrauchen. "

- Eva Lorgen –

"Achten Sie darauf, mit wem Sie Ihre intime Energie teilen. Intimität auf dieser Ebene verbindet deine aurale Energie mit der auralen Energie der anderen Person. Diese kraftvollen Verbindungen, egal wie unbedeutend du denkst, dass sie sind, hinterlassen spirituelle Trümmer, besonders in Menschen, die keine Art von körperlicher, emotionaler oder anderer Reinigung praktizieren.

Je mehr du mit jemandem intim interagierst, desto tiefer ist die Verbindung und desto mehr von ihrer Aura ist mit deiner verbunden. Stellen Sie sich die verwirrte Aura eines Menschen vor, der mit

mehreren Menschen schläft und diese vielfältigen Energien mit sich herumträgt? Was sie möglicherweise nicht erkennen, ist, dass andere diese Energie spüren können, die positive Energie abstoßen und negative Energie in Ihr Leben ziehen kann. "
- Lisa Chase Patterson –

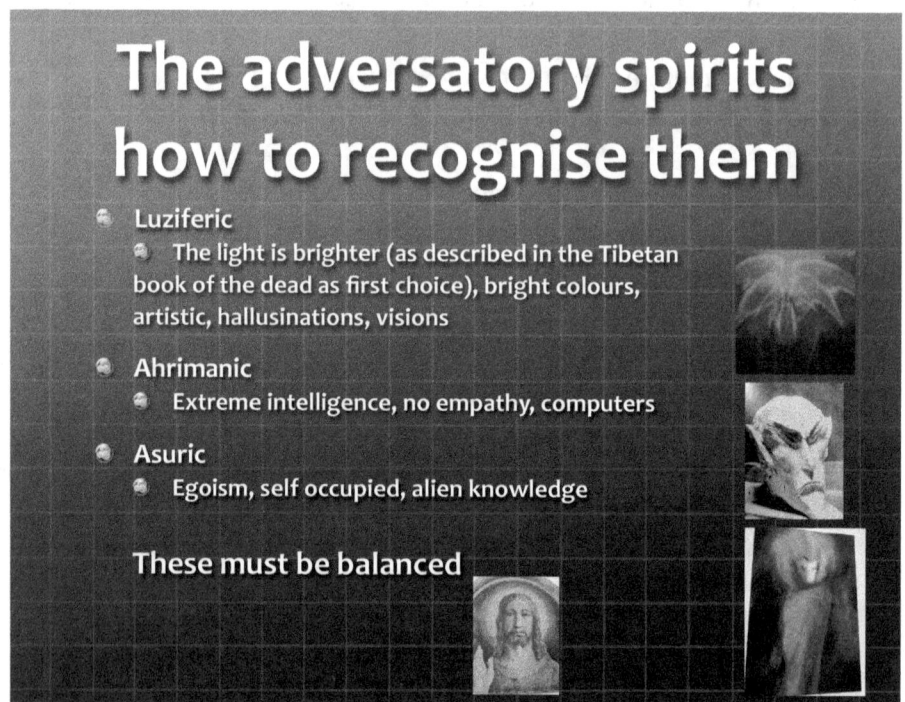

Danksagung

Danke meinen Kollegen und Inspiratoren.

Der Mensch lebt nicht alleine in der Welt.

Dieses Buch wäre ohne die Inspirationen und Ratschläge von engen Freunden und Kollegen unmöglich zu schreiben gewesen:

Dr. Med. Tierarzt. Markus Steiner, Dr. Med. Tierarzt. Phillip Rogers, Tierheilpraktiker Corinne Dettmer, Cand. Agronom Asbjørn Lavoll, Philosoph DrPh. Hans Kolstad, Dr.Ph. & Eurythmist Robert Powell und Künstler Lizz Daniels.

Danke an alle.

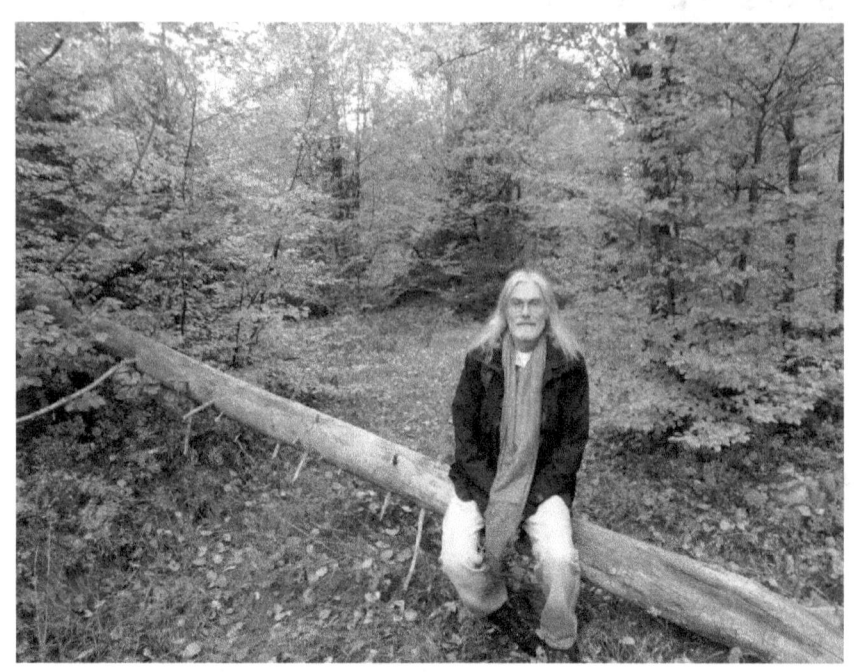

Der Autor in den norwegischen Wäldern

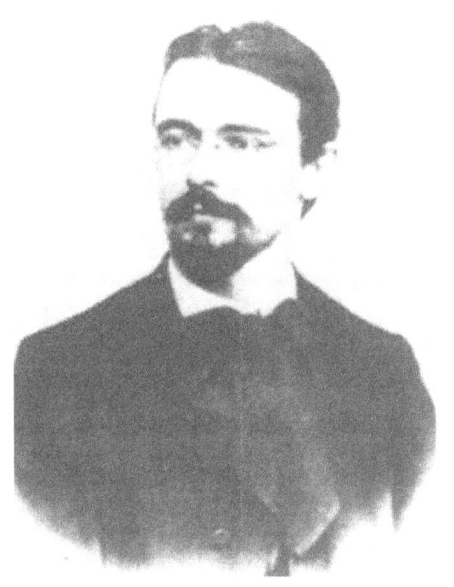

Rudolf Steiner

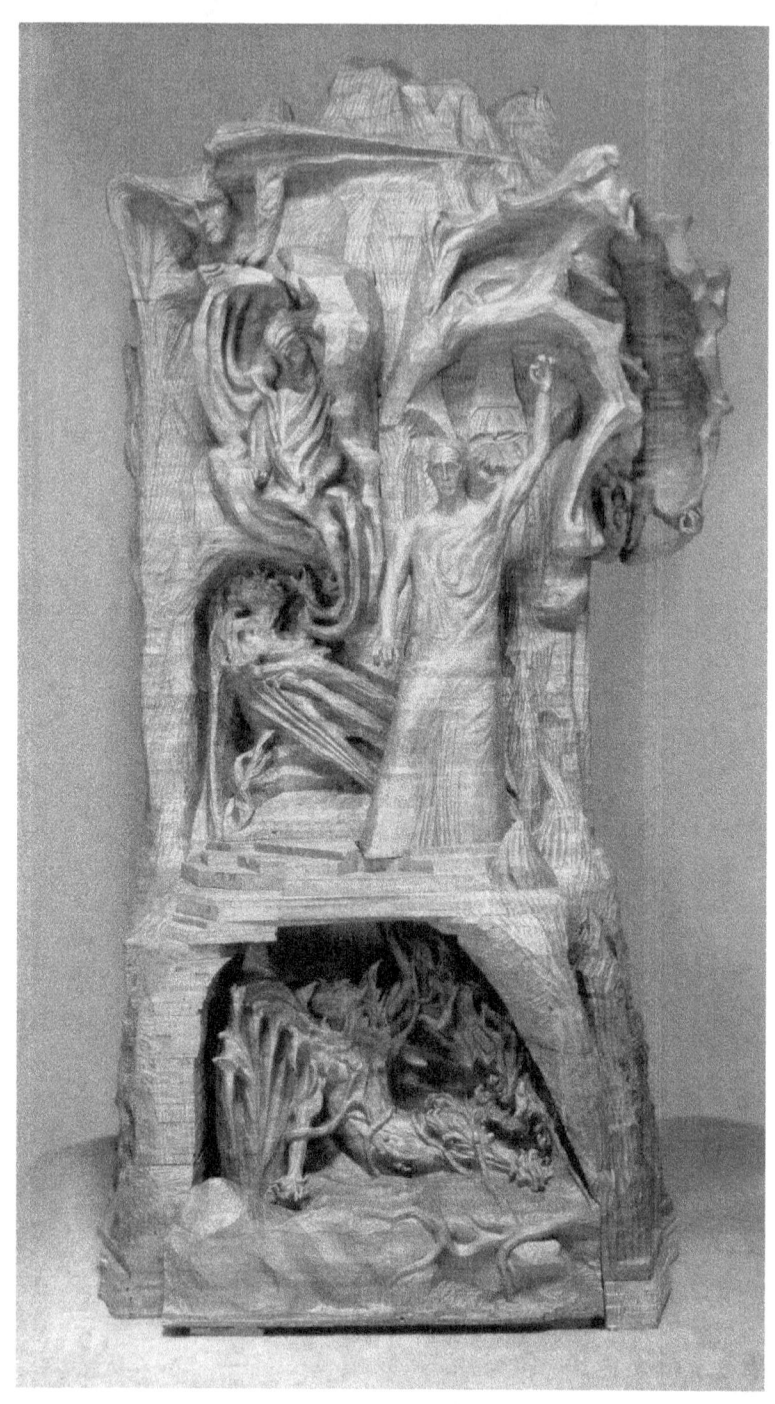

416

Dämonen

"Dämonen" ist ein bemerkenswertes Buch, geschrieben aus der Gewissheit, dem Wissen und der tatsächlichen Vision der vielen Dämonen, die uns in unserem täglichen Leben umgeben.

Der Autor ist die meiste Zeit seines Lebens in der Lage gewesen, diese nicht-physischen Wesen so klar zu sehen, wie wir Menschen uns sehen.

Er hat gesehen, wie diese Dämonen in Menschen eindringen, wenn sie Alkohol trinken, wenn sie krank werden, wenn sie eifersüchtig sind, wenn sie stolz sind, denken besser zu sein als andere, wenn Depressionen in die Seele gelangen und wenn Bakterien oder Viren in den Körper eindringen oder ihn verlassen.

Er hat die Dämonen von Krankheiten gesehen, aber auch die Geister von Arzneien, von Arzneipflanzen und von Homöopathika, die den Krankheiten entgegenwirken und Gesundheit bringen können.

Er hat auch Krankheiten gesehen, Dämonen verlassen den Körper der Kranken und treten in den Körper derer ein, die nicht krank sind, und verbreiten sich (was wir ansteckend nennen).

Er hat Portale gesehen, die von Schamanen geöffnet wurden, Portale, die sich in die unteren dämonischen Bereiche der elementaren Regionen öffnen.

Er hat auch in seiner therapeutischen Arbeit gesehen, dass der einzige effektive Weg, mit den Dämonen umzugehen, nicht darin besteht, sie zu bekämpfen, dann translozieren sie einfach. Sie müssen durch die grenzenlose Liebe Jesu Christi aufgelöst werden.

Dieses Wissen ist nun in diesem Buch gesammelt, das dem Leser ein besseres Verständnis für den spirituellen Hintergrund der Welt, unserer Mitmenschen, der Gesundheit und Krankheit und der Engel und Dämonen geben kann.

www.ingramcontent.com/pod-product-compliance
Lightning Source LLC
Chambersburg PA
CBHW071247220526
45468CB00001B/26